临床常见病护理技术与研究

房玉辉 主编

山东大学出版社
SHANDONG UNIVERSITY PRESS
·济南·

图书在版编目（CIP）数据

临床常见病护理技术与研究 / 房玉辉主编 . -- 济南：山东大学出版社，2025. 2. -- ISBN 978-7-5607-8632-2

Ⅰ. R47

中国国家版本馆 CIP 数据核字第 2025YN4209 号

策划编辑　唐　棣
责任编辑　唐　棣
封面设计　天旺图书

临床常见病护理技术与研究
LINCHUANG CHANGJIANBING HULI JISHU YU YANJIU

出版发行　山东大学出版社
社　　址　山东省济南市山大南路 20 号
邮政编码　250100
发行热线　（0531）88363008
经　　销　新华书店
印　　刷　济南乾丰云印刷科技有限公司
规　　格　787 毫米 ×1092 毫米　1/16
　　　　　12.5 印张　300 千字
版　　次　2025 年 2 月第 1 版
印　　次　2025 年 2 月第 1 次印刷
定　　价　128.00 元

《临床常见病护理技术与研究》

编 委 会

主 编

房玉辉　　山东大学附属儿童医院（济南市儿童医院）

副主编

葛　健　　山东大学附属儿童医院（济南市儿童医院）

作者简介

房玉辉

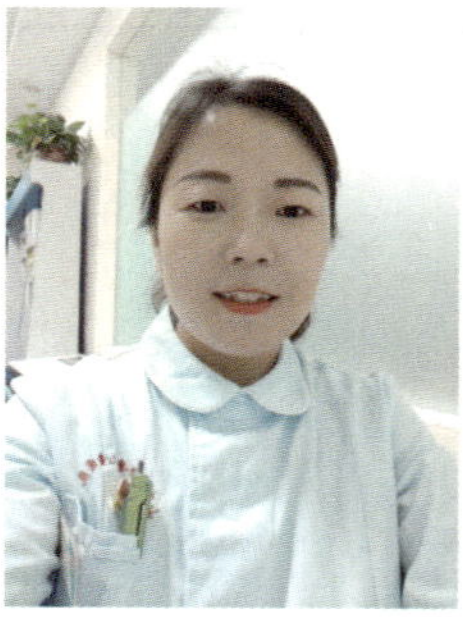

女，出生于1972年12月，山东济南人，现任山东大学附属儿童医院（济南市儿童医院）耳鼻喉门诊副主任护师。1993年7月毕业于山东医科大学卫生学校，2014年毕业于山东大学护理专业。1993年7月开始在济南市儿童医院工作至今，从事临床护理三十余年。在儿童医院工作期间分别在呼吸科、肾脏风湿免疫科、神经内科、新生儿科、急诊科、耳鼻喉科等科室从事临床护理工作。在工作期间积极努力，认真钻研新业务、新技术，利用业余时间撰写论文10余篇，参与编写《新编小儿耳鼻喉护理学》《耳鼻喉科疾病诊疗实践》《儿童耳鼻咽喉头颈外科诊疗手册》3部著作。

葛 健

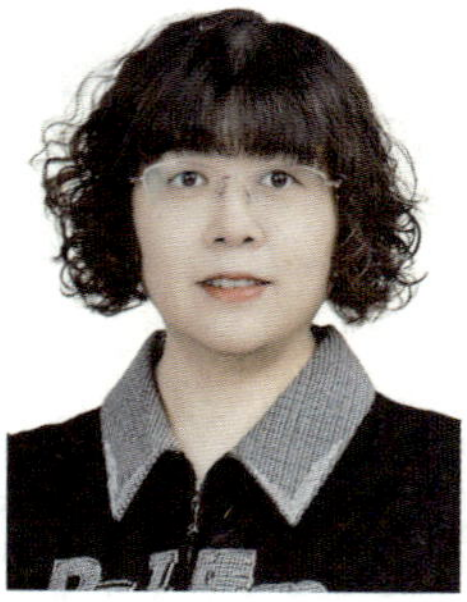

女，出生于1974年11月，山东齐河人，现任山东大学附属儿童医院（济南市儿童医院）血液肿瘤科副主任护师。1993年毕业于济南市卫生学校护理专业，2014年毕业于山东大学护理学专业。1993年7月开始在济南市儿童医院工作至今，从事儿童临床护理三十余年。在儿童医院工作期间分别在呼吸科、急诊科、肾脏风湿免疫科、神经内科、新生儿科、血液肿瘤科等科室从事临床护理工作。在工作期间积极努力，认真钻研新业务、新技术，利用业余时间撰写论文7篇，参与编写《现代护理技术临床应用》《小儿出血性疾病》《实用小儿血液疾病护理技术》3部著作，获得国家发明专利1项。

前　言

儿科作为医学领域中的一个重要分支，专注于儿童健康与疾病的预防、诊断和治疗。儿童作为社会的未来和希望，其健康问题一直备受关注。随着医学技术的不断进步和儿童护理理念的更新，儿科常见病护理技术也在不断发展和完善。为了系统总结这些技术和研究成果，我们编写了这本《临床常见病护理技术与研究》书籍，旨在为儿科医护人员、科研人员以及相关专业学生提供一本全面、实用的参考书籍。

本书详细介绍了各类儿科常见病的护理措施和方法。针对不同疾病的特点和护理需求，我们分别介绍了基础护理、专科护理等方面的内容。在编写过程中，我们力求内容全面、科学、实用。每个章节均由具有丰富临床经验的专家撰写，确保了内容的准确性和权威性。同时，我们也注重理论与实践的结合，通过案例分析、护理经验分享等方式，使内容更加生动、具体，便于读者理解和应用。本书中个别外文单词或字母缩写暂无正式中文译名，为避免产生歧义，未翻译为中文。

随着医疗技术的不断进步和医疗模式的转变，儿科护理也面临着新的挑战和机遇。在未来，儿科护理将更加注重个性化、精准化和智能化的发展。个性化护理将针对不同儿童的个体差异和需求，制定个性化的护理方案；精准化护理将利用先进的检测技术和数据分析方法，实现疾病的早期预警和精准治疗。

最后，我们要感谢所有参与本书编写和审阅的专家、学者以及相关人员。他们的辛勤付出和无私奉献，为本书的顺利完成奠定了坚实的基础。同时，我们也要感谢广大读者对本书的关注和支持。希望本书能够成为广大儿科医护人员、科研人员以及相关专业学生的良师益友，为推动我国儿科护理事业的发展贡献一份力量。

编　者

2025 年 1 月

目　录

第一章　儿童生长发育与保健

第一节　小儿年龄分期

生长发育是儿童独具的一个重要特征，始于精卵细胞结合，止于青春期结束。生长是指小儿各器官、系统的长大和形态的变化，是可以测量的。发育是指细胞、组织、器官功能的成熟，但无法通过简单的测量而得知。生长和发育紧密相关，不可截然分开。只有掌握儿童生长发育的基本规律，才能监测和促进儿童的身心健康。

根据小儿生长发育不同阶段的特点，可将小儿年龄分为七个时期。

一、胎儿期

胎儿期指从受精卵结合至小儿出生为止，共 40 周。

（一）胚胎期

胚胎期指受精卵着床至孕 12 周止。此期是胎儿各器官、组织形成的关键期，对多数致畸因子高度敏感，能产生许多缺陷及畸形，又称为敏感期。

（二）胎儿中期

胎儿中期指自孕 13 周至 28 周止，此期是组织及器官迅速生长和功能渐趋成熟的阶段。

（三）胎儿晚期

胎儿晚期指自孕 29 周至 40 周止，此期是胎儿体重迅速生长的时期。

因此，加强孕期保健，对保护胎儿在宫内健康成长十分重要。

二、新生儿期

新生儿期指自胎儿娩出脐带结扎至出生后 28 天为止。

出生后不满 7 天者称为新生儿早期。新生儿期涵盖在婴儿期内，是婴儿期的特殊阶段。此期小儿脱离母体开始独立生活，各项生理功能尚不完善，因此发病率高、病死率高，故应特别加强护理，如保暖、喂养、清洁卫生、消毒隔离等。

三、婴儿期

婴儿期指自出生至不满 1 岁。

此期是体格发育最迅速的阶段，也是喂养从流食向糊状食品和固体食物过渡的阶段，为易患消化紊乱及营养不良等疾病的时期。由于后半年从母体获得的被动免疫逐渐消失，因此，易患感染性疾病。此阶段应鼓励母乳喂养，指导辅食添加，督促预防接种，宣传卫生知识，积极预防传染病的发生。

四、幼儿期

幼儿期指自 1 岁至满 3 周岁之前。

此期特点是生长发育速度减慢，而智能发育迅速，同时活动范围大，接触事物增多，自主性和独立性增强，但对危险识别能力弱，易发生意外事故和中毒。此期传染病发病率仍较高，防病仍是保健重点，还要加强营养、早期教育、预防意外伤害。

五、学龄前期

学龄前期指自3周岁至6～7岁。

此期生长速度进一步减慢，智能发育更加迅速，语言、思维能力和自理能力增强。此期儿童具有较强的可塑性，要培养良好的道德品质和行为习惯，为入学做准备。此期传染病发病率明显减少，但呼吸道感染、各种意外中毒相对增多，应重视预防保健，加强防护措施。

六、学龄期

学龄期指自入小学起（6～7岁）至青春期前。

此期儿童生长速度相对减慢，除生殖系统外，各系统、器官外形接近成人。智能发育更加成熟，是接受科学文化知识的重要时期。此期发病率低，但要注意预防近视和龋齿，培养正确姿势和良好卫生习惯，保证营养和睡眠，预防情绪、心理行为等方面问题。

七、青春期

青春期指从第二性征出现到生殖功能发育成熟，身高停止增长。

女孩的青春期从11～12岁开始到17～18岁，男孩的青春期从13～14岁开始到18～20岁。此期体格生长呈现第二个高峰，第二性征逐渐明显，易出现心理、行为、精神方面问题。除保证营养外，应加强锻炼，开展生理、心理卫生和性知识教育，树立正确人生观，保证儿童身心健康。

（房玉辉）

第二节　各年龄期儿童的保健要点

一、胎儿期及围生期保健

胎儿的发育与孕母的健康、营养状况、疾病、生活环境和心理卫生等密切相关，故胎儿期保健以孕母保健为主。

胎儿期保健的主要任务是：预防遗传性疾病与先天畸形，保证充足营养，给予孕母良好的生活环境，预防产时感染，预防并及时处理妊娠期并发症和加强对高危新生儿的监护。

二、新生儿期保健

新生儿期，尤其是出生后1周内的新生儿发病率和死亡率最高，故保健重点应在出生后1周内。

（一）出生时的护理

新生儿娩出后应迅速清除口腔内分泌物，保证呼吸道通畅；正常儿进入婴儿室，高危儿送入重症监护室；提倡母婴同室，尽早喂母乳；出院前进行遗传代谢病筛查（苯丙酮尿症、先天性甲状腺功能减退症）和听力筛查。

（二）新生儿居家保健

维持室温20～22 ℃，湿度55%～65%。提倡母乳喂养并指导喂养方法，保持皮肤清洁。注意新生儿脐部护理，预防感染。此期新生儿应接种卡介苗和乙型肝炎疫苗。

（三）加强家庭访视

访视重点为高危新生儿或发现黄疸、感染等异常情况者，得到报告后尽量当天访视。根据新生儿情况增加访视次数。

三、婴儿期保健

（1）保健重点是合理喂养：4～6个月尤其强调母乳喂养，4个月以上婴儿及时添加辅食。

（2）加强日常护理：保持皮肤、黏膜、会阴部清洁卫生，勤换尿布；保持充足睡眠；有条件者每天日光浴和沐浴；坚持户外活动；注意乳牙发育。

（3）早期训练：3个月以后可以把尿，6个月后训练大小便坐盆。用带有声、光、色的玩具促进动作的发展；加强语言的培养。

（4）防止异物吸入、窒息、中毒、跌伤、溺水等意外发生。

（5）预防疾病和促进健康：定期进行体格检查；按计划免疫程序完成基础免疫。

四、幼儿期保健

（1）合理安排膳食：注意供给充足的能量和丰富的营养，做到饮食多样化并兼顾色、香、味、形。幼儿18个月时会出现生理性厌食、食欲缺乏和偏食，应指导家长掌握合理喂养的方法和技巧。

（2）加强早期教育：18～24个月时，幼儿能自主控制肛门和尿道括约肌，表示便意，此时应进行大小便排泄的训练；还应培养幼儿自行进食，重视幼儿运动能力的发展和语言的交流，提高自我生活能力，养成良好的卫生习惯，加强品德教育。

（3）预防疾病和意外：每3～6个月进行健康检查1次；指导家长注意防止儿童异物吸入、烫伤、跌伤、中毒、电击伤等意外的发生。

五、学龄前期保健

（1）保证充足的营养。

（2）注意培养其学习习惯、想象与思维能力，在游戏中学习遵守规则和与人交往。

（3）预防疾病和意外。

六、学龄期与青春期保健

此期应培养儿童良好的学习习惯，开展体育锻炼，合理安排生活，供给充足营养，进行法制教育。在青春期应进行正确的性教育，促进生理和心理的健康发展。

（房玉辉）

第二章 儿童营养支持

第一节 肠内营养支持

一、适应证

（1）饮食摄取量不足：先天性胃肠道畸形、吸吮和吞咽功能障碍、头部创伤和大面积面部烧伤、肿瘤、厌食及抑郁症。

（2）消化道疾病：急慢性胰腺炎、慢性腹泻病、肝胆疾病、炎症性肠病（IBD）、严重的胃食管反流病、短肠综合征（SBS）、自身免疫性肠病、消化道动力障碍、消化道病变导致营养摄入不足或营养吸收不良。

（3）危重病或手术后营养不良。

（4）慢性病导致生长发育迟缓或高代谢状态：心肺疾病、肾衰竭、肿瘤、烧伤、代谢性疾病及神经系统疾病。

（5）需营养支持治疗的其他疾病。

二、禁忌证

（一）绝对禁忌证

麻痹性或机械性肠梗阻、小肠梗阻、穿孔及坏死性小肠结肠炎（NEC）。

（二）相对禁忌证

中毒性巨结肠、肠道动力功能障碍、腹膜炎、消化道出血、高输出的肠瘘、严重呕吐及顽固性腹泻。因胃肠道内少量的营养物质（营养喂养）仍可促进肠道灌注、释放肠道激素并改善肠道屏障功能。在这些疾病状况下，可提供少量肠内营养，最大限度提高患儿对肠内营养的耐受性，并给予肠外营养以纠正营养缺失。

三、营养途径

选择肠内营养时，根据患儿的年龄、消化道解剖及功能、预计肠内营养时间和发生误吸的风险进行综合评估，来选择经口、鼻胃管、鼻十二指肠管、鼻空肠管、胃造瘘管或胃空肠造瘘管喂养。

（一）经口营养

评估患儿经口喂养途径安全可靠时，给予高热能的营养配方喂养。

（二）鼻胃管

不能通过安全可靠的经口喂养途径获得充足的营养，评估肠内营养时间小于 12 周，无误吸风险的患儿，可选择鼻胃管。

1. 置管方法

尽可能选择最小直径的导管，将导管固定到脸颊而不是鼻，测量鼻 – 耳 – 剑突下 – 脐的距离。导管的直径越小，越有可能需要导丝引导。

2. 导管位置确认

抽吸胃内容物，检测回抽液 pH 值，于鼻孔处检查导管的刻度，听诊器听诊。

3. 营养策略

使用高能量密度配方（0.8 kcal/mL，1 kcal≈4.184 kJ），可先用奶瓶喂养，如有剩余的配方则经导管喂养，能顺利从持续输注过渡至间断喂养。

（三）鼻十二指肠管或鼻空肠管

评估患儿肠内营养时间小于 12 周，有误吸风险、严重胃食管反流、胃排空延迟的患儿，可选择鼻十二指肠管或鼻空肠管。

1. 置管方法

（1）盲法置管：插入的导管长度为鼻－耳－剑突下－脐的距离加 5～10 cm，鼓励患儿饮水或用注射器缓慢注水，用水辅助导管飘浮，利于导管通过幽门进入小肠。

（2）Cortrak 装置下置管：无须测量导管长度，可根据屏幕图像调整导管到目的位置。如患儿呕吐，可插入探针，重新定位。

2. 导管位置确认

盲法置管后 4～6 小时腹部 X 线检查确定导管位置，Cortrak 装置屏幕图像可定位。

（四）胃造瘘管

当预计患儿需要较长时间（大于 12 周）的肠内营养而无吸入风险时，选择胃造瘘术。一些成人研究比较了鼻胃管和胃造瘘管喂养的临床效果发现，鼻胃管喂养不适及并发症（刺激、溃烂、出血、移位及堵塞）的发生率比胃造瘘管的高，胃造瘘管喂养可提高营养功效，易于接受，降低胃食管反流和吸入发生率，从而提高生活质量。目前，经皮内镜下胃造瘘术（PEG）在很大程度上取代了手术胃造瘘。

1. PEG 的置管方法

术前禁食（固体食物 6 小时、母乳 4 小时、水 2 小时），在全身麻醉下进行，术前给予单剂量静脉广谱抗生素。胃镜进入胃后，温和地吹入空气，在前腹壁上标记透光点。消毒前腹壁皮肤，于前腹壁透光标记点做一个约 0.5 cm 的皮肤切口。内镜直视下，套管针经皮肤切口穿刺进入胃内，拔出针芯，置入导丝。内镜下钳取导丝，退出口腔外。选择适当类型和大小的PEG导管与导丝连接，从前腹部处牵拉导丝，导管通过患儿的口－咽－食管到达胃内。调节导管松紧度，固定于前腹部皮肤，胃镜检查确认导管位置。术后静脉给予 2 个剂量抗生素。

2. PEG 的护理

术中和术后 6 小时静脉应用抗生素。术后禁食 6～24 小时，随后导管内一次性用 60 mL 生理盐水或口服电解质溶液（ORS）。每次喂养后用 15 mL 水冲洗，如管道堵塞可试用苏打水。清洁和旋转导管 180°，1～2 次 / 天。如出现肉芽组织，局部用硝酸银烧灼。术后 7 天可盆浴，2 周后可游泳。术后患儿可俯卧（如局部有刺激表现，可在导管周围放置泡沫垫）。PEG 术后 6 周内，如导管意外脱出，需 X 线检查判断导管位置。PEG 后 8～12 周可置换成纽扣导管。

（五）空肠造瘘管

评估肠内营养时间将超过 12 周，有误吸风险，需直接小肠喂养，反复鼻空肠置管失败，不能耐受手术或既往多次胃肠手术的患儿，可选择空肠造瘘管。

1. 置管方法

外科手术置管或经皮内镜下空肠置管（PEJ），操作技术与PEG相似，但解剖学不确定，也可与外科医生合作，在腹腔镜辅助下完成。

2. 导管位置确认

手术中或胃镜下确认。

四、配方的组分

推荐饮食摄入量（RDAs）可作为指南指导宏观和微观肠内营养的需要量。新的指南或DRIs包含钙、磷、维生素D、镁、氟化物、维生素B_1、维生素B_2、烟酸、维生素B_6、维生素B_{12}、叶酸、泛酸、生物素和复合维生素B。RDAs针对健康人群的指南应用于患有急性或慢性疾病的患儿时，可能要做适当的调整。决定肠内营养的总液体量是非常重要的，特别是那些需要高热量和高蛋白配方的患儿，以及那些损失量增多，但因神经损伤不会自己说口渴的患儿。如果一个患儿同时接受肠外营养和肠内营养，在需要补充某些特殊的营养素时，通过肠外营养加入比肠内营养更好。

（一）肠内营养配方

肠内营养配方是为了满足特定人群的需要而设计的方案，这时所提供的液体能够满足机体的营养需要。那些有液体或能量限制的患儿不能接受足够的维生素、电解质和矿物质，这时只能给患儿少量体积的营养配方。总之，原始的配方所包含的内容物是不改变的，它适合绝大多数病情稳定的患儿；而半要素或要素配方则适合有特别临床需要的患儿，如吸收障碍、病情严重或其他胃肠道损伤。特定年龄的配方主要是给早产儿、足月儿、婴幼儿和小于10岁的患儿。大于10岁的儿童和青少年常用成年人的配方。若将成人配方应用于儿童，则需要仔细分析以保证患儿饮食平衡，能够满足所有微量元素的需要，不会提供过多的电解质或蛋白质。在某些病例中，添加某些营养素是有必要的，因为它们能够对患者的渗透压和耐受性产生影响。尽可能采用标准配方，因为标准配方中各种营养素的确切成分是已知的，且出错的概率非常低。密闭的肠内喂养系统，细菌感染的概率非常低。

（二）脂肪

配方中脂肪由长链甘油三酯（LCT）和中链甘油三酯（MCT）组成。它的热量接近于9 cal/g。当需要给患者高热量饮食时，脂肪是提高热量最简单的方式并能改善口感，对渗透压没有明显的影响。另外，必需脂肪酸应占总热量的3%～4%以防止必需脂肪酸缺乏。膳食中的脂肪主要是LCT，有脂肪吸收障碍的患儿，应确定导致患者脂肪吸收障碍的原因，这样才能够配置适合患儿的脂肪液。当胰腺、胆或肠道病变损害了LCT的消化吸收时，可选用MCT，它的热量是8.3 cal/g，且不需要胰腺脂肪酶和胆盐的存在。所以，对于那些难以消化和吸收LCT的患儿，MCT是重要的热量来源。它们在小肠胰脂肪酶的存在下能够快速水解，吸收后直接进入循环系统。MCT的有效吸收率是LCT的4倍。当MCT和LCT同时存在于膳食中时，LCT的吸收率会有所下降，但是所吸收的总脂肪量比膳食中只有两者中任何一种的吸收量大。如果给具有正常消化功能的患者应用MCT，MCT脂解作用释放出来的甘油和游离脂肪酸会导致渗透性腹泻。当LCT和MCT同时被用来提高热量时，前者的口感与后者相比较容易为患者接受。MCT 液容易黏附在胶袋上，如果管理不正确，就会浪费很多营养物质。

鱼油包含二十碳五烯酸（EPA）和二十二碳六烯酸（DHA），这是 ω-3 脂肪酸较好的来源。EPA 是前列腺素、白细胞三烯和血栓素的前体。植物油则是 ω-6 脂肪酸的重要来源，它是花生四烯酸（AA）和类花生酸类物质的前体。AA 则是重要的炎症介质，所以 ω-6 脂肪酸是促进炎症反应的脂肪酸。饮食中富含 ω-3 脂肪酸能够降低细胞因子的产生，有利于风湿性关节炎和克罗恩病患儿的治疗。在患有癌症和病情较重的患者身上，可观察到患者的感染减少，而且感染持续的时间缩短。

长链多不饱和脂肪酸（LCPUFA）特别是 AA 和 DHA 能够快速地渗透入胎儿的视网膜和大脑的结构性脂肪。早产儿和足月儿母乳中的 AA 和 DHA 的含量没有差别，而且在泌乳的第 1 个月，母乳中 LCPUFA 的含量并不会下降。所以早产儿对 LCPUFA 有比较高的需求量，所有补充了 LCPUFA 的婴儿，视觉和认知功能有所改善。按照推荐的要求给患者采用 LCPUFA 治疗之前，我们还需要更详细的资料。脂肪吸收系数随年龄变化而变化：早产儿是 67%，婴儿是 83%，幼儿到成人是 93%。为防止必需脂肪酸（EFA）的缺乏，配方中应添加植物油。

（三）糖类

糖类能够提供能量，从而提高氮的利用率。在绝大多数营养配方中，糖类包括水解玉米淀粉（多聚葡萄糖）、麦芽糖－糊精、玉蜀黍糖浆（CSS）和蔗糖。水解玉米淀粉与玉米淀粉的区别在于水解的程度不同。葡萄糖可显著提高营养配方的渗透压，多聚葡萄糖只相当于葡萄糖渗透压的 1/5。膳食纤维（大豆、阿拉伯胶、瓜尔胶、胶质等）也能够加入配方中，有利于大便的排出，降低血清中胆固醇，预防肥胖，降低发生冠心病和糖尿病的风险等。左旋低聚糖是可以消化的糖类，广泛存在于食物中（香蕉、西红柿、小麦等），在小肠中不能被消化，而在结肠中发酵产生短链脂肪酸（SCFA）。SCFA 能够被吸收，是结肠的主要能源物质，能够促进钠和水的吸收。大便实质减少且 pH 值下降，可诊断机体对糖类不耐受。吸收不良的病例中，大便 pH 值偏酸，大便实质减少 25%～50%。糖类吸收不良会导致渗透性腹泻。

（四）蛋白质

蛋白质在肠腔内消化成多肽，多肽被小肠上皮细胞的刷状缘和胞质内水解酶水解成自由氨基酸。1/4 的蛋白质以寡聚多肽形式摄入。氨基酸和多肽的摄入不存在竞争，黏膜损伤的患者，氨基酸和多肽的联合应用是有利的。蛋白质包括氨基酸、蛋白水解物、多肽和完整蛋白质（大豆、牛奶）。蛋白质应该可以应用于所有的患者，除非他们患有特别的蛋白质过敏或吸收不良。蛋白质的口感较好而且价格低廉，且不增加渗透压；蛋白质的水解明显影响了口感，而且自由氨基酸能够增加配方的渗透压。多肽与自由氨基酸的混合液更容易吸收且为机体所耐受。有文章报道，在膳食中加入多肽，肠道黏膜的损伤会减少，而且黏膜的功能和结构会改善。绝大多数配方的组分来自牛奶蛋白质，蛋白质水解产物配方则可应用于对牛奶蛋白质过敏的患儿。患严重食物过敏且不能耐受上述配方的患儿可选用以氨基酸为基础的配方治疗。给有吸收障碍的患儿采用含有多肽的配方治疗，可以取得较好的效果。

将一定数量的氨基酸[谷氨酰胺(Gln)、精氨酸、2-氨基乙磺酸]按理论上合适的比例加入营养配方中。谷氨酰胺是自然形成的氨基酸，对病情危重的患者，在一定的条件下是必需氨基酸，它是细胞(如肠上皮细胞和淋巴细胞)分裂时的主要能量来源。在应激条件下，谷氨酰胺的血清水平和骨骼肌中的储存量下降。所有牛奶和大豆蛋白质配方中都含有谷氨酰胺。在对低出生体重(LBW)早产儿的研究中发现，给LBW早产儿应用补充了谷氨酰胺的配方，这些早产儿对它的耐受性较好。但是，在给癌症患者补充谷氨酰胺后，却发现相矛盾的结果，患者口腔黏膜病变的发生率和黏膜炎的严重性较没有补充谷氨酰胺的患者更严重。

当患者处在受伤、应激和快速生长的状态时，精氨酸是另外一种条件性必需氨基酸。它有助于伤口的愈合和免疫功能的恢复。2-氨基乙磺酸也是一种条件性必需氨基酸，它参与免疫功能、胆汁酸和中枢神经系统的代谢过程；所有的早产儿和婴儿的营养配方中都含有2-氨基乙磺酸，但是添加了2-氨基乙磺酸的配方对生长却没有有效作用。

在每一个活细胞里都可以找到核苷酸，母乳中含有核苷酸。核苷酸具有激素调节因子和辅酶的作用。正常生理状态下，核苷酸由肝脏合成。在应激状态下，大量的核苷酸并不是由机体合成，而是需要外源性补充。核苷酸能够增强对疫苗的反应，提高机体的抗体水平。因此自1983年起，在婴儿的配方中添加了核苷酸。

为了提高蛋白质的有效利用率，蛋白质不作为能量来源，氮与热量的比例是1 g∶150～200 kcal非蛋白热量(蛋白质∶非蛋白热量＝1 g∶24～32 kcal)

(五)维生素、矿物质和微量元素

RDAs推荐的维生素、矿物质和微量元素的需要量贯穿于整个生命过程。新生儿维生素和矿物质的需要量因妊娠期的长短和出生体重的不同而不同，且婴儿需要量是以健康母乳喂养的婴儿的摄入量为基础。如果足月婴儿用商业配方喂养，那么其不需要额外补充维生素，但是母乳喂养的婴儿则需补充维生素D和铁剂。素食妇女所生婴儿，需要补充多种维生素，特别是维生素D和维生素B_{12}。体重小于2000 g的婴儿应补充维生素E 25～50 IU/d。补充维生素A的作用(3次/周，每次5000 IU，治疗4周)已经在超低出生体重(ELBW)婴儿中得到证明，这些婴儿患慢性肺部疾病的发病率轻微下降，维生素A缺乏减少。

铁的补充应该从出生后第2周就开始。需要大量输血的婴儿应该推迟至出生后2个月补充铁。所有出生体重介于1500～2500 g的婴儿应该给予2～3 $mg \cdot kg^{-1} \cdot d^{-1}$的铁以满足铁的需求。出生体重低于1500 g的早产儿应该给予4 $mg \cdot kg^{-1} \cdot d^{-1}$的铁剂，接受(促)红细胞生成素治疗的患儿应该给予6 $mg \cdot kg^{-1} \cdot d^{-1}$的铁剂。SAG患儿出生时铁的储备是下降的，这使得他们易发生铁缺乏。美国儿科协会(AAP)强烈推荐在婴儿的营养配方中加入铁增强剂以减少缺铁性贫血的发生。该协会推荐应该给所有的婴儿营养配方添加铁剂，浓度高达12 mg/L，且应给4～6个月大的孩子添加谷类饮食。与足月儿相比，钙和磷的需求在早产儿是比较高的。

RDAs也同样应用于决定1岁或稍年长的儿童和青少年的维生素和矿物质的需求。需求量是由营养缺乏的临床和生化指数及肠道的吸收状况来决定。绝大多数大于1岁的儿童不需要每天补充多种维生素，除非他们的饮食是不完善的。众所周知，通常儿童的钙和锌的摄入量比 RDAs 推荐的要低。患有某些特殊疾病的患者，可能对维生素和矿物质的需求大于 RDAs。

五、配方选择

不同年龄和不同疾病需要不同的营养配方。过去的 10 年，儿童营养配方得到了发展。早产儿因特殊的营养需求，配方总热量为 80 kcal/100 mL，这能使早产儿的生长达到宫内的生长速度，并促进神经系统的发育；另一个不同是乳糖仅占总糖类的 40%～50%，这是因为早产儿肠道乳糖酶的活性较低，余下的糖类为葡萄糖多聚体，多聚体容易被消化和吸收；早产儿配方中蛋白质比成人配方高 50%，乳清 / 酪蛋白的比例是 60∶40，氨基酸含量接近母乳；配方中 LCT、MCT 各占 50%，早产儿胆酸浓度和胰脂肪酶活性均较低，MCT 更易吸收；钙和磷的浓度较高，用以支持骨的钙化；维生素 A、维生素 E、维生素 D 及电解质的浓度较高，这是因为患儿对这些营养素的需要量大而体内的储存量少；配方中还加强铁剂的补充。根据出生体重和摄入量的多少，补充多种维生素。早产儿使用早产儿配方直到体重达 2～3 kg 或满 36 周龄。

早产母乳比足月母乳中含更多的蛋白质、钠、镁、铁，但营养仍不全面。应该联合母乳和早产儿配方，以保证早产儿获得足够的营养。

母乳对于足月儿来说是最好的营养来源，标准的婴儿配方是以母乳的营养成分为基础，在第一年能够替代或补充母乳。标准的婴儿配方是以牛奶为基础，乳清 / 酪蛋白的比例为 60∶40；某些婴儿配方中添加了核苷酸；婴儿配方中含 100% 的乳糖，乳糖能促进钙的吸收；按一定比例混合多不饱和 / 饱和脂肪酸、必需脂肪酸和单不饱和脂肪酸（MUFA），使之接近母乳的比例；添加了铁剂的配方可获得 2 $mg \cdot kg^{-1} \cdot d^{-1}$ 的铁。标准的配方是为满足 6 个月以内的健康婴儿的需要而专门设计的，热量为 66 kcal/100 mL，但可通过浓缩或添加剂使热量提高至 80 kcal/100 mL、90 kcal/100 mL、100 kcal/100 mL，浓缩配方使渗透压升高，会降低耐受性。

绝大多数婴儿配方的渗透压保持在 300 mOsm/L，要素配方要比原始配方的渗透压高，因为葡萄糖和氨基酸能够明显提高渗透压。一般来说，渗透压水平达到 400 mOsm/L 时，机体还能较好地耐受。使用渗透压大于 560 mOsm/L 的配方会导致胃排空延迟。当采用高渗配方通过空肠喂养时，应该要注意小心护理。

蛋白质水解产物的配方适合于对牛奶和大豆蛋白过敏、半乳糖血症、蔗糖酶缺乏、乳糖不耐受的患儿。乳清水解配方含有少量的多肽和氨基酸、乳糖、麦芽糖－糊精，适用于遗传性过敏症、家族过敏史和从低变应原配方逐渐过渡到比较正常饮食的患儿。酪蛋白水解配方适用于易过敏和肠道损伤的患儿。这些半要素配方适用于吸收不良、SBS、慢性腹泻、脂肪吸收障碍、胆道闭锁和食物过敏的患儿。

要素配方适合于那些蛋白质、糖类、脂肪吸收障碍的患儿，亦适合 SBS、不耐受标准配方和半要素配方的患儿。要素配方具有较高的渗透压和高热量（100 kcal/100 mL），蛋白质以氨基酸的形式为主，脂肪由 LCT、MCT 混合而成，以 MCT 为主。当长时间以这种营养配方作为唯一的营养来源时，需要给患儿补充维生素、磷和必需脂肪酸。

提高免疫功能的配方已用于临床，这种配方的营养素对免疫系统有利。应激配方中添加了某些营养素，有利于病情危重和应激状态时的代谢平衡，配方中提高了支链氨基酸（BCAA）的含量，并加入谷氨酰胺、ω-3 脂肪酸、精氨酸和核苷酸，所有的这些物质都有增强免疫功能的作用，但这样的配方非常昂贵，对急性应激和危重症患儿有效，但在儿童中长期应用的效果尚无定论。

病情稳定患儿能够耐受多种食物搅拌后的配方，包括谷类、水果、蔬菜、植物油、牛奶、蛋和肉。如果不能获得这种配方，可以在营养学家的指导下在家里进行类似的喂养计划，但必须保证营养素和液体量能满足患儿的需求。

（房玉辉）

第二节　肠外营养支持——静脉营养制剂组成的选择及其临床应用

一、能量

处于各生长期阶段的小儿，只有当提供代谢的能量摄入超过能量消耗，达到能量正平衡时，躯体才有可能得到生长，甚至还有可能伴随多余的能量储存。当外源性可代谢的能量摄入少于能量消耗时，机体处于能量负平衡，此时身体必须动员储存的能量以满足正在进行的能耗所需。如果能量供给不足，将影响小儿的正常生长发育，在新生儿中甚至会影响大脑的发育。但如果能量摄入过量，临床上称之为过度喂养，不仅使肝、肾、心、肺等功能负担加重，更易导致今后的肥胖，甚至引起远期机体代谢方面的异常，如心血管疾病、糖尿病等。

国外的佩雷拉（Pereira）报道体重小于 1000 g 的婴儿其肠外营养热量的摄入率应是经肠道的 77%～82%。上海交通大学医学院附属新华医院采用间接能量测定仪测量正常新生儿静息能量消耗（REE）平均为（48.3 ± 6.1）$kcal \cdot kg^{-1} \cdot d^{-1}$，低于预测值［斯科菲尔德（Schofield）公式计算值为（54.1 ± 1.1）$kcal \cdot kg^{-1} \cdot d^{-1}$）］。用同样方法也测定了 24 例接受手术的新生儿术前及术后连续 7 天的 REE 值，发现术后平均为（45.5 ± 6.7）$kcal \cdot kg^{-1} \cdot d^{-1}$，比常用能量预计 Schofield 公式计算得到的能量消耗值低 18.5%，且术后能量消耗与术前相比无显著增高。

《儿科肠外营养指南（2016 版）》针对儿科肠外营养的能量推荐意见归纳如下：

（1）推荐采用 Schofield 公式计算 REE（见表 2-1），各年龄段不同疾病阶段的肠外营养能量需要量如表 2-2 所示。

表 2-1　Schofield 公式计算静息能量消耗　　单位：kcal/d

年龄 / 岁	男	女
0～3	59.5 ×（体重 /kg）–30	58.3 ×（体重 /kg）–31
3～10	22.7 ×（体重 /kg）＋ 504	22.3 ×（体重 /kg）＋ 486
10～18	17.7 ×（体重 /kg）＋ 658	13.4 ×（体重 /kg）＋ 692

表 2-2　各年龄段不同疾病阶段肠外营养能量需要量　　单位：$kcal \cdot kg^{-1} \cdot d^{-1}$

年龄	恢复期	稳定期	急性期
早产儿	90～120		45～55[a]
6～1（岁）	75～85	60～65	45～50
1～7（岁）	65～75	53～60	40～45
7～12（岁）	55～65	40～55	30～40
12～18（岁）	30～55	25～40	20～30

注：[a] 出生后第 1 天的能量推荐量。

（2）病情稳定期肠外营养能量需求可通过 REE 乘以体力活动系数计算，并根据（追赶）生长和病情增加或减少 REE。疑似代谢改变或营养不良的患儿，应采用间接能量测定法准确测量能量消耗。

（3）早产儿出生第 1 天，应提供至少 45～55 $kcal \cdot kg^{-1} \cdot d^{-1}$ 以满足最低能量需求。极低出生体重儿生理性体重减轻至最低点后，建议每天增重 17～20 g，以防生长落后，为使其接近宫内增长，应提供 90～120 $kcal \cdot kg^{-1} \cdot d^{-1}$ 的能量摄入量。

（4）危重疾病急性期过后，可采用 REE 估算合理的肠外营养能量需求。危重疾病稳定期，为实现（追赶）生长，能量需求可以增加至 REE 的 1.3 倍，在恢复期应进一步增加。

（5）危重患儿的肠外营养可延迟 1 周开始，但应考虑补充微量营养素。

二、氨基酸

小儿对于氨基酸的代谢特点有别于成人，除了维持体内蛋白质代谢平衡外，还需满足生长和器官发育需要。小婴儿尤其是早产儿肝脏酶系发育未成熟，某些非必需氨基酸不能从必需氨基酸转变，如胱氨酸从蛋氨酸、酪氨酸从苯丙氨酸的转变等情况，故需要更多的氨基酸品种；需要更多的 BCAA，可减轻对未成熟肝脏的负担；精氨酸需要量更多，有利于生长发育，防止高氨血症和提高免疫力；需要补充牛磺酸，牛磺酸不仅与小儿神经系统和视网膜发育成熟关系密切，还参与胆汁酸代谢，对防治静脉营养相关的胆汁淤积有帮助。鉴于以上代谢特点，对于 3 岁以下的婴幼儿和危重患儿，建议选择小儿专用氨基酸溶液。国内外小儿氨基酸配方的设计大多以母乳为模式，根据正常新生儿血液中氨基酸谱作为效果指标而设计，临床验证应用于各年龄组的小儿即使在较低热能肠外营养的情况下，小儿仍可获得良好生长发育、氮平衡和较理想的血液氨基酸谱。

近年来，国内外较多报道了谷氨酰胺在肠外营养中的重要作用，它是人体内含量最多的非必需氨基酸，为体内合成嘌呤、嘧啶及核苷酸提供氮的前体，也是一种高效能量物质。通过研究还发现它是许多重要代谢反应中的底物和调节物质，是肠道黏膜细胞及各种快速生长细胞（如淋巴细胞、成纤维细胞、巨噬细胞）的必需物质，有人称之为组织特需营养物，在饥饿、创伤、感染、手术等分解代谢过程中均伴有血和细胞内谷氨酰胺水平的下降，且需要经较长时间方恢复正常，其降低程度与应激程度相一致。研究表明，肠外营养液中加入谷氨酰胺可以改善氮平衡、促进肠道黏膜及腺体的生长，对防止肠黏膜萎缩、维持肠黏膜的完整性、防止肠道细菌移位、防止肝脏脂肪变、增加骨骼肌蛋白合成均起重要作用。现在认为，谷氨酰胺是机体应激期的条件必需营养素。但在儿科没有更多的资料证实其临床效果，仅有几项荟萃分析（Meta 分析）显示，胃肠外营养液中加入谷氨酰胺未能降低早产儿和严重胃肠疾病患儿的感染率和病死率，也不能降低手术后患儿的感染率。因此，目前不推荐小儿肠外营养时常规加入谷氨酰胺，而在长期肠外营养时和 SBS 小儿中可根据需要考虑添加谷氨酰胺来维护肠屏障功能和促进肠黏膜的代偿。

三、脂肪乳剂

对于儿科患者而言，无论是全肠外营养或肠外与肠内营养联合应用，静脉脂肪乳剂都是肠外营养不可缺少的组成部分。脂肪乳剂中原油的来源有大豆油、红花油、橄榄油、椰子油及鱼油。用各种不同来源或比例的油制成了以下几种目前市场上供应的脂肪乳剂：长链脂肪乳（100% 大豆油或豆油红花油混合），中长链脂肪乳（50% 大豆油，50% 椰子油），橄榄油脂肪乳 [长链脂肪乳注射液（克林诺）：20% 大豆油，80% 橄榄油]，全混合脂肪乳 [多种油结构脂肪乳剂（SMOF）：30% 大豆油，30% MCT，25% 橄榄油，15% 鱼油]，纯鱼油 [ω-3 鱼油脂肪乳注射液（尤文）：100% 鱼油]。

由于早产儿、危重儿及肝功能异常患儿相对缺乏肉毒碱，因此更适宜选择含 MCT 的脂肪乳剂。MCT 的代谢无须肉毒碱转运而直接通过线粒体膜进行 β-氧化，氧化迅速，碳链不延长，其血浆清除率更快；不在肝脏与脂肪组织蓄积。

橄榄油富含 ω-9 MUFA 和 α-维生素 E，同时也含足够的 ω-6 必需脂肪酸，该类脂肪乳既能减轻以纯大豆油为原料的脂肪乳剂对机体产生的免疫抑制作用，又能对危重患儿的脂质过氧化和氧化应激的损伤起到保护作用。目前，有比较橄榄油脂肪乳剂与传统豆油脂肪乳剂短期用于新生儿的相关研究，未发现有不良反应，但没有长期应用的研究数据，还有待于进一步更深入的研究。

鱼油中含有大量 ω-3 多不饱和脂肪酸（PUFA），这是一种对机体代谢及免疫具有调节作用的物质，对重症感染和慢性炎症等一些炎症介质持续释放的疾病是有效的免疫调理营养素。但在儿科还未见具有循证的有关鱼油的临床应用报道，故不推荐将鱼油作为唯一脂肪乳来源提供肠外营养支持。

而在儿科 SBS 的临床应用研究中发现，短期内将鱼油作为单一脂肪来源治疗肠外营养相关肝脏疾病（PNALD）是有效的，同时还发现鱼油脂肪乳剂不仅能改善 PNALD 胆汁淤积，也可改善脂肪酸谱，如血浆 ω-3 脂肪酸增加，ω-6 脂肪酸、甘油三酯和极低密度脂蛋白下降。所以目前认为，鱼油是预防和治疗 PNALD 的新策略。但更多的问题，如长期使用的安全性、不良反应及最佳剂量等方面需进一步展开深入的研究。

从理论上讲，SMOF 是一款营养素更全面和平衡的脂肪乳，但目前还没有循证的儿科临床应用的报道，期待以后更多的研究和经验分享。

四、糖类

糖类是能量供给的主要来源，葡萄糖通常是肠外营养中非蛋白能量底物的重要组成，也是构成溶液渗透压的主要物质。葡萄糖耐受量可能会受年龄、肠外营养输注周期、代谢和疾病应激状态的影响，临床在输注过程中需仔细监测。危重患儿应用静脉营养液时，更要关注其对葡萄糖输注速度的耐受情况。2012 年颁布的《严重脓毒症及脓毒症休克国际诊治指南》推荐，小儿应激性高血糖达 2 mmol/L（180 mg/dL）时，可使用胰岛素治疗。与成人相比，儿童更易出现低血糖，故应在密切监测血糖的条件下使用胰岛素。

五、液体与电解质

《儿科肠外营养指南（2016 版）》中的推荐意见归纳如下：

（1）足月新生儿的体重下降一般发生于出生后 2～5 天，通常不应超过出生体重的 10%。

（2）ELBW 和极低出生体重（VLBW）儿，考虑到他们的身体含水量较高及液体超负荷相关并发症，7%～10% 的体重丢失在可接受的范围内。

（3）推荐逐渐增加早产儿和足月新生儿出生后液体摄入量。

（4）电解质（钠、钾、氯）在细胞外液减少 / 体重开始降低时便开始补充。氯摄入量应略低于钠和钾摄入量的总和（钠＋钾 – 氯＝ 1～2 $mmol \cdot kg^{-1} \cdot d^{-1}$），以避免氯摄入过量和医源性代谢性酸中毒的风险。

（5）ELBW 和 VLBW 儿在给予高推荐量的氨基酸和能量时，建议出生后第 1 天即开始补充钠和钾，同时监测尿量，关注非少尿性高钾血症的发生风险。

（6）患儿的个体化需要量可能因临床状况而与常规推荐摄入量范围有明显偏差，如液体潴留、脱水或水分过度流失等。

（7）接受肠外营养的婴幼儿和儿童对液体和电解质的需求如表 2–3 所示。

表 2–3　婴幼儿和儿童肠外液体和电解质的推荐摄入量

	＜ 1 岁	1～2 岁	3～5 岁	6～12 岁	13～18 岁
液量 /（$mL \cdot kg^{-1} \cdot d^{-1}$）	120～150	80～120	80～100	60～80	50～70
钠 /（$mmol \cdot kg^{-1} \cdot d^{-1}$）	2～3	1～3	1～3	1～3	1～3
钾 /（$mmol \cdot kg^{-1} \cdot d^{-1}$）	1～3	1～3	1～3	1～3	1～3
氯 /（$mmol \cdot kg^{-1} \cdot d^{-1}$）	2～4	2～4	2～4	2～4	2～4

注：上表的建议基于临床经验、专家意见以及对动物和人类研究的推断数据。

（8）按照体重采用 Holliday 和 Segar 公式来计算儿童的液体需要量（见表 2–4），目前仍适用于临床。

表 2–4　儿童和婴儿（新生儿期后）的液体需要量（Holliday 和 Segar）

体重	Holliday 公式 /（$mL \cdot kg^{-1} \cdot d^{-1}$）	Segar 公式 /（$mL \cdot kg^{-1} \cdot h^{-1}$）
A：最初的 10 kg	100	4
B：在 10 kg～20 kg	＋ 50/ 额外体重	＋ 2/ 额外体重
C：超过 20 kg	＋ 25/ 额外体重	＋ 1/ 额外体重
总需要量	A ＋ B ＋ C	A ＋ B ＋ C

（9）通常等张液体应作为患儿静脉输液时的“维持液”，特别是在第一个 24 小时内。但如果患儿有肠外营养指征，不应该因此延迟使用肠外营养。

（10）个体需要量可能会明显偏离推荐的液体摄入量范围。

六、铁与微量矿物质

《儿科肠外营养指南（2016 版）》中的推荐意见归纳如下：

（1）关于铁元素的补充：如可耐受，应优先通过肠内而不是肠外途径补充铁。短期肠外营养（小于 3 周）不宜持续补铁；长期肠外营养患儿，如果经肠内补充铁剂无法维持正常铁状态，应当通过肠外途径补铁。肠内无法摄入铁剂时，应肠外补铁。常规剂量为：早产儿 200～250 $\mu g \cdot kg^{-1} \cdot d^{-1}$、婴儿和儿童 50～100 $\mu g \cdot kg^{-1} \cdot d^{-1}$（最大剂量 5 mg/d）。

静脉铁制剂可通过添加至肠外营养溶液每日输注，也可间歇性单独输注。尽管目前欧洲并没有批准用于儿科的静脉铁制剂，但蔗糖铁是在儿童中研究最多的，几乎无严重不良反应，美国已批准用于2岁以上儿童。长期肠外营养患者应常规检测铁状态（至少是铁蛋白和血红蛋白），以预防铁缺乏和铁超负荷。

（2）其他微量元素：

1）肠外营养中锌的供给量应为：早产儿400～500 μg·kg^{-1}·d^{-1}，0～3个月的足月婴儿250 μg·kg^{-1}·d^{-1}，3～12个月的婴儿100 μg·kg^{-1}·d^{-1}，大于12个月的儿童50 μg·kg^{-1}·d^{-1}，常规补充最多5 mg/d。长期肠外营养患儿应定期检测锌状态（血清锌、碱性磷酸酶），尤其是那些胃肠液排出量较高（通常为回肠造口丢失）的患儿，其锌需求量可能显著增高。

2）肠外营养中铜供给量推荐：早产儿40 μg·kg^{-1}·d^{-1}，足月婴儿和儿童20 μg·kg^{-1}·d^{-1}，常规补充最大0.5 mg/d。长期肠外营养患儿应监测血浆铜和血浆铜蓝蛋白，尤其是伴有肠外营养相关肝损伤或者胃肠液大量丢失者。

3）肠外营养中碘的推荐剂量：早产儿1～10 μg·kg^{-1}·d^{-1}，婴儿和儿童最少1 μg·kg^{-1}·d^{-1}。长期肠外营养患儿应至少通过甲状腺激素水平来定期检测碘状态。

4）肠外营养中硒的供给量：早产儿7 μg·kg^{-1}·d^{-1}，婴儿和儿童2～3 μg·kg^{-1}·d^{-1}，常规补充最大100 μg/d。长期肠外营养患儿和肾衰患儿应定期监测硒状态（血浆硒）。

5）长期肠外营养应添加锰，剂量不超过1 μg·kg^{-1}·d^{-1}，常规供给最大50 μg/d。长期肠外营养患儿应定期检测血锰浓度。如果患儿出现胆汁淤积，应检测血锰浓度，并停止使用肠外营养中的锰。

6）长期肠外营养应补充钼：低出生体重儿1 μg·kg^{-1}·d^{-1}，婴儿和儿童0.25 μg·kg^{-1}·d^{-1}。

7）肠外营养中的铬一般可满足需求，无须额外补充；肠外营养中的铬摄入应不超过5 μg/d。

七、钙、磷和镁

《儿科肠外营养指南（2016版）》中的推荐意见归纳如下：

（1）肠外营养时适当补充钙、磷和镁，可确保患儿最佳生长和骨矿化，矿物质沉积可为钙、磷和镁的供给量提供参考。合理的肠外营养应同时提供稍高剂量的钙、磷和镁，以确保理想的组织生长和骨骼的矿物质沉积。

（2）钙剂常用于预防和治疗早期新生儿低钙血症，通常与显著的临床表现（如手足搐搦）无关。母亲孕期曾接受镁治疗的早产儿，肠外营养中镁供给量需要根据出生后的血液浓度调整。含有铝盖的玻璃瓶包装的酸性溶液，如葡萄糖酸钙，由于铝污染问题，不可用于肠外营养，推荐采用有机形式的钙和磷盐配制肠外营养溶液，以防止沉淀。

（3）早产儿应摄入充足的钙和磷，当两者开始同时从尿中排泄，且尿浓度大于1 mmol/L时，表明钙、磷已略微过剩，据此可调整摄入剂量。宫内生长受限的早产儿，出生早期接受肠外营养期间需要仔细监测血浆磷浓度，防止严重的低磷血症。低磷可能会导致肌肉无力、呼吸衰竭、心功能障碍和死亡。

（4）出生早期的早产儿肠外营养初期钙、磷、镁推荐摄入量低于稳定生长中的早产儿；肠外营养初期时，钙、磷摄入量低（见表2-5），而蛋白质和能量供给合适，建议钙：磷摩尔比低于1（0.8～1.0），以降低出生后早期高钙血症和低磷血症的发生率。

表 2-5　新生儿和儿童肠外营养中钙、磷和镁的推荐摄入量　　单位：mmol（mg）$\cdot kg^{-1} \cdot d^{-1}$

年龄	钙	磷	镁
出生早期的早产儿	0.8～2.0（32～80）	1.0～2.0（31～62）	0.1～0.2（2.5～5.0）
生长中的早产儿	2.5～3.5（100～140）	2.5～3.5（77～108）	0.2～0.3（5.0～7.5）
0～6 月 *	0.8～1.5（30～60）	0.7～1.3（20～40）	0.1～0.2（2.4～5）
7～12 月	0.5（20）	0.5（15）	0.15（4）
1～18 岁	0.25～0.4（10～16）	0.2～0.7（6～22）	0.1（2.4）

注：* 包括足月新生儿。

（5）婴儿和儿童肠外营养时，应定期监测血清碱性磷酸酶、钙、磷、镁和/或尿液钙、磷、镁浓度。长期肠外营养的婴儿和儿童，有发生代谢性骨病的风险，所以需要定期监测钙、磷、维生素 D 水平和骨矿化情况。

（6）新生儿和儿童肠外营养钙、磷和镁推荐摄入量如表 2-5 所示。

八、维生素

《儿科肠外营养指南（2016 版）》中的推荐意见归纳如下：

（1）婴幼儿在使用肠外营养时应添加维生素。应尽可能将水溶性、脂溶性维生素添加至脂肪乳剂或含有脂肪乳剂的混合液中以增加维生素的稳定性，脂溶性维生素应尽可能与脂肪乳剂一起配制使用，因水溶液会造成维生素 A 的大量丢失。婴幼儿补充维生素的最佳剂量和输注条件尚未确定。基于专家意见的推荐剂量参见表 2-6。目前，临床上一般应用维生素混合制剂，还需参照药品说明书配制。

表 2-6　早产儿、婴幼儿肠外营养脂溶性和水溶性维生素的推荐剂量

	早产儿	婴儿（12 月龄以内）	儿童及青少年（1～18 岁）
维生素 A*	700～1500 IU $\cdot kg^{-1} \cdot d^{-1}$（227～455 μg $\cdot kg^{-1} \cdot d^{-1}$）	150～300 μg $\cdot kg^{-1} \cdot d^{-1}$ 或 2300 IU/d（697 μg/d）	15.0 μg/d
维生素 D_1**	200～1000 IU/d 或 80～400 IU $\cdot kg^{-1} \cdot d^{-1}$	400 IU/d 或 40～150 IU $\cdot kg^{-1} \cdot d^{-1}$	400～600 IU/d
维生素 E***	2.8～3.5 mg $\cdot kg^{-1} \cdot d^{-1}$ 或 2.8～3.5 IU $\cdot kg^{-1} \cdot d^{-1}$，但不超过 11 mg/d	2.8～3.5 mg $\cdot kg^{-1} \cdot d^{-1}$ 或 2.8～3.5 IU $\cdot kg^{-1} \cdot d^{-1}$	11 mg/d 或 11 IU/d
维生素 K	10 μg $\cdot kg^{-1} \cdot d^{-1}$（推荐，但目前临床使用剂量与此不同）****	10 μg $\cdot kg^{-1} \cdot d^{-1}$（推荐，但目前临床使用剂量与此不同）****	200 μg/d
维生素 C	15～25 mg $\cdot kg^{-1} \cdot d^{-1}$	15～25 mg $\cdot kg^{-1} \cdot d^{-1}$	80 mg/d
维生素 B_1	0.35～0.50 mg $\cdot kg^{-1} \cdot d^{-1}$	0.35～0.50 mg $\cdot kg^{-1} \cdot d^{-1}$	1.2 mg/d
维生素 B_2	0.15～0.2 mg $\cdot kg^{-1} \cdot d^{-1}$	0.15～0.2 mg $\cdot kg^{-1} \cdot d^{-1}$	1.4 mg/d
维生素 B_6	0.15～0.2 mg $\cdot kg^{-1} \cdot d^{-1}$	0.15～0.2 mg $\cdot kg^{-1} \cdot d^{-1}$	1.0 mg/d
烟酸	4～6.8 mg $\cdot kg^{-1} \cdot d^{-1}$	4～6.8 mg $\cdot kg^{-1} \cdot d^{-1}$	17 mg/d
维生素 B_{12}	0.3 μg $\cdot kg^{-1} \cdot d^{-1}$	0.3 μg $\cdot kg^{-1} \cdot d^{-1}$	1 μg/d
泛酸	2.5 mg $\cdot kg^{-1} \cdot d^{-1}$	2.5 mg $\cdot kg^{-1} \cdot d^{-1}$	5 mg/d
生物素	5～8 μg $\cdot kg^{-1} \cdot d^{-1}$	5～8 μg $\cdot kg^{-1} \cdot d^{-1}$	20 μg/d
叶酸	56 μg $\cdot kg^{-1} \cdot d^{-1}$	56 μg $\cdot kg^{-1} \cdot d^{-1}$	140 μg/d

注：*1 μg RAE（视黄醇活性当量）= 1 μg 全反式视黄醇= 3.33 IU 维生素 A。对于婴儿，维生素 A 与水溶性溶剂配制时常用剂量为每天约 920 IU/kg，与脂肪乳剂配制时为每天 230～500 IU/kg。因为在水溶液中的损失变化很大且损失较高，所以被患儿能利用到的剂量估计大约为每天 300～400 IU/kg。

** 出于实际原因，早产儿和足月儿的维生素 D 推荐剂量不应按照绝对剂量而应按照每千克体重给予。

*** 早产儿和足月儿的维生素 E 的上限不应超过 11 mg/d；然而，在使用新型脂肪乳剂和多种维生素后，每天更高剂量的维生素 E 显示出明显不良反应。

**** 目前，多种维生素制剂提供更高的维生素 K 剂量而没有明显的不良临床效果。此剂量无须参考预防新生儿维生素 K 缺乏性出血的当地政策。

（2）尚无证据证明维生素浓度监测具有临床意义，所以不推荐常规监测维生素浓度，但维生素 D 除外。对于长期肠外营养（数周）的患儿，可能需要根据临床症状进行监测。接受长期肠外营养的患儿应定期检测维生素 D 水平，防止发生维生素 D 缺乏症。对于 25-OH 维生素 D 血清浓度＜ 50 nmol/L 的患儿，应额外补充维生素 D。部分接受肠外营养以及在逐渐脱离肠外营养期间的患儿应考虑口服补充维生素 D。

（3）应采用血清维生素 E 与总血脂的比值来正确评估维生素 E 状况。可采用凝血功能间接评估低风险婴儿的维生素 K 状况，但对维生素 K 缺乏症的诊断特异性较低。对于有风险的患儿，有条件的医院应当检测异常凝血酶原（PIVKA-Ⅱ），可作为亚临床维生素 K 缺乏的生物标志物。对于无法口服维生素 K 或母亲服用维生素 K 代谢干扰药物的新生儿，应根据当地规范使用特定的补充方案。

（房玉辉）

第三节　新生儿营养支持

早产儿因各器官系统生长发育未成熟，早期营养支持对重要器官的生长发育尤其重要，同时营养支持有其特殊考虑，通常将营养支持分为三个时期：①过渡期，为出生后从宫内到宫外适应期，一般 1～2 周，营养支持目标为维持代谢稳定，防止发生分解代谢。②稳定生长期，经肠外及肠内提供营养支持，营养支持目标为使生长速度接近宫内及维持适当追赶生长。③出院后，营养支持目标为完成追赶生长。

一、肠内营养支持

（一）新生儿营养素推荐摄入量

1. 能量

经肠道喂养达到 105～130 $kcal \cdot kg^{-1} \cdot d^{-1}$ 时，大部分新生儿体重增长良好。早产儿稳定生长期，为了使极低出生体重儿瘦体重接近宫内增长，应提供 90～120 $kcal \cdot kg^{-1} \cdot d^{-1}$，才能达到理想体重增长速度。

2. 蛋白质

稳定生长期，早产儿需要 3.5～4.5 $g \cdot kg^{-1} \cdot d^{-1}$（＜ 1 kg 需 4.0～4.5 $g \cdot kg^{-1} \cdot d^{-1}$，1～1.8 kg 需 3.5～4.0 $g \cdot kg^{-1} \cdot d^{-1}$）。足月儿蛋白质：热量＝ 1.8～2.7 g : 100 kcal；早产儿蛋白质：热量＝ 3.2～4.1 g : 100 kcal（表 2-7）。

表 2-7　早产儿肠内营养的蛋白质和能量需求

体重 /g	蛋白质 /（$g \cdot kg^{-1} \cdot d^{-1}$）	能量 /（$kcal \cdot kg^{-1} \cdot d^{-1}$）	蛋白质 / 能量 /（g/100 kcal）
500～700	4	105	3.8
700～900	4	108	3.7
900～1200	4	119	3.4
1200～1500	3.9	125	3.1
1500～1800	3.6	128	2.8
1800～2200	3.4	131	2.6

3. 脂肪

脂肪 5～7 $g \cdot kg^{-1} \cdot d^{-1}$，占总能量的 40%～50%。

4. 糖类

糖类 10～14 $g \cdot kg^{-1} \cdot d^{-1}$，占总能量的 40%～50%。

5. 矿物质

早产儿肠内营养钙、镁、磷的需要量如表 2-8 所示。

表 2-8　住院期间早产儿肠内营养钙、镁、磷推荐量

单位	钙	磷	镁
$mmol \cdot kg^{-1} \cdot d^{-1}$	3.0～5.0*	2.0～0.5	0.3～0.4
$mg \cdot kg^{-1} \cdot d^{-1}$	120～200*	70～120	7.2～9.6

注：* 肠内营养时钙、磷比值维持为 1.4～1.6。

6. 维生素

维生素 E：肠外营养 2.8～3.5 $IU \cdot kg^{-1} \cdot d^{-1}$，肠内营养 6～12 $IU \cdot kg^{-1} \cdot d^{-1}$。维生素 D：800～1000 IU/d，3 个月后改为 400 IU/d，为每日总摄入量。

（二）建立肠内营养机制

NICU 危重新生儿在呼吸循环功能稳定后，营养支持是面临的最重要的挑战之一。出生时生命体征稳定的早产儿应尽早建立肠内营养并最终过渡到全肠道营养。

1. 开始肠内营养指征及肠道喂养禁忌证

开始肠内营养指征：无先天性消化道畸形及严重疾患、血流动力学相对稳定者尽早开奶；出生体重＞ 1000 g 者可于出生后 12 h 内开始喂养；有严重围生期窒息（Apgar 评分 5 分钟＜ 4 分）、脐动脉插管或出生体重＜ 1000 g 时可适当延迟至 24～48 h 开奶。

肠道喂养禁忌证：先天性消化道畸形等原因所致消化道梗阻，怀疑或诊断 NEC，血流动力学不稳定（如需要液体复苏或血管活性药多巴胺＞ 5 $\mu g \cdot kg^{-1} \cdot min^{-1}$、各种原因所致多器官功能障碍等情况下暂缓喂养）。

2. 肠内营养的方法

（1）喂养途径：NICU 危重患儿使用胃管管饲或奶瓶喂养。早产儿通常在矫正年龄 32～34 周开始具有协调的吸吮能力（吸引、吞咽和呼吸协调），因此 NICU 大多数早产儿需要一定时间的管饲喂养。孕周越小或疾病程度越重的早产儿则需要更长的时间获得这种能力，因此，在选择喂养方式时首先要考虑患儿成熟程度，其次需要考虑患儿的呼吸

系统功能。下列情况选择管饲喂养：胎龄＜32周，吸吮和吞咽功能不全，不能经奶瓶喂养，已建立奶瓶喂养但不能完成喂养量。胎龄32～34周的早产儿，根据患儿情况，可选择管饲、奶瓶喂养或两者结合。NICU管饲大多数使用胃管管饲，较少使用经鼻空肠管喂养（如严重胃食管反流）、经空肠造口（如某些先天性消化道畸形手术后）、胃造瘘（如严重脑损伤）喂养。

（2）管饲方式：

1）推注法：将单次奶量置于注射器内，在10～20分钟内依靠重力作用经胃管输入，适合于较成熟、胃肠道耐受性较好的新生儿，但不宜用于严重胃食管反流和明显胃排空延迟者，NICU大多数患儿可使用。

2）间歇输注法：每次输注时间应持续30分钟至2小时（建议应用输液泵），根据患儿肠道耐受情况间隔1～4小时输注。其适用于胃食管反流、胃排空延迟和有肺吸入高危因素的患儿。

3）持续输注法：连续20～24小时用输液泵输注喂养法，输液泵中的配方奶应每3小时内进行更换。此方法仅建议用于上述两种管饲方法不能耐受的新生儿。

（3）肠内营养制剂：

1）母乳：首选亲母母乳喂养，其次为捐赠母乳。母乳中营养素不能满足早产儿生长发育对营养的需求，尤其是能量、蛋白质、钠、钙、磷和某些维生素。对孕周＜32周或出生体重＜1500 g的早产儿，使用母乳强化剂对母乳进行营养强化可减少早产儿营养素缺乏的发生。以下情况考虑使用母乳强化剂：①出生体重（BW）＜2000 g；② BW ≥ 2000 g，但出生后患严重疾病；③出生14天后进入稳定生长期时，体重增长＜15 $g \cdot kg^{-1} \cdot d^{-1}$且体重小于相同胎龄体重第50百分位（$P_{50}$）；④出生2周后持续出现血清尿素＜2 mmol/L。使用方法如下：首先确定患儿无母乳喂养禁忌证，使用母乳喂养达到50～100 $mL \cdot kg^{-1} \cdot d^{-1}$开始添加；开始使用半量强化，待2～3天患儿能耐受后，逐渐增加到全量强化；尽可能使用新鲜泵出的母乳进行强化，喂养前临时按一次喂养量配制。不要配制过多的母乳进行存储，因添加强化剂后可降低母乳抗菌活性成分，增加渗透压。

注意：添加强化剂后摇匀30～60秒以保证充分强化，理想情况下应在10分钟内完成喂养，打开包装未使用完的强化剂应丢弃。

强化目标：逐渐增加浓度，达到80 kcal/100 mL。

在下列任何一种情况下，如使用80 kcal/100 mL强化母乳并达到全肠道喂养，患儿耐受喂养，可考虑进一步强化到90～100 kcal/100 mL：①支气管肺发育不良（BPD）患儿限制液体量（140 $mL \cdot kg^{-1} \cdot d^{-1}$）；②每日摄入热量达120 $kcal \cdot kg^{-1} \cdot d^{-1}$时体重增长不满意（小于15 $g \cdot kg^{-1} \cdot d^{-1}$）；③代谢性骨病表现，碱性磷酸酶（AKP）＞600 U/L，X线检查显示骨矿化不良，需要增加钙、磷摄入。

监测指标：使用母乳强化剂的早产儿可因钠摄入不足及经尿液排出增加引起低钠血症，使用90～100 kcal/100 mL进行特殊强化的早产儿可因矿物质摄入增加引起高钙血症和高磷血症。除常规生化检查外，每周检测血清钠、钙、磷和AKP。由于生后数周母乳中蛋白质水平较高，故生后第1个月使用母乳强化剂时要注意是否存在蛋白质过剩，可进行血清尿素检查。标准强化（80 kcal/100 mL）时每周查电解质，直到稳定（电解质在正常范围）并停止静脉液体，不需要经肠道补充电解质。每2周进行血清钙、磷、AKP、尿素、铜、锌检查，稳定后可每月检查。特殊强化（90 kcal/100 mL、100 kcal/100 mL）时，每周查电解质，直到稳定（电解质在正常范围）并停止静脉液体，不需要经肠道补充电解质；每周进行血清钙、磷、AKP、尿素、铜、锌检查，如离子钙＞6.5 mg/dL 且血磷＞7.5 mg/dL 应进行强化调整，稳定后可每2周检查。下列情况可停止强化：①生长速度满意，母乳摄入量足够，生化指标正常；②患儿使用早产儿配方与母乳混合喂养，但摄入母乳量小于每日总量的50%；③在校正年龄40周无宫外生长受限（EUGR）。

目前，国内新生儿病房（尤其是NIW）尚不能提供母亲陪护的条件，临床上对于住院早产儿使用母乳喂养需给予特殊的考虑。应注意以下问题：首先，应对医护人员进行教育培训，充分认识母乳及母乳喂养对早产儿的重要性，改变传统观念，为母乳喂养提供支持。其次，应对家长进行宣教，为母亲提供母乳喂养的相关知识，以帮助母亲获得充足的母乳。此外，应对家长进行母乳收集、储存及运送等的宣讲培训；需要注意在新生儿病房对使用母乳的管理及质控。

2）早产儿配方：在不能获得母乳的情况下，选择早产儿配方，适用于胎龄＜34周或体重＜2 kg的早产儿。其营养成分密度较高，与足月儿配方相比，所含常量营养素符合早产儿需要量，以乳清蛋白为主，中链脂肪酸较高，糖类来源包括乳糖和葡萄糖聚合物。早产儿配方奶能使早产儿生长和骨矿化接近宫内生长速度。标准早产儿配方的能量密度为80 kcal/100 mL，含铁剂。

3）早产儿出院后配方：适用于早产儿出院后持续喂养。出院时仍有生长迟缓的早产儿，建议定期监测生长指标以指导个体化喂养方案选择，生长指标达到生长曲线图的25～50百分位左右（用校正年龄），可以逐渐转换成普通配方。

4）标准婴儿配方：适用于胃肠道功能发育正常的足月新生儿或胎龄≥34周且体重≥2 kg的早产儿。

5）水解蛋白配方和游离氨基酸配方：如果不能进行母乳喂养，出生时有过敏高风险的新生儿首选适度水解蛋白配方；出生后已经发生牛奶蛋白过敏的新生儿，推荐使用深度水解蛋白配方或游离氨基酸配方。游离氨基酸配方由于其渗透压高，不适用于早产儿。不耐受整蛋白配方乳喂养的肠道功能障碍（如SBS、小肠造瘘术后等）者，可选择不同蛋白水解程度的配方。水解蛋白配方虽然其营养成分不适合早产儿喂养，但当发生喂养不耐受或内外科并发症时可以考虑短期应用。

（4）微量喂养（MEN）：危重新生儿初期可给予微量喂养以促进肠道动力、刺激胃肠激素分泌，从而提高喂养耐受性、促进建立肠内营养、缩短达全肠道营养的时间，并降低肠外营养并发症。生后尽早开始喂养，并持续3～5天，喂养量为10～20 $mL \cdot kg^{-1} \cdot d^{-1}$。出生体重＜750 g的早产儿因胃肠道动力差，使用MEN可能需要至少1周。

（5）加奶速度：根据患儿出生体重和疾病严重程度而定，一般为20～30 $mL \cdot kg^{-1} \cdot d^{-1}$。有发生NEC风险的早产儿[如宫内生长受限（FGR）、血流动力学异常的动脉导管未闭（PDA）或其他心脏疾病等]需要进行个体化评估以指导喂养（见表2-9）。

表 2-9 早产儿喂养方案

出生体重 /g	喂养种类	方式	开始速度 /（$mL \cdot kg^{-1} \cdot d^{-1}$）	增加速度 /（$mL \cdot kg^{-1} \cdot d^{-1}$）	全肠内营养量 /（$mL \cdot kg^{-1} \cdot d^{-1}$）
＜ 750	母乳 /PF12-PF24	C/I q2 h	≤ 10 × 1 w	10～15	150
750～1000	母乳 /PF24	C/I q2 h	10	10～20	150
1001～1250	母乳 /PF24	C/I q2 h	10	10～20	150
1251～1500	母乳 /PF24	q2～3 h	20	20	150
1501～1800	母乳 /PF24	q2～3 h	30	30	150
1801～2500	母乳 /PDF	q3 h	40	40	165
＞ 2500	母乳 / 足月儿奶	q4 h	50	50	180

注：喂养母乳量达 80～100 $mL \cdot kg^{-1} \cdot d^{-1}$ 可添加强化剂；母乳喂养不推荐持续喂养，可从 1 mL q12 h 开始，然后逐渐过渡到 q2～3 h；C：持续喂养；I：间隙喂养；PF（preterm formula）：早产儿配方；PF12：指热量 40 kcal/100 mL；PF24：指热量 80 kcal/100 mL；PDF：出院后配方。

（6）维生素和微量元素补充：早产儿在下列情况下需要补充维生素或微量元素：①使用非强化的母乳或非早产儿配方；②使用铁强化配方或强化母乳喂养，铁需要量 2 $mg \cdot kg^{-1} \cdot d^{-1}$。即使使用强化母乳或早产儿配方奶喂养，早产儿仍然可存在维生素 D 缺乏，可检测血清 25-OH 维生素 D_3 水平。VLBW 早产儿或使用促红细胞生成素（EPO）治疗的早产儿需要提供较高的铁（4～6 $mg \cdot kg^{-1} \cdot d^{-1}$）；代谢性骨病早产儿需要补充钙、磷；手术后外科造瘘口可丢失较多钠、锌，需要注意补充。

3. 喂养耐受性评估

早产儿常发生喂养不耐受，临床表现为喂养前胃潴留 2～3 mL 或间隙喂养下胃潴留量超过前次奶量的 20%～40%、24 小时腹围增大＞ 2 cm、血便和 / 或临床情况不稳定。此时应对患儿进行全面体格检查。如体格检查正常，可根据临床情况决定重新开始喂养、减量 20% 或延迟喂养间隔时间（如 q6～8 h）。可刺激排便促进胃肠动力，如刺激肛门或腹部按摩。如发生血便，但患儿临床表现稳定，可考虑使用不含牛乳整蛋白的配方（如深度水解配方或氨基酸配方）。如体格检查异常，可进行腹部 X 线检查。如 X 线检查正常，12～24 小时后可重新开始喂养，从半量开始；如 X 线检查异常，应禁食并进行有关感染和 NEC 的检查。虽然有研究显示红霉素在早产儿喂养不耐受中的作用，但尚无足够的循证证据支持其临床常规使用。

4. 肠内营养的监测

注意在 FGR 早产儿，发生 NEC 的风险增加，且进行常规营养支持策略不能获得理想生长模式，需要进行个体化评估及营养支持（见表 2-10）。

表 2-10 新生儿肠内营养监测表

	监测项目	开始时	稳定后
摄入量	能量 /（kcal/kg）	qd	qd
	蛋白质 /（g/kg）	qd	qd
喂养管	喂养管位置	q8 h	q8 h
	鼻腔口腔护理	q8 h	q8 h
	胃 / 空肠造瘘口护理	qd	qd

续表

	监测项目	开始时	稳定后
临床症状、体征	胃潴留	每次喂养前	每次喂养前
	大便次数 / 性质	qd	qd
	呕吐	qd	qd
	腹胀	qd	qd
体液平衡	出入量	qd	qd
生长参数	体重 /kg	qd～qod	biw～tiw
	身长 /cm	qw	qw
	头围 /cm	qw	qw
实验室检查	血常规	qw	qw
	肝功能	qw	qw
	肾功能	qw	qw
	血糖	qd～tid	pm
	电解质	pm	pm
	粪常规＋隐血实验	pm	pm
	大便 pH 值	pm	pm
	尿比重	pm	pm

注：qd：每日 1 次；q8 h：每 8 小时 1 次；qod：每 2 日 1 次；qw：每周 1 次；biw：每周 2 次；tiw：每周 3 次；tid：每日 3 次；pm：必要时。

二、肠外营养支持

（一）肠外营养支持的适应证和禁忌证

1. 适应证

当新生儿无法经肠道摄取营养或营养摄入不足时，应考虑给予完全或部分肠外营养支持，如早产儿、先天性消化道畸形（食道闭锁、肠闭锁等）、获得性消化道疾病（NEC、严重腹泻等）。

2. 禁忌证

休克，严重水电解质紊乱、酸碱平衡失调，在未纠正时，禁用以营养支持为目的的补液。

（二）肠外营养配方中的成分及需要量

1. 液体量

因个体而异，需根据不同出生胎龄、出生体重、日龄及临床条件（光疗、暖箱、呼吸机、心肺功能、各项监测结果等）调整。总液体在 20～24 小时内均匀输入，使用输液泵进行输注。

在 ELBW 和 VLBW 早产儿，出生后早期液体管理尤其重要，出生后早期液体量过多与 PDA、肺部疾病加重、后期发生 BPD 有关。早产儿液体需要量如表 2-11、表 2-12 所示。

表 2–11　不同出生体重新生儿不同的日龄液体需要量　　单位：$mL \cdot kg^{-1} \cdot d^{-1}$

日龄	< 1500 g	1500～2500 g	> 2500 g
1 d	80	60	40
2 d	100	80	60
3 d	120	100	80
4～7 d	120～180	100～150	100～150
2～4 w	130～200	120～160	100～160

表 2–12　超低出生体重儿出生后第 1 天液体需要量　　单位：$mL \cdot kg^{-1} \cdot d^{-1}$

出生体重 /g	胎龄 /w	液体量 /（$mL \cdot kg^{-1} \cdot d^{-1}$）	
		暖箱 [a]	辐射台 [b]
500～600	23	60～80	140～200
601～800	24	60～80	120～150
801～1000	25～27	50～70	100～120

注：a，本液体量是以暖箱湿度≥ 80% 为基础，推荐使用双层暖箱；b，增加湿度可以降低液体量

对于 ELBW 和 VLBW 早产儿，考虑到他们的身体含水量较高及液体超负荷等相关并发症，出生后早期可接受的体重下降范围在 7%～10%。

2. 能量

能量供给旨在补充患儿营养需求（基础代谢、活动、生长发育）和维持合成代谢。过多能量摄入可能引起高血糖症、脂肪储积、脂肪肝以及其他并发症。能量摄入不足则可能导致营养不良、免疫低下及生长受限。由于个体差异，传统的能量估算公式可能会低估或高估实际能量需求，如有条件，可进行个体化 REE 测量，用以估算能量需要量。国外推荐在早产儿稳定生长期肠外营养支持时能量需求为 90～105 $kcal \cdot kg^{-1} \cdot d^{-1}$，此为促进瘦体重增长的最低能量需求，过多的能量可能转变为脂肪。国内蔡威教授课题组采用间接能量测定仪测定正常新生儿的 REE，共 180 例（出生体重> 2500 g），REE 值为（48.3 ± 6.1）$kcal \cdot kg^{-1} \cdot d^{-1}$。实测 REE 早产儿为（44.5 ± 5.9）$kcal \cdot kg^{-1} \cdot d^{-1}$；因此，推荐足月儿肠外营养热量摄入量为 70～90 $kcal \cdot kg^{-1} \cdot d^{-1}$，早产儿为 80～100 $kcal \cdot kg^{-1} \cdot d^{-1}$。各种营养物质提供能量比例占比为：糖类 40%～50%，脂肪 35%～45%，蛋白 15%。

早产儿出生第 1 天，应提供至少 45～55 kcal/kg 以满足最低能量需求。VLBW 早产儿生理性体重减轻至最低点后，建议每天增重 17～20 $g \cdot kg^{-1} \cdot d^{-1}$，以防止生长落后。

3. 氨基酸

早产儿生后 2 天起肠外营养中氨基酸供给量应达到 2.5～3.5 $g \cdot kg^{-1} \cdot d^{-1}$，不应高于 3.5 $g \cdot kg^{-1} \cdot d^{-1}$，并保证非蛋白能量摄入> 65 $kcal \cdot kg^{-1} \cdot d^{-1}$ 和充足的微量营养素。病情稳定的足月儿，氨基酸供给量不低于 1.5 $g \cdot kg^{-1} \cdot d^{-1}$，以避免出现负氮平衡，而氨基酸最大供给量不应超过 3 $g \cdot kg^{-1} \cdot d^{-1}$（见表 2–13）。

表 2-13　新生儿蛋白质摄入推荐量

孕周	不需要追赶生长	需要追赶生长
26～30 周 GA	3.8～4.2 $g\cdot kg^{-1}\cdot d^{-1}$ PER 3.3 g：100 kcal	4.4 $g\cdot kg^{-1}\cdot d^{-1}$ PER 3.4 g：100 kcal
30～36 周 GA	3.4～3.6 $g\cdot kg^{-1}\cdot d^{-1}$ PER 2.8 g：100 kcal	3.8～4.2 $g\cdot kg^{-1}\cdot d^{-1}$ PER 3.3 g：100 kcal
36～40 周 GA	2.8～3.2 $g\cdot kg^{-1}\cdot d^{-1}$ PER 2.4～2.6 g：100 kcal	3.0～3.4 $g\cdot kg^{-1}\cdot d^{-1}$ PER 2.6～2.8 g：100 kcal

注：GA，胎龄；PER，蛋白质 / 能量比。

4. 脂肪

脂肪乳剂可在早产儿出生后立即使用，不应晚于生后 2 天。对于无法实施肠内营养支持的患儿，在肠外营养支持开始时即可使用脂肪乳剂。早产儿和足月儿的肠外脂肪乳剂摄入量不应超过 4 $g\cdot kg^{-1}\cdot d^{-1}$。为预防早产儿必需脂肪酸缺乏，可给予最低含 0.25 $g\cdot kg^{-1}\cdot d^{-1}$ 亚油酸的脂肪乳剂，足月儿可给予最低含 0.1 $g\cdot kg^{-1}\cdot d^{-1}$ 亚油酸的脂肪乳剂。

生后 24 小时内即可应用脂肪乳剂，一般推荐剂量从 1.0 $g\cdot kg^{-1}\cdot d^{-1}$ 开始，按 0.5～1.0 $g\cdot kg^{-1}\cdot d^{-1}$ 的速度逐渐增加，总量不超过 3.0 $g\cdot kg^{-1}\cdot d^{-1}$。应用时应注意：

（1）总液体在 20～24 小时内均匀输入，最好采用全营养混合液，应用输液泵进行输注。

（2）定期检测血脂，避免高脂血症的发生。

（3）有高胆红素血症、出血倾向或凝血功能障碍、严重感染等情况时，脂肪乳剂应减量使用或停用。血浆甘油三酯＞ 2.26 mmol/L 时脂肪乳剂减量，但是需要提供至少 1.5 $g\cdot kg^{-1}\cdot d^{-1}$ 以满足必需脂肪酸需求；如甘油三酯＞ 3.4 mmol/L 则暂停使用脂肪乳剂，直至廓清。脓毒血症患儿需密切监测血浆甘油三酯浓度，发生高脂血症时应调整脂肪乳剂剂量。脂肪乳剂减量时应保证患儿对必需脂肪酸的最低需要量。

首选 20% 浓度的静脉脂肪乳剂。新生儿（包括早产儿）应用脂肪乳剂应连续输注 24 h，早产儿应采取有效的避光措施。在需要接受较长时间肠外营养的患儿，不应使用纯大豆油配方，应首选含或不含鱼油的混合静脉脂肪乳剂。

5. 糖类

糖类是能量的主要来源。葡萄糖通常是构成肠外营养溶液渗透压的主要物质，它可以被任何一种细胞代谢，也是中枢神经组织、红细胞和肾皮质的必需营养素。过高的输注速度可导致高血糖、尿糖和渗透性利尿。

新生儿肠外营养中葡萄糖的推荐量以 $mg\cdot kg^{-1}\cdot min^{-1}$（$g\cdot kg^{-1}\cdot d^{-1}$）为单位 [证据水平（LOE）2 +，推荐等级（GOR）B，条件性推荐]：早产儿第 1 天开始剂量为 4～8（5.8～11.5），第 2 天起 2～3 d 逐渐增加至目标量 8～10（11.5～144），最低量为 4（5.8），最高量为 12（17.3）。足月 1 天开始剂量为 2.5～5.0（3.6～7.2），第 2 天起 2～3 d 逐渐增加至目标量 5～10（7.2～14.4），最低量为 2.5（3.6），最高量为 12。

新生儿发生感染或败血症等急性疾病时，应根据血糖水平暂时按照第 1 天的糖类量供给。高血糖症（＞ 10 mmol/L）常见于早产儿，尤其在 ELBW 早产儿出生后前几天，可能与儿茶酚胺升高、胰岛素生成减少以及胰岛素抵抗相关。如发生高血糖，葡萄糖输注速度按照 1～2 $mg\cdot kg^{-1}\cdot min^{-1}$ 逐渐递减，如葡萄糖输注速度（GIR）＜ 4 $mg\cdot kg^{-1}\cdot min^{-1}$（VLBW

早产儿必要时可降低 GIR 到 3 mg·kg^{-1}·min^{-1}，但需要密切监测脑功能）仍不能控制高血糖，可用胰岛素 0.01～0.1 IU·kg^{-1}·h^{-1}，需要每 30 min～1 h 密切监测血糖并进行调整，直到稳定。此外，可适当增加氨基酸量，降低脂肪量，尽可能减少儿茶酸胺及氢化可的松应用。

6. 电解质（见表 2–14）

表 2–14　肠外营养期间新生儿每日所需电解质推荐量　　单位：mmol·kg^{-1}·d^{-1}

电解质	早产儿	足月儿
钠	2.0～3.0	2.0～3.0
钾	1.0～2.0	1.0～2.0
镁	0.3～0.4	0.4～0.5

注：出生后 3 天内除有低钾证据外，原则上不予补钾；极低出生体重儿和超低出生体重儿在给予高推荐量的氨基酸和能量时，建议出生后第 1 天即开始补充钠和钾，同时监测尿量，关注非少尿性高钾血症的发生风险。

7. 钙、磷

孕期胎儿体内钙、磷累积 80% 发生于妊娠后期，早产儿保留钙、磷的能力较宫内低 30%～40%。某些临床常用药物可增加尿中排泄（如利尿剂），因此早产儿出生后易出现缺乏，引起早产儿代谢性骨病甚至骨折。早产儿肠外营养时钙、磷推荐量为：钙 40～120 mg·kg^{-1}·d^{-1}，磷 31～71 mg·kg^{-1}·d^{-1}，理想的钙磷比例（质量比）为 1.3～1.7 : 1；推荐经中心静脉补钙。此外，需要注意，早产儿出生后早期肠外营养使用高剂量氨基酸对钙、磷稳态的影响。早期使用高氨基酸可引起高钙、低磷，需要注意监测。

8. 维生素和微量元素

肠外营养时需补充 13 种维生素，包括 4 种脂溶性维生素和 9 种水溶性维生素。水溶性及脂溶性维生素应加入脂肪乳剂或含有脂肪的肠外营养混合剂中，且注意避光，这样可增加维生素的稳定性。出生体重小于 1500 g 的早产儿推荐（肠外及肠内营养总剂量）：维生素 A 1300～3330 IU·kg^{-1}·d^{-1}，维生素 D 800～1000 IU/d。因考虑到经肠外营养补充铁引起的氧化应激对早产儿的不利影响，VLBW 和 ELBW 早产儿出生后不一定需要早期补充铁，可在建立全肠道营养后开始经肠内营养补充（见表 2–15）。

表 2–15　肠外营养期间新生儿每日所需维生素推荐量

维生素	新生儿	维生素	新生儿
水溶性		泛酸 /（mg·kg^{-1}·d^{-1}）	1.0～2.0
维生素 C/（mg·kg^{-1}·d^{-1}）	15～25	生物素 /（μg·kg^{-1}·d^{-1}）	5.0～8.0
维生素 B_1/（mg·kg^{-1}·d^{-1}）	0.35～0.5	脂溶性	
维生素 B_2/（mg·kg^{-1}·d^{-1}）	0.15～0.2	维生素 A/（μg·kg^{-1}·d^{-1}）*	150～300
烟酸 /（mg·kg^{-1}·d^{-1}）	4.0～6.8	维生素 D/（μg·kg^{-1}·d^{-1}）*	0.8
维生素 B_6/（mg·kg^{-1}·d^{-1}）	0.15～0.2	维生素 K/（μg·kg^{-1}·d^{-1}）	10
叶酸 /（μg·kg^{-1}·d^{-1}）	56	维生素 E/（μg·kg^{-1}·d^{-1}）*	2.8～3.5
维生素 B_{12}/（μg·kg^{-1}·d^{-1}）	0.3		

注：*1 μg 视黄醇当量（RE）= 1 μg 全反式视黄醇 = 3.3 IU 维生素 A；10 μg 维生素 D = 400 IU；2.8 mg α－生育酚 = 2.8 IU 维生素 E。

肠外营养中锌的供给量应为早产儿 400～500 μg·kg^{-1}·d^{-1}，0～3 月龄的足月婴儿

250 $\mu g \cdot kg^{-1} \cdot d^{-1}$。肠外营养中铜供给量推荐如下：早产儿 40 $\mu g \cdot kg^{-1} \cdot d^{-1}$，足月儿 20 $\mu g \cdot kg^{-1} \cdot d^{-1}$。早产儿肠外营养中碘的推荐剂量为 1～10 $\mu g \cdot kg^{-1} \cdot d^{-1}$（见表 2-16）。长期肠外喂养时，应监测血浆维生素和微量元素水平。

表 2-16　肠外营养期间新生儿每日所需微量元素推荐量

微量元素	早产儿 /（$\mu g \cdot kg^{-1} \cdot d^{-1}$）	足月儿 /（$\mu g \cdot kg^{-1} \cdot d^{-1}$）
锌	400～450	250（＜ 3 个月）
		100（＞ 3 个月）
铜	20	20
硒	2.0～3.0	2.0～3.0
铬	0	0
锰	1	1
钼	1	0.25
碘	1	1
铁	200	50～100

9. 肉碱

早产儿或肠外营养使用时间超过 4 周的患儿，可以根据病情考虑是否使用肉碱补充剂。

（三）肠外营养支持途径

1. 周围静脉

由四肢或头皮等浅表静脉输入的方法，适合短期（小于 2 周）应用。其优点是操作简单，并发症少而轻；缺点是使用外周静脉时，葡萄糖浓度＜ 12.5%，氨基酸浓度＜ 3.5%，并且液体渗透压＜ 800 mOsm/L。不推荐经外周静脉输注钙剂，因高渗液或钙外渗可导致皮肤坏死和瘢痕形成。

2. 中心静脉

新生儿主要使用脐静脉和 PICC 置管。液体渗透压＜ 2000 mOsm/L，葡萄糖浓度＜ 25%。

（房玉辉）

第三章　小儿常见疾病的护理

第一节　先天性心脏病

一、概述

先天性心脏病简称“先心病”，是胎儿时期心脏血管发育异常而致的畸形，是小儿时期最常见的心脏病。

二、临床表现

评估患儿的一般情况，生长发育是否正常，皮肤发绀程度，有无气急、缺氧、杵状指 / 趾，有无哭声嘶哑，有无蹲踞现象，胸廓有无畸形。听诊心脏杂音位置、性质、程度，尤其要注意肺动脉第二心音的变化。评估有无肺部啰音及心力衰竭的表现。

三、护理评估

（一）病史

了解患儿母亲妊娠史，在孕期最初 3 个月内有无病毒感染、放射线接触和服用过影响胎儿发育的药物，是否有代谢性疾病。患儿出生时有无缺氧、心脏杂音，出生后各阶段的生长发育状况，以及是否有下列常见表现：喂养困难，哭声嘶哑，易气促、咳嗽，青紫，蹲踞现象，突发性晕厥。

（二）社会和心理评估

大多数先天性心脏病患儿需要接受心导管检查及心脏手术，以确立诊断及治疗。这对患儿除造成组织损伤外，对其生命、生长发育及情绪亦带来威胁。

患儿住院处于陌生环境、检查治疗过程中的危险状况、难以预测的预后以及高额医疗费用对家庭经济造成的压力，都可使患儿及其家长感到恐慌、紧张。评估家长对疾病的认知程度和对治疗的信心。

（三）辅助检查

了解并分析 X 线、心电图、超声心动图、血液等检查结果。较复杂的畸形者还应了解心导管检查和心血管造影的结果。明确先天性心脏病的分类，先心病可按病理生理（非发绀型及发绀型）和解剖部位分类。临床上为便于理解常按解剖部位分类：大血管畸形、心内间隔缺损、瓣膜畸形、复合畸形。

1. 大血管畸形

大血管畸形主要有主动脉缩窄、肺静脉异位引流；永存动脉干、永存左上腔静脉；大血管转位、冠状动脉瘘。

2. 心内间隔缺损

心内间隔缺损包括房间隔缺损、室间隔缺损、心内膜垫缺损、主肺动脉隔缺损。

3. 瓣膜畸形

瓣膜畸形包括主动脉瓣——狭窄、二叶瓣；二尖瓣——狭窄、裂口；三尖瓣——下移畸形、闭锁、狭窄、裂口；肺动脉瓣——狭窄、闭锁。

4. 复合畸形

复合畸形包括法洛三联症、法洛四联症、法洛五联症；左室双出口、右室双出口等。

四、护理问题

（一）活动无耐力

活动无耐力与氧的供需失调有关。

（二）感染

本病有感染的危险，与机体免疫力低下有关。

（三）营养失调

低于机体营养需要量与缺氧使胃肠功能障碍、喂养困难有关。

（四）焦虑

焦虑与疾病严重、花费大、预后难以估计有关。

（五）其他问题

其他问题包括脑血栓、脑脓肿、心力衰竭、感染性心内膜炎、晕厥。

五、护理措施

（一）减少组织需氧量，提高活动耐力

（1）评估患儿日常生活的耐力程度，以预防缺氧。

（2）协助制定适合患儿活动量的生活制度。轻型无症状者应与正常儿童一样生活；有症状患儿应限制活动；重型患儿应卧床休息，给予妥善的生活照顾。

（3）任何会引起细胞代谢率增加的活动都应避免，例如避免从事剧烈运动、出入拥挤的公共场所、到高山低压（氧气浓度较低）环境、受到感染等。

（4）婴儿或年龄小的患儿住院，可能会因与父母分离而哭闹、焦虑，这些行为都会增加耗氧量。护理人员及父母应了解这一点，尽量固定一人陪伴患儿。

（5）集中进行所有的治疗及护理，避免打扰患儿休息，并且应避免不必要的活动如经常全身沐浴或更衣。

（6）患儿出现组织缺氧现象时，应鼓励患儿卧床休息，以减少能量和氧气的消耗。

（二）预防感染

（1）保持病室环境清洁、整齐、空气清新，穿着衣服要冷热适中，防止受凉。

（2）避免接触有传染性疾病者，包括上呼吸道感染、腹泻、伤口感染等。

（3）检查是否能如期进行预防接种。

（4）严格洗手，并教导患儿洗手的方法。

（5）有下列情况应立即报告：体温升高、腹泻、呕吐及上呼吸道感染症状。

（6）若要行扁桃体切除术或拔牙时，手术前后应给予抗生素，防止继发细菌性心内膜炎。

（三）供给足够的营养和水分，以维持生长发育的需要

（1）给予高蛋白、高热量、高维生素饮食，以增强体质。

（2）适当限制食盐的摄入，给予适量的蔬菜类粗纤维食品，以保持大便通畅。

（3）慢慢地喂食，采取半坐卧位姿势，婴儿每喂完 30 mL 牛奶要给予驱气。

（4）选择柔软而孔稍大的奶头，以方便婴儿吸吮。

（5）少量多餐地喂食。

（6）喂食应在 45 分钟或更短时间（婴儿疲倦）内完成。

（7）了解患儿喜爱和不喜爱的食物，与营养师共同计划饮食。

（8）观察患儿每次进餐是因为对食物没有兴趣而胃口不好，还是吃的时候感到疲倦。

（9）报告呕吐的量和形式、与喂食或给药时间的关系。

（10）必要时可从静脉补充营养。

（四）密切观察病情变化，防止发生并发症

（1）注意心率、心律、脉搏、呼吸、血压及心脏杂音的变化，必要时使用监护仪监测。

（2）法洛四联症患儿因哭闹、进食、活动、排便等引起缺氧发作，一旦发生可立即：①将患儿采取膝胸卧位；②给予面罩吸氧；③准备好普萘洛尔、吗啡等药物；④保持平静，予以安抚。

（3）青紫型先天性心脏病患儿，由于血液黏稠度高，暑天、发热、多汗、吐泻时体液量减少，加重血液浓缩，易引起血栓，造成重要器官栓塞的危险，因此应注意多饮水，必要时静脉补液。

（4）注意有无心衰的症状，若有胸闷、喘憋，腿、脸部浮肿，尿少，心跳加快、呼吸急促、多汗、面色苍白、四肢厥冷应及时处理：①卧床休息，可采用半坐卧位，并集中护理活动，以降低心脏负担；②给予湿化的氧气吸入；③使用洋地黄及利尿剂以改善心脏功能；④严格控制输液量和输液速度，以免加重病情；⑤详细记录出入水量，特别是用利尿剂期间，尤应注意有无低血钾的症状；⑥给予情绪支持，缓解患儿的恐惧。

（五）做好心理护理

（1）向家长及年长患儿介绍先天性心脏病的有关知识，宣传本病的预后已有较大改善。鼓励家长及患儿克服悲观情绪，增加战胜疾病的信心。

（2）教导家长维持患儿健康的必要方法：①完成各种免疫接种；②适当的饮食及休息；③预防及控制感染；④定期的医疗追踪及牙齿检查。

（3）鼓励父母或其他人如老师、同辈等尽可能以正常的态度对待患儿，避免过度保护、放纵。

（六）教导家长使用药物的注意事项

先天性心脏病患儿常需服用药物来维持其心肺功能，而不同的药物有不同的作用及不良反应，故护理人员应教导家长服药的目的及其注意事项。

1. 利尿剂

利尿剂的主要作用为排除体内过多的体液及钠离子，以减少心脏的负荷量，称之为前负荷减低法。由于速尿等利尿剂易造成低血钾，故服用时须注意补充钾离子（含钾食物有柑橘、香蕉、番茄、胡萝卜、芹菜、全谷类等）。另外，亦须监测液体的摄取及排泄情况，以免造成脱水。

2. 血管扩张剂

血管扩张剂的主要作用是通过扩张血管来降低全身血液循环的阻力，以减少心脏输出血液时的阻力，从而减轻其工作负担，称之为后负荷减低法。由于其最常见的不良反应是直立性低血压，故须监测患儿脉搏及血压的变化，并提醒变换姿势时宜缓慢，以免引起晕厥而发生意外伤害。

3. 洋地黄制剂

洋地黄制剂的主要作用为加强心肌的收缩力以增加心排出量、减慢心跳速率及减弱房室结的传导作用，进而改善心肌的功能。临床常见的药物为地高辛及洋地黄。由于洋地黄制剂具有毒性，故护理人员须特别注意患儿用药的情形，并教会家长使用洋地黄应注意的事项。

（1）确立安全剂量：刚开始使用时为每 6～8 小时给予 1 次负荷剂量，以便使体内达到治疗浓度；达到治疗浓度时，改为每 12 小时给予 1 次维持剂量。用药后必须测量血清浓度，当达到 0.8～2.0 mg/L 时被认为具有治疗效果。

（2）注意是否有洋地黄中毒的症状。常见的症状有心跳徐缓、脉搏短绌（即心尖心率多于桡动脉搏动次数）、心律不齐。故在给药前应先测量患儿完整的 1 分钟心尖心率，如婴儿心跳每分钟少于 90～100 次或较大患儿每分钟少于 70～85 次，应先暂停给药并通知医师。胃肠道的中毒症状有厌食、恶心、呕吐；神经系统中毒症状包括头痛、嗜睡、失眠、眩晕及精神错乱；视觉会出现障碍如光晕、光点、阅读困难及对颜色的辨认差。

（3）给药时间：在喂食前 1 小时或喂食后 2 小时，勿将药物与其他食物或液体混合，因为当患儿拒绝进食时无法确定其摄取的药量。

（4）若是患儿已长牙齿，在给药之后予以温开水漱口，避免药物存留于口腔损害牙齿。

（5）若是忘了给药，时间超过 6 小时则暂停给予，并在规定的时间给予下一个剂量；若忘记给药的时间未超过 6 小时则补给药物。

（6）患儿若在服用地高辛后 15 分钟内呕吐，则再重复给一次药物；若超过 15 分钟才吐则不要再给第二次药物。

（7）若是连续忘记给药超过 2 次，则应通知医师。

（8）不要因为忘了给药而擅自增加药量或给予 2 倍的剂量。

（9）适当补充钾离子，经常测量血清钾离子浓度。由于患儿经常合并使用利尿剂或有呕吐、腹泻现象，促使钾离子流失，增加了洋地黄中毒的机会。故应评估血清钾离子浓度及临床症状，随时报告医师，以决定是否补充钾离子。

（10）监测心电图，比较心脏状态的改变：洋地黄中毒的早期症状可通过心电图发现 P–R 间期延长或窦性心动过缓。

（11）将地高辛放在安全的地方。

（房玉辉）

第二节　心包炎

一、概述

心包炎是指各种原因引起的心包肌层和壁层急性炎症，可单独存在或为全身疾病的一部分表现。目前，儿科心包炎以感染引起者最多见。

二、临床表现

1. 症状

较大儿童常有心前区刺痛，平卧时加重，坐位或前倾位可减轻，疼痛可向肩背及腹部放射；婴儿则表现为烦躁不安。同时有原发病的症状表现，常有呼吸困难、咳嗽、发热等。

2. 体征

早期可听到心包摩擦音，多在胸骨左缘第 3～4 肋间最清晰，但多为一过性。有心包积液时心音遥远、低钝，出现奇脉。当心包积液达一定量时，心包舒张受限，出现颈静脉怒张、肝脏增大、肝颈反流征阳性、下肢水肿、心动过速、脉压变小。

三、护理评估

（一）病史

了解患儿近期有无感染性疾病以及有无结核、风湿热病史。

（二）社会和心理评估

评估家长对疾病的了解程度和态度。

（三）辅助检查

1.X 线

心影呈烧瓶样增大而肺血大多正常。

2. 心电图

窦性心动过速，低电压，广泛 ST 段、T 波改变。

3. 超声心动图

超声心动图能提示心包积液的部位、量。

4. 实验室检查

血沉增快，C 反应蛋白（CRP）增高，血常规白细胞、中性粒细胞计数增高。

四、护理问题

（一）疼痛

疼痛与心包炎性渗出有关。

（二）体温异常

体温异常与炎症有关。

（三）气体交换受损

气体交换受损与心包积液、心脏受压有关。

（四）其他问题

急性心脏压塞。

五、护理措施

（1）执行小儿内科心脏病护理常规。

（2）嘱患儿卧床休息，宜取半卧位，必要时氧气吸入，遵医嘱给予镇静剂。

（3）给予高热量、高蛋白、高维生素、易消化的半流质饮食，有水肿者给予低盐饮食。少食易产气的食物（如薯类），多食芹菜、海带等富含纤维素的食物，以防止肠内产气过多引起腹胀及便秘而导致膈肌上抬。

（4）密切观察病情变化，及早发现心脏压塞征象。呼吸困难为急性心包炎和慢性缩窄性心包炎最突出症状，应密切观察呼吸频率和节律。当患儿出现静脉压升高，面色苍白、发绀，烦躁不安，肝脏在短期内增大，应及时报告医师并做好心包穿刺准备。如出现呼吸困难加重、发绀、面色苍白、烦躁不安、颈静脉怒张、肝大、下肢水肿、动脉压下降、脉压小、奇脉、心搏消失、心音遥远等应立即报告医师。

（5）心包积液有填塞征象者，协助心包穿刺抽液，抽液过程中观察患儿精神、面色、脉搏、呼吸、出汗等情况。记录抽出液体的性质和量，及时送检标本。穿刺完毕，回病房后，观察患儿面色、脉搏、呼吸的变化。

（6）高热护理：及时做好降温处理，测定并及时记录体温。

（7）胸闷、气急严重者给予氧气吸入。

（8）按医嘱协助进行病因治疗，观察疗效及药物反应。

（9）不吃生螃蟹，定期随访心脏彩超，按时服药。

（房玉辉）

第三节　感染性心内膜炎

一、概述

感染性心内膜炎是指心脏瓣膜、心内膜及大动脉内膜由于细菌、真菌和其他微生物直接感染而产生的炎症病变。多发生在有基础心脏病者，如先天性心脏病、风湿性心脏病等。早期正规治疗多能治愈，如延误诊治、病情危重者可致死亡。

二、临床表现

1. 全身感染症状

本病初期仅有不规则发热，逐渐出现疲乏，食欲减退，体重减轻，面色苍白。

2. 心脏症状

原无杂音者出现杂音，原有杂音者杂音改变，心脏扩大，可呈现心功能不全或原有心功能不全加重。

3. 栓塞及血管症状

本病起病数天或数周后可出现栓塞症状，视栓塞累及器官而有不同表现。通常表现为皮肤黏膜瘀点，指甲下偶见线状出血，偶尔在指 / 趾腹面皮下组织发生小动脉栓塞，可摸到隆起的紫红色小结节，略有触痛，称奥斯勒（Osler）小结；病程较长者可见杵状指 / 趾；其他常见的栓塞症状有脾大、腹痛、便血、血尿等。并发于先天性心脏病时易发生肺栓塞，表现为胸部剧痛，频咳与咯血，叩诊有实音或浊音，听诊呼吸音减弱。并发于风湿性心脏病时易发生脑栓塞，出现头痛、呕吐甚至偏瘫、失语、抽搐及昏迷等。

三、护理评估

(一)病史

询问患儿体温变化规律，有无寒战，活动耐力和食欲情况。患儿是否患有基础心脏疾病，既往的治疗情况，近期有无手术、有创检查和其他部位感染史。

(二)社会和心理评估

了解父母角色是否称职、家庭经济状况、家长对疾病的认知程度等。

(三)辅助检查

1. 血培养

血培养可以发现细菌，但阳性率与取血时间关系很大。

2. 超声心动图

超声心动图能探查到赘生物所在部位、大小(小于2 mm时较难发现)、数目和形态，瓣叶、瓣周脓肿及其支架结构破坏程度。

3. 实验室检查

血沉加快，C-反应蛋白增高，血常规白细胞总数和中性粒细胞计数增加。

四、护理问题

(一)体温过高

体温过高与心内膜炎症有关。

(二)营养失调

低于机体营养需要量与炎症发热消耗增加、食欲减退摄入不足有关。

(三)其他问题

其他问题包括心功能不全、栓塞等。

五、护理措施

(一)休息与饮食

嘱患儿卧床休息，保证充足睡眠，保持安静，烦躁不安者适当使用镇静剂。给予高蛋白、高热量、高维生素、易消化的饮食，适当进食粗纤维食物，保持大便通畅。心力衰竭者应被给予低盐饮食，少量多餐。小婴儿要耐心哺喂。

(二)病情观察

监测体温，每4小时1次，超过39 ℃时给予物理或药物降温，并观察降温效果。注意心率、心音、呼吸、末梢循环、尿量等情况，评估心功能及有无皮肤瘀点和头痛、胸痛等栓塞症状。

(三)治疗护理

(1)为指导合理选择抗生素，遵医嘱在未用药前或患儿出现寒战、体温骤升时及时抽血送培养。

(2)准确使用各类药物，如抗生素、洋地黄、利尿剂、血管活性药物，并注意观察药物疗效和不良反应。尤其是洋地黄，避免与钙剂合用，如必须使用钙剂，须间隔4～6小时；及时补钾，观察有无腹胀、恶心、呕吐、乏力等缺钾症状；注意有无恶心、呕吐、黄视、绿视、心律失常等洋地黄中毒症状。

（四）心力衰竭护理

心功能不全者给予鼻导管或面罩吸氧，严格控制输液量和输液速度，不超过 $5\ mL \cdot kg^{-1} \cdot d^{-1}$。记录 24 小时出入液量。

（五）栓塞护理

有栓塞症状者绝对卧床休息，并做好相应护理。如肺栓塞咯血者，保持呼吸道通畅；脑栓塞头痛、抽搐者，按医嘱使用脱水剂、止惊剂。

（六）心理护理

患儿通常病程较长、病情重，患儿和家长易产生恐惧、忧虑情绪，应客观地向家长及年长患儿介绍疾病相关知识，多介绍治愈病例，以帮助其树立信心。

（七）其他措施

（1）耐心讲解疾病的发生原因、与基础疾病的关系、治疗的方法、疗程和预后。介绍治愈病例，说明治疗不及时或不规范的危害。使患儿和家长对疾病有正确的认识，从而积极配合治疗。

（2）详细介绍各项检查及治疗的意义和注意事项，各种药物的作用和不良反应；介绍该病的护理要点，休息与饮食的管理。

（房玉辉）

第四节　心律失常

一、概述

正常心脏激动起源于窦房结，经心房肌内的结间束传抵房室结、房室束、左右束支及浦肯野纤维，最后到达心室肌使之除极。正常激动不仅按上述顺序传导，而且其频率、各部位的传导时间均有一定范围，若激动的起源、频率或传导时间发生变异都可发生各种心律失常。

二、临床表现

1. 期前收缩

期前收缩系窦房结以外的异位起搏点提前发出激动所致，为小儿常见的心律失常。根据发生部位和心电图特征分为房性、交界性和室性三类，其中以室性最常见。凡期前收缩在 5 次 / 分以下者称为偶发期前收缩，5 次 / 分以上者称为频发期前收缩。

（1）症状：多数轻症患儿无症状，多在体检时偶然发现，年长儿可诉心前区不适、心悸、胸闷、腹痛、乏力。

（2）体征：心脏听诊可发现提前的心搏之后有较长间歇。

2. 阵发性室上性心动过速

阵发性室上性心动过速简称室上速，发生率仅次于期前收缩，是小儿最常见且严重的快速心律失常，发作久者常可引起心力衰竭和心源性休克。

（1）症状：常无器质性心脏病，突然发作、突然终止和反复发作为其特点。可见于任何年龄，婴儿较多见。发作时患儿脸色苍白、烦躁不安、皮肤湿冷、拒食、呕吐，有气急、出汗、发绀等心源性休克的表现。年长儿可诉胸闷、心悸、头晕、乏力等症状。

发作 24 小时以上者可引起心力衰竭，其症状为呼吸困难、心脏扩大、肝大、肺部出现喘鸣音等。

（2）体征：发作时心律绝对规则，心率超过 160 次 / 分，甚至达 200～325 次 / 分，患儿面色苍白，呼吸急促，脉搏细速。

3. 心房扑动和心房颤动

心房扑动（简称房扑）和心房颤动（简称房颤）在儿童中较为少见。当心房快速异位频率超过阵发性房性心动过速达到 300 次 / 分以上，婴儿达到 400～500 次 / 分，形成快速而规则的异位心房心律，称心房扑动；若其频率进一步提高达 400～700 次 / 分，则转为不规则，称为心房颤动。

（1）症状：与原发病及室率快慢有关，当室率快而不规则时，年长儿童常诉头晕、胸闷、心悸，婴儿则有哭闹、拒奶。

（2）体征：房扑若以固定 3∶1、2∶1 规则传导，心律可规则；房颤和不规则的房扑，心律则完全不规则，心音、脉搏强弱不等，脉搏短绌。

（3）心电图变化如下：

房扑：P 波消失，代之以规则锯齿状扑动波（F 波），频率为 300～450 次 / 分，以Ⅱ、Ⅲ、aVF 导联最明显；QRS 波呈室上型，室率多增快；房室多按比例传导，故室率多规则。

房颤：P 波消失，代之以快速、纤细、零乱、形态不同的颤动波（f 波），房性心率 300～700 次 / 分，在 V_1、V_3R 中最明显；QRS 波为室上型；心室率达 100～150 次 / 分，且极不规则。

4. 房室传导阻滞

房室传导阻滞（AVB）是指激动从心房向心室传导受阻，按阻滞程度可分为一度、二度、三度，其中二度 AVB 又可分为莫氏Ⅰ型和莫氏Ⅱ型。

（1）症状与体征：①一度 AVB 多无症状，也无血流动力学影响，听诊第一心音可略减弱。②二度 AVB 可有心悸、乏力、头晕、易疲倦等供血不足表现，听诊有搏动脱漏。③三度 AVB 常有脏器供血不足表现，如头晕、乏力、胸闷、运动受限，甚至发生阿 – 斯综合征。听诊心率慢而规则，第一心音强弱不等。

（2）心电图变化：①一度 AVB 仅表现为 P–R 间期延长，大于年龄和心率的校正值，婴儿＞ 0.14 秒，儿童＞ 0.18 秒。②二度 AVB 中，莫氏Ⅰ型 P 波规则，P–R 间期逐渐延长，R–R 逐渐缩短，直至 QRS 波脱落。莫氏Ⅱ型 P–R 间期正常或延长，在几个 P 波之后发生心室 QRS 波脱落，房室传导的比例可为 2∶1、3∶2、4∶3 不等。③三度 AVB 心电图表现为 P–P 间隔与 R–R 间隔各有其固定频率，房性心率大于室性心率，P 波与 QRS 波无关，无固定 P–R 间期。

三、护理评估

（一）病史

了解患儿心律失常发作时的类型及其伴随症状、就医史，引起心律失常发作的可能原因。

（二）社会和心理评估

评估患儿及家长对疾病的了解程度及存在的心理负担。

（三）辅助检查

了解心电图检查结果，以明确其类型。

四、护理问题

（一）心排出量减少

心排出量减少与心律失常使心室充盈减少有关。

（二）焦虑、恐惧

焦虑、恐惧与心律失常反复发作有关。

五、护理措施

（1）休息：偶发、无器质性心脏病的心律失常患儿，无须卧床休息，注意劳逸结合。有血流动力学改变的轻度心律失常患儿，应适当休息，避免劳累。严重心律失常者应卧床休息，保持安静。

（2）饮食：宜给予高维生素、易消化的饮食，少量多餐，避免刺激性食物。

（3）及时配合医师抢救、治疗，给患者取平卧或半坐卧位，即刻吸氧，备好急救药品。

（4）建立静脉通道，遵医嘱给予抗心律失常药物。

（5）持续心电监护，严密观察患儿面色、神志、心率、心律、呼吸、血压、血氧饱和度等变化。

（6）做好各项护理记录。

（7）二度房室传导阻滞、三度房室传导阻滞可出现心悸、乏力、头晕、晕厥、抽搐等症状，可能发生阿－斯综合征，要严密观察病情变化。若患儿入睡后心率＜ 40 次 / 分，要立即将患儿唤醒，让患儿稍加活动或与医师联系，准备用加快心率的药物或安置起搏器。

（8）安置起搏器的患儿，执行使用起搏器护理常规。

（9）实施射频消融术的患儿，执行射频消融术护理常规。

（10）密切观察药物反应，并及时处理。

利多卡因为室性心动过速常用药，静脉滴速过快或用量过大时可致嗜睡、抽搐甚至呼吸、心跳停止，因此必须严格按医嘱缓慢用药。

阿托品为抗心动过缓药物，此药有效量与中毒量很接近，应用时心动过缓好转后即停药，如出现面红、心率过快、高热、腹胀、烦躁、抽搐甚至呼吸减慢等中毒症状，应立即报告医师停药。

三磷腺苷（简称 ATP）为阵发性室上性心动过速常用药。应不稀释、静脉快速推注（2 秒钟内）。但 ATP 有窦性停搏、窦性心动过缓、房室传导阻滞等不良反应，使用前应备好阿托品、体外起搏器等急救药品和器材。

（11）合并心力衰竭者按心力衰竭护理。

（12）做好出院指导。帮助患儿及家长调整情绪，避免各种诱因，如发热、疼痛、寒冷、饮食不当、睡眠不好等。

（房玉辉）

第五节　心力衰竭

一、概述

心力衰竭又称心功能不全，是指心脏泵血功能减退，体循环静脉压、肺循环静脉压升高，心排血量不能满足机体代谢和小儿生长发育需要而表现出的临床综合征。

二、临床表现

监测生命体征，观察患儿面色，听诊心率、心律，评估患儿左右心衰的程度。

1. 症状与体征

(1) 安静时心率加快，婴儿＞180次/分，幼儿＞160次/分，不能用发热或缺氧解释者。

(2) 呼吸困难，青紫突然加重，安静时呼吸＞60次/分。

(3) 肝大超过肋下2～3 cm，或在短时间内较前增加1.5 cm以上，而不能以横膈下移等原因解释者。

(4) 心音明显低钝或出现奔马律。

(5) 突然烦躁不安、面色苍白或发灰，而不能用原有疾病解释者。

(6) 尿少、下肢水肿，已排除营养不良、肾炎、B族维生素缺乏等疾病造成者。

2. 心力衰竭分级

心力衰竭的严重程度通常采用美国纽约心脏病学会（简称NY-HA）的心功能分级方法。

Ⅰ级：日常活动量不受限制，一般活动不引起乏力、呼吸困难等心衰症状。

Ⅱ级：体力活动轻度受限，休息时无自觉症状，一般活动下可出现心衰症状。

Ⅲ级：体力活动明显受限，低于平时一般活动即引起心衰症状。

Ⅳ级：不能从事任何体力活动，在休息状态下也存在心衰症状。

三、护理评估

(一) 病史

询问患儿的基础疾病及发病的过程（诱因，症状出现的时间、程度等）。

(二) 社会和心理评估

评估家长及年长儿对疾病的了解程度及心理活动类型。

(三) 辅助检查

1.X线

心影多呈普遍性扩大，搏动减弱，肺纹理增多，肺部淤血。

2. 心电图

心电图提示左右心室肥厚劳损。

3. 超声心动图

超声心动图可见心房和心室腔扩大，M型超声显示心室收缩时间延长，射血分数降低。

四、护理问题

(一) 心排出量减少

心排出量减少与心肌收缩力降低有关。

（二）气体交换受损

气体交换受损与肺循环淤血有关。

（三）体液过多

体液过多与心功能降低，微循环淤血、肾灌注不足、排尿减少有关。

（四）恐惧

恐惧与疾病的危险程度及环境改变有关。

五、护理措施

（1）执行小儿科心脏病护理常规。

（2）重度心力衰竭者应绝对卧床休息，取半卧位或伏桌卧位，婴幼儿取头高脚低位，上身抬高 20°～30°，减少回心血量，从而减轻心脏负担。室温以 18～22℃为宜，不可过高或过低，湿度以 50%～55% 为宜。

（3）有水肿者给予高热量、高维生素、易消化的无盐饮食，待水肿消退后可改为低盐饮食。宜少食多餐，为婴幼儿喂奶时应慢慢哺喂，必要时可于喂奶前后吸氧。

（4）心电监护，严密监测心率、心律、心音强弱，心律不齐者应描记心电图并通知医师，同时注意观察血压、呼吸、面色、精神状态，监测氧饱和度以了解缺氧程度及末梢循环等。

（5）缺氧、呼吸困难者给予氧气吸入，左心衰竭致肺水肿者用 20%～30% 的酒精湿化氧气吸入，并保持患儿安静，避免哭吵、烦躁，必要时遵医嘱给予镇静剂。

（6）准确记录出入量，每周测体重 2 次，消肿后改为每周 1 次。严格控制液体入量及速度，必要时行中心静脉压（简称 CVP）监测，根据中心静脉压及血压调整输液速度、液体量及临床用药。

（7）有中心静脉压监测者，执行 CVP 监测护理常规。

（8）应用利尿剂期间，应准确记录小便量，常规监测电解质，注意有无四肢无力、精神萎靡、腹胀、心音低钝等低钾表现或其他水、电解质紊乱的表现。

（9）应用洋地黄类强心剂时，给药剂量要准确，每次用药前测听心率或测脉搏 1 分钟，年长儿＜ 50 次 / 分，幼儿＜ 80 次 / 分，婴儿＜ 100 次 / 分，或患儿出现恶心、呕吐、嗜睡、乏力、心律失常等症状时，应及时与医师联系停药。

（10）做好保护性隔离，避免医源性交叉感染。

（11）保持患儿大便通畅，必要时给予开塞露塞肛或灌肠。

（12）做好心理护理，消除患儿各种思想顾虑，避免情绪激动、烦躁，安慰患儿，给予爱抚或哄抱，减少刺激。

（13）出院时详细介绍病情，嘱其避免过度劳累，防止受凉，定期到门诊复查。

（房玉辉）

第六节　高血压

一、概述

儿童高血压是指小儿血压超过该年龄性别组平均血压 2 个标准差以上，或等于或大于该年龄性别血压的 95 百分位值，在 90～95 百分位值者为正常偏高。临床分为继发性和原发性高血压。其中继发性高血压较常见，而原发性高血压在儿童期较少见。

近20多年来，对儿童高血压流行病学的研究表明存在轨迹现象，即个体血压在一定期间内持续在相应的百分位不变的现象。由此推断成人原发性高血压与儿童时期血压密切相关。近年的研究表明，原发性高血压在儿童期并不少见，多为轻型高血压，较一致的意见是在儿童期有必要对高血压进行早期干预。继发性高血压中80%可能与肾脏疾病有关，包括急慢性肾小球肾炎、急慢性肾功能不全、肾病综合征、肾盂肾炎及其他先天性泌尿道畸形、肾脏性血管性疾病等；其他还有心血管疾病中的主动脉缩窄、大动脉炎等；内分泌系统疾病中的原发性醛固酮增多症、库欣综合征、嗜铬细胞瘤、神经母细胞瘤等；此外，神经系统疾患及重金属中毒也可引起高血压。原发性高血压病因未明，研究表明，遗传因素、种族、肥胖、肾素－血管紧张素－醛固酮系统的活性以及细胞膜对电解质离子转运功能缺陷与原发性高血压有关。

二、临床表现

儿童高血压的临床表现随血压增高程度、原发疾病及其严重程度而异。轻度高血压患儿常无自觉症状，仅在体检时发现血压明显增高时可有头晕、头痛、恶心、呕吐等，随病情加剧出现脑、眼底、肾及心脏血管的改变，发生眩晕、视力障碍，可有体形变化、软弱无力、多毛等；原发性皮质醛固酮增多症常伴有周期性肌张力低下、多尿、多饮、手足抽搐等；肾动脉狭窄患儿腹部可闻及血管杂音，肾实质病变的患儿常伴有少尿、水肿、尿常规异常等；主动脉缩窄患儿上肢血压高于下肢血压2.7 kPa（20 mmHg）以上，严重者股动脉搏动消失，下肢血压测不到；腹部包块应注意可能为肾盂积水、多囊肾、嗜铬细胞瘤、神经母细胞瘤。

临床上，儿童高血压根据眼底改变可分为四度。

Ⅰ度：正常眼底。

Ⅱ度：可见局灶性小动脉痉挛。

Ⅲ度：伴有渗出或出血。

Ⅳ度：伴有视乳头水肿。

其中，Ⅲ度和Ⅳ度易发展为高血压脑病。

三、护理评估

（一）病史

了解原发病情况以及高血压的程度，患儿的饮食结构，了解有无家族史。

（二）社会和心理评估

评估家庭支持系统对患儿的影响程度、患儿的心理状态。

（三）辅助检查

1. 肾脏疾患有关的检查

这类检查包括尿常规、肾功能、静脉肾盂造影、肾脏B超、同位素肾图、尿培养、肾动脉造影等。

2. 内分泌疾患的有关检查

24小时尿17－羟类固醇和17－酮类固醇对诊断皮质醇增多症有意义。血浆肾素活性减低，而血浆及尿醛固酮浓度增高对诊断原发性皮质醛固醇增多症有意义。尿芳香苦杏仁酸增高可诊断嗜铬细胞瘤。神经母细胞瘤除尿芳香苦杏仁酸增高外，尿多巴胺也可升高。

3. 中枢神经系统疾患检查

这类检查包括脑积液、眼底、头颅 B 超及 CT 检查。

4. 心血管系统疾患有关检查

这类检查包括心脏彩超、胸片、心电图、心血管造影等。

四、护理问题

（一）舒适的改变

舒适的改变与血压增高致头痛、头晕、恶心、呕吐有关。

（二）知识缺乏

患儿及家属缺乏高血压自我保健知识。

（三）其他问题

本病可能发生高血压危象。

五、护理措施

（一）休息

血压较高、症状明显者应卧床休息。

（二）饮食

患儿应适当控制钠盐及动物脂肪的摄入，避免高胆固醇食物，多食含纤维素、蛋白质的食物，适当控制食量和总热量，以清淡、无刺激的食物为宜。

（三）严密观察病情

对有心、脑、肾并发症的患儿应严密观察血压波动情况，如患儿血压急剧升高，同时出现头痛、呕吐等症状时应考虑发生高血压危象的可能，应立即通知医师并让患儿卧床、吸氧，并准备快速降压药物、脱水剂等，监测其心率、呼吸、血压、神志等。如患儿抽搐、躁动，则应注意安全。

（四）用药护理

观察各药物的疗效及不良反应，及时采取措施。

（五）心理护理

了解患儿的性格特征，有无引起精神紧张的心理社会因素，根据患儿不同的性格特征给予指导，训练其自我控制能力，同时指导家长要尽力避免各种可能导致患儿精神紧张的因素，尽可能减轻患儿的心理压力和矛盾冲突。

（六）其他措施

（1）疾病知识的宣教：对患儿及家长进行高血压有关知识和服用降压药物注意事项的教育。使用可引起直立性低血压的降压药物如钙离子通道阻滞剂时，应向其说明在变换体位时，动作应尽量缓慢，特别是在夜间起床如厕时更应注意，以免动作过快导致血压骤降，引起晕厥而发生意外。

（2）饮食与运动：协助患儿安排合理的饮食和适当的体育活动，注意改进饮食结构，减少钠、脂肪的摄入，多吃富含钾、钙的食物，并补充优质蛋白质。

（3）自我保健的教育：对患儿及家长进行高血压自我保健的教育，并协助制订个体化的自我保健计划，指导患儿及家长掌握自测血压的方法。

（房玉辉）

第七节　风湿热

一、概述

风湿热是一种与A组乙型溶血性链球菌感染密切相关的免疫炎性疾病。发病年龄以5～15岁多见。冬春季节发病率高，慢性反复发作可形成慢性风湿性心瓣膜病。

二、临床表现

急性风湿热发病前1～5周有上呼吸道链球菌感染史，如未经治疗，一般发作不超过6个月；如不预防，可反复发作。临床主要表现为心脏炎、关节炎、舞蹈病、环形红斑和皮下结节。

（一）一般表现

发热，热型不规则，有面色苍白、食欲差、多汗、疲倦、腹痛等症状。

（二）心脏炎

心脏炎是本病最严重的表现，占风湿热患儿的40%～50%，以心肌炎及心内膜炎多见，亦可发生全心炎。

1. 心肌炎

患者常见心率增快与体温升高不成比例，心界扩大，心尖区第一心音减弱，可出现期前收缩、心动过速等心律失常，心尖部可闻及收缩期杂音。心电图示P–R间期延长、ST段下移、T波改变等。

2. 心内膜炎

本病主要侵犯二尖瓣，其次为主动脉瓣。二尖瓣关闭不全表现为心尖部全收缩期杂音，向腋下传导，有时可闻及二尖瓣相对狭窄所致舒张期杂音；主动脉瓣关闭不全，在胸骨左缘第3肋间可闻及舒张期叹气样杂音。多次复发可使心脏瓣膜形成永久性瘢痕，导致风湿性心瓣膜病。

3. 心包炎

心包炎表现为心前区疼痛、心动过速、呼吸困难，部分患儿心底部可闻及心包摩擦音。X线检查显示心影向两侧扩大，呈烧瓶状；心电图示低电压，早期ST段抬高，随后ST段回到等电线，并出现T波改变。

（三）关节炎

关节炎占风湿热患儿的50%～60%，以游走性和多发性为特点，常累及膝、踝、肘、腕等大关节，局部出现红、肿、热、痛，活动受限。治疗后关节可不留强直或畸形。

（四）舞蹈病

舞蹈病占风湿热患儿的3%～10%，也称Sydenham舞蹈病。女童多见，表现为面部和四肢肌肉不自主、无目的地快速运动，在兴奋或注意力集中时加剧，入睡后消失。可单独存在或与其他症状并存。

（五）皮肤症状

1. 皮下结节

皮下结节见于5%～10%的患儿，好发于肘、腕、膝、踝等关节伸侧，圆形、质硬、无痛、可活动，粟粒或豌豆大小，经 2～4 周自然消失。

2. 环形红斑

环形红斑见于 2%～5% 的患儿，呈环形或半环形边界清楚的淡色红斑，大小不等，中心苍白，边缘可轻度隆起，分布于躯干及四肢屈侧，可反复出现，不留痕迹。

三、患儿的护理及管理

（一）基础护理

1. 加强饮食管理

给予易消化、营养丰富的食物，少量多餐。心力衰竭患儿适当限制盐和水，并详细记录出入水量，保持大便通畅。

2. 心理护理

关心爱护患儿，以小儿能接受的方式耐心解释各项检查、治疗、护理措施的意义，争取合作。及时解除患儿的各项不适感，增强其战胜疾病的信心。

（二）疾病护理

1. 对症护理

（1）减轻关节疼痛。关节疼痛时，可让患儿保持舒适的体位，避免患肢受压，移动肢体时动作要轻柔。注意患肢保暖，避免寒冷潮湿，做好皮肤护理。

（2）降低体温，密切观察体温变化，注意热型。高热时用物理降温。

2. 专科护理

（1）防止发生严重的心功能损害。观察病情，注意患儿面色、呼吸、心率、心律及心音的变化，如有衰竭的表现，应及时处理。

（2）限制活动。急性期卧床休息 2 周，有心脏炎时轻者绝对卧床 4 周，重者 6～12 周，至急性症状完全消失、血沉接近正常时方可下床活动。伴心力衰竭者待心功能恢复后再卧床 3～4 周，活动时依据心率、心音、呼吸、有无疲劳而调节。一般恢复至正常活动量所需时间：无心脏受累者 1 个月，轻度心脏受累者 2～3 个月，严重心脏炎伴心力衰竭者 6 个月。

（3）用药护理：服药期间应注意观察药物副作用。密切观察应用泼尼松引起的不良反应；发生心肌炎时对洋地黄敏感且易出现中毒，用药期间应注意观察有无恶心、呕吐、心律不齐、心动过缓等不良反应。

（三）健康教育

（1）讲解疾病的有关知识和护理要点，使家长学会观察病情、预防感染和防止疾病复发的各种措施。

（2）指导家长合理安排患儿的日常生活，避免剧烈的活动，以及防止受凉，定期到医院门诊复查。

（3）强调预防复发的重要性，预防药物首选长效青霉素 120 U 深部肌注，每月 1 次，至少持续 5 年，最好持续到 25 岁。有严重风湿性心脏病者，宜终身药物预防。青霉素过敏者可改用红霉素或其他抗生素。

（房玉辉）

第四章　儿科重症的护理

第一节　侵袭性真菌肺炎

一、概述

侵袭性真菌肺炎是由于真菌侵袭肺部组织引起的肺部感染。因肺部真菌感染临床表现不典型，无特异性，病情易被原发病掩盖，本病容易被误诊、漏诊，导致病死率高，未经治疗的真菌感染患者病死率可达 30%～80%。

（一）真菌致病菌

真菌致病菌主要是外源性真菌感染，侵犯免疫功能正常者，常致呼吸道感染，预后较好，99% 的患者可治愈。主要致病菌为球孢子菌、副球孢子菌、组织胞浆菌和芽生菌。

（二）条件致病菌

条件致病菌主要是内源性真菌感染，是人体正常菌群，只有在机体全身与局部免疫力降低或菌群失调情况下才引起感染。由于该菌所致临床表现易与原发病相重叠，不易被发现。在口腔或呼吸道寄生的真菌侵入肺部会引起肺部真菌感染，其预后与治疗反应及患者免疫力有关，主要致病菌为念珠菌、曲霉、毛霉和隐球菌。我国肺部真菌感染的病原体以念珠菌和曲霉最为常见，其次为新型隐球菌、放线菌、奴卡菌、毛霉、青霉，而芽生菌、孢子丝菌及组织胞浆菌偶见报道。

（三）主要辅助诊断检查

（1）直接涂片检查。

（2）痰、分泌物或血标本真菌培养。

（3）组织病理学检查。

（4）分子生物学技术；胸部 X 线、胸部 CT 等检查。

二、临床表现

（一）原发性肺部真菌病

患儿可有发热、气促、咳嗽、肌肉疼痛、胸痛、流感样症状或精神萎靡、烦躁不安等表现，可持续数月。少数患儿感染可扩散至呼吸道以外组织，主要为皮肤、骨、关节和脑膜。极少数情况下，感染可扩散至身体其他部位，尤其是骨髓、肝、脾和胃肠道。

因吸入真菌导致肺部感染，其表现大多缺少特征性，如往往缺少感染伴随的发热、肺部体征等，临床病情严重，常规的实验室检查很难揭示所有致病微生物，或者发现细菌而忽略真菌。

（二）继发性肺部真菌病

本病主要临床表现是咳嗽、咳大量白色泡沫黏液痰，发热，体查肺部可闻及湿啰音。严重者可有气促、喘息，甚至有生命危险，必须及时处理。继发性肺部真菌病常常是针对细菌性感染不恰当应用广谱抗生素引发的结果，呈现双重感染或复合菌感染。其临床表现往往被严重的基础疾病或治疗药物（如免疫抑制剂、激素等）所掩盖和混淆，不易识别。继发性真菌感染主要发生于免疫功能低下者。

三、患儿的护理及管理

（一）用药护理

（1）合理使用抗生素。

（2）抗生素要正确配置并现配现用，熟悉其药理作用、用法、不良反应及配伍禁忌。

（二）保持呼吸道通畅

（1）抬高床头，约呈 30°，肩部垫枕头。

（2）经常更换重症肺炎患儿体位，头偏向一侧，利于分泌物引流；平卧位时，背部及颈部要垫起，勿使气道受压。

（3）定时清理患儿鼻腔内黏稠的分泌物；必要时予以氧气雾化，以利排痰，但时间以不超过 20 分钟为宜。

（4）患儿痰液黏稠无法咳出时可进行吸痰，每次不超过 10～15 秒，婴儿压力为 8～13 kPa，年长儿为 20～40 kPa，动作轻柔，防止呼吸道黏膜损伤。

（5）经氧气雾化之后，可轻拍患儿背部促使痰液引流，将手成弓形叩背部第八肋以上，避开脊柱和肾脏，左右各拍约 3 分钟，力度适中。分泌物多时可选择在喂奶及服药前吸痰，并给予吸痰前拍背。

（6）经常规治疗后若患儿呼吸困难无改善，血氧饱和度及动脉血气分析氧分压顽固性降低且出现意识障碍，应及时采取机械通气治疗。

（三）严密监测生命体征变化

每小时测量生命体征，使体温维持在 36.5～37.4 ℃，定时监测血压，必要时可行持续有创动脉血压监测；维持血氧饱和度在 85% 以上，观察呼吸频率及节律，注意有无呼吸困难。

（四）饮食护理及口腔护理

儿童可进食高热量、高蛋白质、高维生素、清淡易消化的半流饮食，新生儿主要为奶制品流质饮食。少量多餐，提供充足的热量和营养，提高机体抵抗力，减少感染机会。三餐后用 2.5% 碳酸氢钠溶液漱口或口腔护理，每次雾化吸入后用生理盐水清洁口腔，保持口腔清洁。

（五）各穿刺部位及皮肤的护理

保护静脉血管，观察穿刺点周围有无红、肿、热、痛等感染表现，定期更换敷料，有异常者及时拔除留置针管并做好消毒，同时也应注意脐部消毒及臀部皮肤的清洁。

（六）标本留取及运送

按要求正确留取标本，留取培养标本时，严格无菌操作，并用清洁密闭的容器单独运送，避免标本污染影响结果判断。

（七）做好消毒隔离措施，严防交叉感染

（1）严格执行消毒隔离制度和无菌操作原则，医护人员接触患儿前后严格落实洗手制度，必要时戴一次性手套，严格落实隔离制度，避免交叉感染。

（2）各类医疗器械定期消毒，医疗器械用物最好专人专用，尽量使用一次性物品，不能专用的医疗器械每次使用前后擦拭消毒。

（3）一切生活及操作在室内集中进行，限制探视。

（4）可将患儿安置于隔离房，隔离房用紫外线消毒 1 小时，地面可每日用含氯消毒液湿拖消毒，并保持室内干燥。

（房玉辉）

第二节　铜绿假单胞菌感染

一、概述

铜绿假单胞菌是假单胞菌属中的一种，为革兰氏阴性需氧杆菌，相对于其他细菌而言无侵袭性，很少成为健康人的原发病病因。铜绿假单胞菌是医院获得性感染的常见病原，一旦感染，后果严重甚至致死。在所有原发性医院感染中，铜绿假单胞菌感染有相当高的发病率和病死率。

铜绿假单胞菌容易形成生物被膜，导致抗菌药物难以进入菌体内发挥抗菌作用，这样大大降低了抗菌药物的作用，由此导致铜绿假单胞菌在体内不易被迅速清除。另外，铜绿假单胞菌感染的病理特点之一是肉芽肿的形成，而肉芽肿的细菌难以根治。

目前抗铜绿假单胞菌的药物主要有抗假单胞菌青霉素、头孢菌素、碳青霉烯类、单酰胺菌素、氨基糖苷类等几类，但多数效果并不理想，往往需要联合用药，用药的疗程偏长，临床上可供选择的药物有限。因此，控制铜绿假单胞菌感染往往比较困难。

二、治疗原则

对铜绿假单胞菌感染的治疗与其他所有的感染一样，在药敏试验结果出来前首先考虑以联合治疗为经验性治疗，尤其是在感染严重时。

（1）已发现铜绿假单胞菌在体外对多种抗感染药物耐药，并且有不断加剧的趋势，应该对临床上使用的主要抗感染药物进行敏感性测试，根据药敏试验结果调整最初的抗感染治疗方案。

（2）在体外对铜绿假单胞菌有效的抗生素通常包括广谱青霉素联合或不联合内酰胺酶抑制剂、部分第三代头孢菌素（头孢他啶、头孢哌酮）、第四代头孢菌素（头孢吡肟）、碳青霉烯类（亚胺培南、美罗培南）、单酰胺菌素（氨曲南）、氨基糖苷类（庆大霉素、妥布霉素、阿米卡星、奈替米星）以及环丙沙星。

（3）一般内酰胺类抗生素不单独用于治疗，但对于其他革兰氏阴性杆菌感染有效。对于严重的感染应联合氨基糖苷类或氟喹诺酮药物，可以考虑每日 1 次的氨基糖苷类药物给药方案。

（4）氟喹诺酮类是唯一可以通过口服发挥抗铜绿假单胞菌感染疗效的药物，若有静脉制剂，仍应首选静脉用药，等病情稳定，维持治疗时可选口服药。但因氟喹诺酮类药物影响小儿骨骼发育，在小儿中必须权衡利弊慎重使用。

（5）如果患儿对内酰胺类抗生素过敏，可以选用氟喹诺酮类、氨曲南或磷霉素等联合氨基糖苷类药物治疗严重感染。

三、临床表现

铜绿假单胞菌感染的诊断需要通过询问病史、体格检查以及实验室检查，并在对临床上的各种并发症状进行鉴别后作出。铜绿假单胞菌感染无论是对免疫功能正常的患者还是对免疫功能抑制的患者都可累及多个组织系统，临床表现如下。

（一）原发炎症

各种病原菌所引起的原发炎症与其在人体的分布部位有关。原发炎症的特点是局部红肿、发热、疼痛和功能障碍。

（二）毒血症症状

本病起病多急骤，常有寒战、高热，发热多为弛张热和 / 或间歇热，亦可呈稽留热、不规则热及双峰热，后者多系革兰氏阴性杆菌败血症所致。发热同时伴有不同程度的毒血症症状，如头痛、恶心、呕吐、腹胀、腹痛、周身不适、肌肉痛及关节痛等。

（三）皮疹

皮疹可见于部分患者，以瘀点最为多见，多分布于躯干、四肢、眼结膜、口腔黏膜等处，为数不多。

（四）关节症状

患者可出现大关节红、肿、热、痛和活动受限，甚至并发关节腔积液、积脓，多见于革兰氏阳性球菌、脑膜炎球菌、产碱杆菌等败血症的病程中。

（五）感染性休克

感染性休克可见于 1/5～1/3 的败血症患者，表现为烦躁不安、脉搏细速、四肢冰凉、皮肤花斑、尿量减少及血压下降等，且可发生弥散性血管内凝血（DIC），系严重毒血症所致。

（六）肝脾肿大

一般仅轻度肿大。新生儿的皮肤黏膜屏障功能、淋巴及单核吞噬细胞系统功能尚不健全，补体尚缺乏，体液免疫水平低，细胞免疫也未完善；脐带残端为细菌入侵创造了有利条件；孕母泌尿生殖道感染或全身感染等均可使新生儿败血症发病率高、表现复杂、并发症多。

（七）不典型症状

临床表现缺乏“典型”症状者可出现：体温不升、体重不增、精神萎靡、嗜睡、烦躁、惊厥、面色苍白、口周发青、呼吸急促、心率快、皮肤发花、黄疸加重、拒乳、呕吐、腹胀、腹泻、肝脾肿大等表现。

四、患儿的护理及管理

（一）病情监测与护理

（1）监测各项生命体征变化，观察患儿反应、肤色、肌张力等情况，观察记录出入量等，预防感染性休克。

（2）加强患儿的皮肤护理，如臀部护理、口腔护理等，保护皮肤完整性。定时翻身，预防压疮，合理使用医用黏胶，防止皮肤损伤，避免细菌定植加重感染。

（3）认真落实血培养标本的采集规范，严格无菌操作，规范运送，以免影响血液检查的结果。

（二）消毒隔离措施

（1）落实消毒隔离制度，提高医务人员手卫生依从性，认真落实手卫生，减少探视，避免接触感染。

（2）单间隔离，做好空气消毒，所有物品单独使用，一用一消毒，尽量使用一次性物品，不得与其他床位交叉使用。

（3）根据传播途径设置醒目的标识，患儿外出检查时应做好各相关科室的沟通合作。

（三）抗生素的使用

（1）合理使用抗生素，遏制耐药菌的产生与传播。

（2）结合临床药敏培养结果，及时调整抗生素，优化抗生素使用的剂量、给药方式、用药周期、毒性检测。

（3）特殊用药应监测血药浓度，确保药物在体内能最大地发挥药效。

（4）禁止抗生素预防性用药，减少多重耐药菌株产生。

（四）院感及多重耐药防控

（1）尽可能缩短机械通气、PICC 管道留置和住院时间，减少接触感染及局部定植菌移位定植的机会。

（2）严格无菌操作，做好管道植入、维护及感染监控等多个环节，通过多学科协同控制，有效防止血管导管相关性血流感染（CRBSI）及呼吸机相关性肺炎（VAP）的发生。

（3）落实预防 CRBSI 及 VAP 的相关护理措施。

（4）避免长时间使用糖皮质激素频繁镇静及深度镇静。

（5）尽早开始胃肠营养，缩短静脉营养疗程，促进胃肠道消化吸收及免疫功能的恢复，降低与静脉营养相关的感染风险。

（6）积极治疗原发病，积极防治菌血症的发生。

（五）临床症状消失

血培养 3 次结果为阴性，方可解除上述一系列消毒、隔离措施。

（房玉辉）

第三节　急性肾衰竭

一、概述

急性肾衰竭是多种原因引起的肾生理功能在短期内急剧下降或丧失，以致机体内环境出现严重紊乱的临床综合征。患者主要表现为少尿或无尿、氮质血症、高钾血症和代谢性酸中毒。近年来采用急性肾损伤的概念取代急性肾衰竭。

二、临床表现

根据尿量减少与否急性肾衰竭可分为少尿型和非少尿型。急性肾衰竭伴少尿或无尿表现者称为少尿型。非少尿型是指血尿素氮、血肌酐迅速升高，肌酐清除率迅速降低，而不伴有少尿或无尿表现。临床常见少尿型急性肾衰竭，其临床过程分为三期。

（一）少尿期

少尿期一般持续 1～2 周，长者可达 4～6 周，持续时间越长，肾损害越重。持续少尿大于 15 天，或无尿大于 10 天者，预后不良。少尿期的系统症状有以下几方面。

1. 水钠潴留

患儿可表现为全身水肿、高血压、肺水肿、脑水肿和心力衰竭，有时因水钠潴留可出现稀释性低钠血症。

2. 电解质紊乱

常见的电解质紊乱有高钾血症、低钠血症、低钙血症、高镁血症、高磷血症、低氯血症。

3. 代谢性酸中毒

代谢性酸中毒表现为恶心、呕吐、疲乏、嗜睡、呼吸深快、食欲不振甚至昏迷，血 pH 值降低。

4. 尿毒症

尿毒症因肾排泄障碍使各种毒性物质在体内积聚所致。患儿可出现全身系统中毒症状。其严重程度与血中尿素氮及肌酐增高的程度相一致。

5. 全身症状

（1）消化系统：表现为食欲不振、恶心、呕吐和腹泻等，严重者出现消化道出血或黄疸，而消化道出血可加重氮质血症。

（2）心血管系统：主要因为水钠潴留所致，表现为高血压和心力衰竭，还可发生心律失常、心包炎等。

（3）神经系统症状：可表现为嗜睡、神志不清、焦虑不安、抽搐、昏迷和自主神经功能紊乱，如多汗或皮肤干燥，还可以表现为意识、行为、记忆、感觉、情感等多种功能障碍。

（4）血液系统：急性肾衰竭常伴有正细胞正色素性贫血，贫血随肾功能恶化而加重，这是由于红细胞生成减少、血管外溶血、血液稀释和消化道出血等原因所致；出血倾向（牙龈出血、鼻出血、皮肤瘀点及消化道出血）多因血小板减少、血小板功能异常和 DIC 引起；急性肾衰早期白细胞总数常增高，中性粒细胞比例也增高。

6. 感染

感染是急性肾衰竭最为常见的并发症，以呼吸道和尿路感染多见，致病菌以金黄色葡萄球菌和革兰氏阴性杆菌最多见。

（二）利尿期

当急性肾衰竭患儿尿量逐渐增多，全身水肿减轻，24 小时尿量达 250 mL/m^2 以上时，即为利尿期。一般持续 1～2 周（长者可达 1 个月），此期由于大量排尿，可出现脱水、低钠和低钾血症。早期氮质血症持续甚至加重，后期肾功能逐渐恢复。

（三）恢复期

利尿期后，肾功能改善，尿量恢复正常，血尿素氮和肌酐逐渐恢复正常，而肾浓缩功能需要数月才能恢复正常，少数患者遗留不可逆性的肾功能损害。此期患儿可表现为虚弱无力、消瘦、营养不良、贫血和免疫功能低下。

三、患儿的护理及管理

（一）一般护理

（1）按 PICU 一般护理常规进行监护。

（2）供给足够热量，减少机体蛋白质分解代谢，蛋白质摄入量早期限制为0.5 g/（kg·d），血透时蛋白质摄入量为1～1.2 g/（kg·d），腹膜透析时蛋白质摄入量为1.2～1.3 g/（kg·d），以优质蛋白为主，如肉类、奶类蛋白。明显水肿或高血压时短期限盐，水肿消退、尿量正常后则不需要长期限盐。预防高血钾，避免食用含钾高的食物和药物。

（3）皮肤护理：患儿皮肤容易受损及继发感染，应保持皮肤清洁、干燥，及时更衣。腋窝和腹股沟等处每天擦洗1～2次，并保持干燥。严重水肿者尽量避免肌内注射，因严重水肿药物不易吸收，易从注射部位外渗，导致局部潮湿、糜烂、感染等。

（4）卧床休息，恢复期逐步增加活动量。中枢神经系统受累者要做好防护措施，以免发生意外。

（5）预防感染：分室收治，病室空气消毒。中心静脉导管、导尿管、腹膜透析管等严格无菌操作，固定妥当。

（二）专科护理

（1）每日定时测量体重并记录，检查水肿情况。严格记录出入量，全部液体匀速输入，严密监测尿量情况，及时报告医生。

（2）生命体征监测：注意心电图的变化，高血钾、低血钙、低血钠都可影响心电活动。每日检测血气分析、电解质、血尿素氮、血肌酐、尿素氮、尿肌酐、尿常规，定期做尿培养。

（3）注意有无尿毒症、水钠潴留、心力衰竭、高血钾症、神经精神症状等临床表现。

（房玉辉）

第五章　儿童意外伤害与急性中毒的护理

第一节　食物中毒

一、疾病概述

食物中毒是指误食被细菌、细菌毒素或毒物污染或含毒食物引起的中毒，是发生在正常人进食正常数量“可食状态食物”而引起的疾病。食物中毒可分为以下几类。

（一）细菌性食物中毒

细菌性食物中毒是指摄入含有细菌毒素的食品引起的食物中毒，常见的有含有沙门菌、变形杆菌、副溶血性弧菌、葡萄球菌肠毒素的食物等。

（二）真菌性食物中毒

真菌性食物中毒是指食入霉变食品引起的食物中毒，常见的有黄曲霉素中毒、霉变甘蔗、变质银耳、赤霉病变食物、黑斑病甘薯等。

（三）动物性食物中毒

动物性食物中毒是指因摄入含有动物生物毒性的食品而引起的食物中毒，常见的有河豚、有毒鱼贝类、动物甲状腺、肾上腺、鱼胆、野生动物肝脏等。

（四）植物性食物中毒

植物性食物中毒是指摄入含有植物生物毒性的食品引起的食物中毒，常见的有含毒蕈类食物、含氰苷果仁类食物、粗制棉籽油、木薯、未煮熟四季豆、发芽马铃薯等。

（五）化学性食物中毒

化学性食物中毒是指食入含有化学性中毒物质的食品而引起的食物中毒，常见的有亚硝酸盐、砷、有机磷农药、鼠药（如毒鼠强）等。

二、临床表现

（一）细菌性食物中毒

细菌性食物中毒主要表现为胃肠道症状，以恶心、呕吐、腹痛、腹泻为主，往往伴有发热，吐、泻严重者可出现脱水、酸中毒，甚至休克、昏迷等症状。

（二）真菌性食物中毒

急性真菌性食物中毒潜伏期短，患者先有胃肠道症状，如上腹不适、恶心、呕吐、腹胀、腹痛、厌食，偶有腹泻等（镰刀霉菌较突出）。随后依各种真菌毒素的不同作用，发生肝、肾、神经、血液等系统的损害，出现相应症状，如肝脏肿大、压痛，肝功能异常，蛋白尿、血尿，甚至少尿、闭尿等。

（三）动物性食物中毒（河豚中毒）

食后半小时至 3 小时发病，首先出现胃部不适、恶心、呕吐、腹痛、腹泻及便血，并伴全身不适，随后呼吸困难、面色青紫、血压下降，最后呼吸肌麻痹，瞳孔先缩小后散大。

（四）植物性食物中毒

植物性食物中毒，根据所食用食物的种类不同、所含毒素不同，中毒轻重不同，临床表现也各不相同。中毒轻者多有胃肠道症状，严重者昏迷、惊厥、体温下降、血压下降、呼吸困难或不规则。

（五）化学性食物中毒

化学性食物中毒潜伏期较短，为急性胃肠炎症状，如恶心、剧烈呕吐、腹痛、腹泻等，不发热，病死率高。

三、患儿的护理及管理

（1）加速排出体内的毒物，阻滞毒物的吸收和降低其毒性，催吐、洗胃、导泻，彻底地排出胃肠内的食物和有毒物质。

1）催吐：适用于食入食物4～6小时，神志清楚、合作和年龄较大的儿童。可排出残留在胃内的毒物，多在中毒后不久、毒物尚未吸收时进行。患者胃内有大量食物或固体毒物时，催吐比洗胃更适宜，因为食物及固体毒物可能被吐出，而不易洗出。剧烈呕吐者可不必催吐。常用催吐方法如下：①机械性刺激。②用压舌板等刺激咽喉部。③口服催吐剂：温盐水、硫酸铜、硫酸锌等，一般催吐越早，效果越好。催吐的禁忌证：神志不清、躁动、不合作、年龄小、腐蚀剂和油剂中毒者。

2）洗胃：洗胃越早、越彻底越好，洗胃的早晚、是否彻底与预后关系甚大，最好在发病后6小时内洗出一切胃内容物。某些食物中毒即使超过6小时胃内仍可能有毒物存在，因为毒物的作用使胃排空作用减缓，排空时间延长。因此，特别要重视洗胃的作用，有中毒24小时后洗胃仍洗出食物（毒物）者。大量反复洗胃后可用中毒物质的拮抗剂解毒，以保护胃黏膜，还可以口服蛋清、牛奶、豆浆等阻止毒物吸收。

3）导泻：导泻常用50%硫酸镁液40～50 mL或25%硫酸钠液30～60 mL口服或洗胃后灌入。镁离子吸收过多对中枢神经系统有抑制作用。肾或呼吸衰竭、昏迷者不宜使用。

4）灌肠：可用生理盐水或1%温肥皂水高位灌肠。多用于口服中毒6小时以上、导泻无效者。

5）加快毒物排泄：大量饮水或糖盐水；静脉滴注生理盐水、5%葡萄糖水或10%葡萄糖等；使用利尿剂，加速毒物排出。

6）特殊解毒治疗：①感染型中毒：使用抗生素。②有机磷中毒：使用阿托品、长托宁、解磷定等。③金属中毒：特殊解毒剂，如二巯基丙醇。④迟发型毒蘑菇中毒：应在中毒早期肌注或静脉注射解毒药二巯基丙磺钠或二巯丁二钠。

（2）严密观察病情变化：密切监测生命体征及意识状况，做好病情观察，及时记录并报告。掌握观察要点，预防反跳现象。给予吸氧、应用脱水药物预防脑水肿。

（3）做好手卫生，严格无菌操作，控制感染，合理使用抗生素。患儿发热时可根据情况给予物理降温或药物降温。

（4）备好吸痰器，保持呼吸道通畅，呕吐时头偏向一侧；呕吐时暂停洗胃，并持续负压引流。

（5）防坠床，防撞伤，安全用具的准备及有效使用：及时正确使用约束带，并观察约束部位皮肤血液循环；对躁狂的患者要用尊重、体谅、温和的态度对待，慎用镇静剂。

（6）饮食护理

①患儿禁食过程中，遵医嘱增加胃肠外营养、增加补液量。

②患儿可进食时如果神志模糊，遵医嘱置胃管，做好胃管的护理，按医嘱按时给予鼻饲。

（房玉辉）

第二节　有机磷农药及鼠药中毒

一、疾病概述

（1）儿童急性有机磷中毒主要是由于误服农药，误食被农药污染的食物，吸入空气中的农药，接触被有机磷污染的衣物、玩具，用有机磷杀虫剂灭虱或滥用有机磷杀虫药而中毒。有机磷杀虫剂种类繁多，依其毒性大小分为三大类。

1）高毒类，如胺磷、对硫磷。

2）中毒类，如敌敌畏、乐果等。

3）低毒类，如敌百虫等。

（2）鼠药中毒是指儿童误食、误用灭鼠药制成的毒饵，或食用被灭鼠药污染的动植物后，灭鼠药存留于体内，而造成的中毒。

1）急性灭鼠药：鼠食后24小时内致死，常见的有毒鼠强、氟乙酰胺、磷化锌。

2）慢性灭鼠药：鼠食后数天内致死，包括抗凝血类敌鼠钠盐和灭鼠灵等。

二、临床表现

（一）有机磷中毒的临床症状

患者有明确的接触或服用有机磷农药史，呼出气中有大蒜味，瞳孔呈针尖样大小，大汗淋漓，腺体分泌物增多，肌纤维颤动或意识障碍等。主要由乙酰胆碱在中枢神经系统和胆碱能神经末梢蓄积所致。乙酰胆碱有毒蕈碱型和烟碱型乙酰胆碱受体，故有相应的中毒表现。

1. 起病时间

一般急性中毒多在12小时内发病，若是吸入、口服高浓度或剧毒有机磷农药，可在几分钟到十几分钟内出现症状以致死亡。皮肤接触中毒发病时间较为缓慢，但可出现吸收后的严重症状。

2. 毒蕈碱样症状

毒蕈碱样症状主要是腺体分泌亢进及平滑肌痉挛，表现为恶心、呕吐、腹痛、多汗、流涎、食欲不振、视力模糊、瞳孔缩小、呼吸困难、支气管分泌物增多，严重者可发生肺水肿。

3. 烟碱样症状

运动神经元兴奋表现为肌束震颤，常先从小肌群开始，逐渐发展至全身，严重者可出现肌无力、瘫痪，可因呼吸肌麻痹而死亡。交感神经兴奋可使血管收缩，从而引起血压增高、心跳加快和心律失常。

4. 中枢神经系统症状

早期有头昏、头痛、疲乏、共济失调、烦躁不安等，晚期可出现意识模糊、癫痫样抽搐或昏迷。

5. 其他表现

中毒后可出现消化道出血、中毒性肝肾损害、皮肤损害及心肌损害。

（二）鼠药中毒常见的种类和临床表现

1. 毒鼠强中毒

毒鼠强中毒表现为头晕、头痛、乏力、恶心、呕吐；重症者可突然晕倒、惊厥、抽搐，可因此导致呼吸衰竭而死亡。

2. 磷化锌中毒

（1）轻者：胸闷、咳嗽、鼻咽干、呕吐、腹痛。

（2）重者：惊厥、抽搐、肌肉抽动、黏膜糜烂、呕吐物有大蒜味。

（3）严重者：肺水肿、脑水肿、心律失常、昏迷、休克等。

3. 氟乙酰胺中毒

氟乙酰胺中毒潜伏期短，起病迅速，可分三型。

（1）轻型：头痛、头晕、视力模糊、乏力、四肢麻木、抽动、口渴、呕吐、上腹痛。

（2）中型：除以上所述症状，还有分泌物多、烦躁、呼吸困难、肢体痉挛、心脏损害、血压下降。

（3）重型：昏迷、惊厥、严重心律失常、瞳孔缩小、肠麻痹、二便失禁、心肺功能衰竭。

4. 敌鼠中毒

患儿在误食后短时至第 3 天内出现症状，如恶心、呕吐、食欲减退、精神不振、腹痛、腰痛、关节痛等，随后断续发生全身各处出血现象，如鼻出血、皮肤紫癜、咯血、便血、尿血等；如出血严重，可因缺血、缺氧导致休克。

三、患儿的护理及管理

有机磷农药和鼠药中毒的中毒机制、临床表现较相似，主要损害中枢神经系统、呼吸系统、心血管系统以及肝、肾，对胃肠黏膜有强烈的刺激与腐蚀作用，可导致炎症、充血、溃疡、出血。具体救治措施和护理管理如下。

（一）尽早彻底清除毒物

（1）脱去污染衣物，以肥皂水或清水冲洗体表、甲床缝隙及毛发。

（2）对神志清者、经口中毒不足 24 小时者、配合者均应立即催吐；对经口中毒但神志不清或不配合者应选用合适胃管反复洗胃，直至洗出液澄清、无味为止。对较重患儿，胃管应保留，必要时重新冲洗。洗胃后，可予持续胃肠减压，通过负压吸引胃内容物，减少毒物吸收。一旦出现呼吸、心跳骤停，应立即停止洗胃，进行心肺复苏。

（3）洗胃液的选用应以方便及时取用为原则，如温清水、生理盐水。服毒种类不详者，一般用温清水。通常以 35～37 ℃为宜。水温偏高，会促进毒物胃内吸收；水温偏低，可刺激胃壁，促进肠蠕动，使毒物快速进入小肠，增加毒物吸收机会。1605（对硫磷）、1059（内吸磷）、敌敌畏、乐果等中毒者禁用 1/5000 高锰酸钾液；敌百虫中毒者禁用苏打水；对硫磷、马拉硫磷中毒者禁用氧化剂。

（4）洗胃量：根据患儿年龄、体重而定，每次灌入量最多 300 mL 为宜。洗胃液过多易引起胃扩张，胃内压上升，幽门括约肌开放，使毒物进入小肠，增加毒物吸收；洗胃液注入过少，不易与胃内容物混合而排出。每次灌液后尽量排空，应注意灌入量与抽出量平衡，以免引起水中毒，如此反复灌洗直至抽出液与灌入液颜色相同、无气味。洗胃液的总量无具体规定。

（二）解毒治疗

1. 抗胆碱药

与乙酰胆碱争夺胆碱能受体，拮抗乙酰胆碱的作用，对抗呼吸中枢抑制、支气管痉挛、肺水肿、循环衰竭。常用药为阿托品，其用量根据病情轻重及用药后的效应而定。同时配伍胆碱酯酶复能剂，重复给药，直至毒蕈碱症状消失，达到阿托品化：口干、皮肤干燥、心率在 100 次 / 分左右、体温略高（37.3～37.5 ℃）、瞳孔扩大、颜面潮红、肺部啰音消失、全身无汗。须维持阿托品化 1～3 天。阿托品治疗量和中毒量很接近，使用时应严格控制输液滴速，保证输液通畅。

2. 胆碱酯酶复能剂

对恢复胆碱酯酶活性，对抗肌颤、肌无力、肌麻痹有效，应早期应用。常用的有氯解磷定。

（三）密切观察病情变化

注意观察患儿的神志，精神反应，瞳孔的变化，口鼻腔、消化道出血情况。给予心电监护，动态观察患儿心率、血压、血氧的变化，及早发现病情变化，防止“反跳”与猝死发生。反跳和猝死一般发生在中毒后 2～7 天，注意观察反跳的先兆症状，如胸闷、流涎、出汗、言语不清、吞咽困难等。一旦出现上述症状，应立即通知医生，立即补充阿托品，迅速达到阿托品化。定时监测血常规、生化、凝血、血气分析，以便及时有效地进行治疗。

（四）保持呼吸道通畅

患儿中毒后出现抽搐、口吐白沫并昏迷，易造成窒息。重症抽搐、昏迷者应特别注意呼吸状态的变化，必要时气管插管予以机械通气。遵医嘱给予吸痰，及时清除呼吸道内分泌物。同时注意观察并记录分泌物的量及性状。必要时建立人工气道，气管插管，人工呼吸机辅助通气。

（五）迅速改善缺氧状态

给予中流量的吸氧，预防脑水肿和减轻脑部缺氧状态，改善患儿呼吸急促、面色青紫、口唇及指端重度发绀状态。如在入院 1.5 小时后面色、口唇及指端转红润，表示缺氧状态得到改善。

（六）遵医嘱应用镇静止痉药物

这类药物首选苯巴比妥钠，也可与其他镇静止痉药物合用。如癫痫持续状态超过 30 分钟，连续两次，可使用安定。

（七）正确记录 24 小时出入量

使用阿托品者，膀胱括约肌松弛，排尿困难，必要时予留置导尿，并加强会阴护理，定期夹闭尿管。

（八）饮食护理

极轻症患儿可适当给予流质或半流质饮食，以冲淡体内毒物的浓度，增加尿量，促进毒素排出体外；重症患儿在洗胃后，应适时给予禁食，禁食时间可根据病情而定，一般为1～2天，以减缓胃肠蠕动，减慢身体对少量残留毒素的吸收。病情许可时开始给予流质或半流质饮食，逐渐过渡到普食。

（九）提供安静舒适的环境

做好心理护理和健康教育。

（房玉辉）

第三节　儿童意外伤害

一、溺水

（一）疾病概述

溺水是夏秋季节儿童常见的意外事故。儿童被水淹没后可将大量水分和水中的杂草、泥沙等吸入呼吸道和吞入胃内，可因上述物质迅速进入呼吸道而发生窒息，也可因为水的刺激，喉头、气管发生反射性痉挛而窒息。溺水后机体组织严重缺氧，可导致呼吸、循环、神经系统的功能障碍甚至衰竭，从而导致死亡。

（二）临床表现

1. 窒息、肺水肿、低氧血症

溺水患儿可见呼吸浅促、不规则，面部水肿，面色苍白、发绀，双眼充血，咳出血性泡沫状痰，肺部出现啰音。

2. 心血管系统受损

溺水患儿心功能下降，表现为脉弱、低血压、心律失常、心动过缓、奔马律、心室性纤维颤动、心搏停止。

3. 脑缺氧、脑水肿症状

患儿可出现谵妄，抽搐，昏迷，视觉障碍，瞳孔散大、固定，肢体肌张力改变。

4. 其他

急性胃扩张时上腹膨隆；急性肾衰竭时少尿、氮质血症、酸中毒，尿中可有管型、蛋白或血红蛋白。颅脑、内脏也可损伤。

5. 实验室检查

X线检查显示肺水肿、肺炎、肺不张。可出现心肌酶、肝功能异常。淡水溺水可有低氯、低钠、低蛋白血症，海水溺水可有高钠、高氯、高钾血症，动脉血氧及血液pH值异常。

（三）患儿的护理及管理

1. 现场急救，恢复有效循环

溺水患儿被救出水时多已出现呼吸障碍或呼吸心跳停止，应立即现场抢救。先将患儿头偏向一侧，将舌头拉出口外，尽可能清除口鼻部的淤泥、烂草、异物等，保持呼吸道通畅，同时可用手掐其人中穴位，刺激意识。如果其呼吸、心跳停止，应立即行口对口人工呼吸和胸外心脏按压，持续进行到心跳和自主呼吸恢复为止。

2. 复温

溺水时水温多较低，抢救中患儿长时间裸露在空气中，常出现低体温现象（中心体温低于 35 ℃），细胞代谢降低。低于 29 ℃，患儿可表现为假死状态，若不能及时复温，将继发呼吸、循环衰竭而危及生命，并使脑部遗留永久性损伤。严重低体温患儿很难靠自身产热复温，应立即采取有效措施提高中心温度。较小体重的患儿可置于辐射台保暖，较大的儿童予以保暖。同时不断地行向心性按摩，促进血液循环，帮助复温。

3. 严密观察患儿病情变化

（1）密切观察患儿神志、面色、瞳孔、气味、口腔黏膜及循环状态，进行生命体征监测，注意呼吸、心率、血压的变化。持续对呼吸机辅助通气者密切观察呼吸深浅、频率、节律及血氧饱和度的变化，保持呼吸道通畅；及时有效吸痰，做好导管维护工作和预防导管相关性感染的发生。

（2）注意监测尿的颜色、量、性质，准确记录尿量。

4. 保持呼吸道通畅

及时、安全地清除淹溺者口鼻内泥沙、杂草，清除呕吐物，保持呼吸道通畅，必要时尽快进行气管插管或气管切开，机械辅助呼吸，注意气道湿化等护理，给予正压吸氧。接受正压通气的患者不能进行有效咳痰，必须通过机械吸引来清除呼吸道内分泌物，维持气道通畅。进行气道分泌物吸引时应注意：分泌物黏稠者，予以气道冲洗，以保证痰液清除且不损伤气道黏膜。撤去气管插管后，应定时拍背，协助排痰，预防肺部感染。

5. 防治脑水肿和减轻脑组织损伤

在保证循环、呼吸功能稳定的前提下，控制体温在 34～36 ℃、血糖在 11.1 mmol/L 左右。静脉注射或快速静滴甘露醇，使用脱水剂呋塞米，同时可使用持续头部冰帽防治脑水肿，减轻脑组织损伤。

6. 输液护理

严格准确执行医嘱，正确控制输液滴速。对淡水淹溺者应严格调节静脉输液滴速，从小剂量、低速度开始，避免因短时间内大量液体输入而加重血液稀释程度。应用利尿剂和脱水剂时注意密切观察血压、脉搏、呼吸、意识等变化。

7. 饮食护理

初期患儿禁食，予以肠外静脉营养支持。病情许可时，患儿宜食清淡、半流质食物，补充足够的维生素；忌食油炸、煎炒、辛辣食物。

8. 心理护理

淹溺特别是出现急性肺气肿的患儿常因严重呼吸困难而烦躁不安，加之刚度过淹溺危险，会产生焦虑与恐惧。护理人员应给予较多时间陪伴，向其解释治疗措施和目的，告诉患儿医务人员正在积极施行各种措施，这些症状逐渐会得到控制，使其能积极配合治疗。

二、中暑

（一）疾病概述

人在高温、高热环境中或在烈日直射下活动时间过长，导致体温调节功能失衡、水代谢紊乱和神经系统功能损害等一系列症状时即称中暑。凡有接触高温环境或在烈日下曝晒，突起体温升高、大汗、脱水伴烦躁、嗜睡、肌肉制动或意识障碍者，均应考虑中暑。

（二）临床表现

体温升高是中暑的主要特征之一。患儿体温越高，持续时间越久，预后越差。

1. 先兆

患儿出现全身疲乏、四肢无力、头昏目眩、胸闷、心慌、大量出汗、口渴。

2. 轻症中暑

患儿出现面色潮红，胸闷、心慌加剧，皮肤干热，头晕、头痛，全身乏力加重，体温可以升高至 38.5 ℃。大量出汗，脉搏加快，并有恶心、呕吐、全身不适、血压下降、心慌、气短。

3. 症状加重

患儿出现昏睡、昏迷、痉挛、高热，体温可超过 40℃。皮肤干热、无汗、呼吸急促、心率增快、血压下降。

4. 中心体温达 41 ℃

中心体温达 41 ℃是一个危险指标，患儿常出现昏迷或抽搐，超高热持续数小时不退，可能遗留永久性脑损害；体温高达 42 ℃时，易继发中枢性呼吸、循环功能衰竭而死亡；体内丢失大量氯化钠还可出现阵发性肢体肌肉痉挛和抽搐；因高热、脱水酸中毒、血液浓缩或黏稠度增加可诱发 DIC，使病情突然恶化，甚至死亡。

（三）患儿的护理及管理

中暑是由高热引起，体内散热不畅，又丢失大量的水分和盐类，因此，降温和补充水、盐是急救的基本原则。

1. 一般护理

（1）轻症中暑者，应迅速撤离现场，转送至阴凉、通风处。患儿取平卧位，松解衣扣，饮淡盐水、淡茶水，或给予清凉饮料。体温高者，用凉水擦全身，水的温度要慢慢降低。

（2）重症中暑者，立即送至抢救室，不宜搬动，迅速建立静脉通道，吸氧，遵医嘱输液治疗。监测生命体征至意识清醒。

2. 密切观察病情变化

（1）给予心电监护监测生命体征，观察神志、瞳孔、二便、汗出变化。

（2）30 分钟测量体温一次。观察末梢循环情况，以确定降温效果：如患儿高热而四肢末梢厥冷、发绀，可提示病情加重；反之则治疗有效。

（3）如有呼吸抑制、深昏迷、血压下降则停用药物降温。

（4）患儿出现昏迷、惊厥、四肢抽搐、息短气粗、四肢厥冷、冷汗不止、瞳孔散大时，立即报告医师，配合抢救。

3. 保持有效降温

（1）冰水敷擦时应注意冰袋放置位置准确，注意及时更换，尽量避免同一部位长时间直接接触，以防冻伤。应用冰帽行头部降温时，应及时更换冰块。

（2）冰水全身擦浴的手法为拍打式擦拭背、臀及四肢，而不用摩擦式手法，因摩擦式易产热。休克、心力衰竭、体弱伴心血管基础疾病者，不能耐受冰浴，应禁用。

4. 饮食护理

宜进食清淡、高热量、高维生素的流质或半流质饮食，多食清暑水果、蔬菜和绿豆汤等，忌食油腻食物。

5. 心理护理

患儿单独住在陌生的环境，会产生焦虑与恐惧。护理人员应给予较多时间陪伴，向其解释治疗措施和目的，告诉患儿医务人员正在积极施行各种措施，病情会逐渐得到控制，使其能积极配合治疗。

五、烧烫伤

（一）疾病概述

烧伤和烫伤由火焰、热水、热油、电流、辐射、化学物质（强酸、强碱）等物质引起，最常见的是火焰烧伤，热水、热油烫伤。

（二）临床表现

烧伤和烫伤首先损伤皮肤，轻者皮肤肿胀，起水疱，疼痛；重者皮肤烧焦，甚至血管、神经、肌腱等同时受损。呼吸道也可烧伤。烧伤引起的剧烈疼痛和皮肤渗出等因素可能导致休克，晚期出现感染、败血症等危及生命。

1. Ⅰ°烧伤

Ⅰ°烧伤又称红斑性烧伤，局部干燥，疼痛，微肿而红，无水疱。3～5 天后局部由红转为淡褐色，表皮皱缩、脱落，露出红嫩光滑的上皮面而愈合，不留瘢痕，可有短时间的色素沉着等改变。

2. 浅Ⅱ°烧伤

浅Ⅱ°烧伤表现为大水疱，创面红润；局部红肿明显，有大小不一的水疱形成，内含黄色（或淡红色）血浆样液体或蛋白凝固的胶冻物。水疱破裂后，可见潮红的创面，质地较软，温度较高，疼痛剧烈，痛觉敏感，并可见无数扩张充血的毛细血管网，呈脉络状或颗粒状，伤后 1～2 天更为明显。愈合后不留瘢痕，可有时间不等的色素沉着。

3. 深Ⅱ°烧伤

深Ⅱ°烧伤表现为小水疱，创面红白相间；表皮较白或棕黄，间或有较小的水疱。去除坏死皮后，创面微湿，微红或红白相间，质地较韧，感觉迟钝，温度较低，拔毛痛。可见针孔或粟粒般大小的红色小点，伤后 1～2 天更为明显，这是汗腺及毛囊周围的毛细血管扩张所致，如有扩张充血或栓塞的小血管支（系真皮血管丛充血或栓塞）出现，常表示深Ⅱ°烧伤较深。

4. Ⅲ°烧伤

Ⅲ°烧伤又称焦痂性烧伤。皮肤表皮及真皮全层被毁，深达肌肉、骨骼。由于损伤程度不同，局部表现可为苍白、黄褐、焦黄。严重者呈焦灼状或炭化，皮肤失去弹性，触之硬如皮革，创面干燥，无渗液、发凉，针刺无痛觉，拔毛不痛。可见粗大的栓塞的血管网（系真皮下血管丛栓塞），如树枝状，多在伤后即可出现，尤以四肢内侧皮肤薄处多见。但有时需待 1～2 天，特别是烫伤所致者，需待焦痂干燥后方显出。

（三）患儿的护理及管理

1. 迅速脱离致热源

（1）对于热力烧伤，要尽快地降低患处的温度，最好的方法是将患处浸在冷水中，浸泡时间最好在 30 分钟以上，也可以用大量自来水冲洗进行降温。对于化学烧伤也应该尽快用大量的清水冲洗患处，而且是越早越好。强调越早越干净越彻底越好，哪怕残留一点也会使烧伤越来越重。如在冲洗时疼痛加重，要鼓励患儿忍耐继续冲洗，直到冲洗干净为止。

（2）酌情使用一些中和剂：如强酸烧伤，可以用弱碱；强碱烧伤，可以使用弱酸来冲洗。

2. 预防休克

静脉输液、口服含盐饮料。

（1）烧伤面积超过体表面积的 20%，患儿有可能发生休克，要注意及时补充水分。对于神志清醒的热力烧伤患儿，应该尽快给予烧伤饮料（100 mL 水中含有氯化钠 3 g、碳酸氢钠 0.15 g）；若没有烧伤饮料，可以给予糖盐水、盐水。但是要注意不要饮用大量的白开水。

（2）对于神志不清和低血容量的患儿，要尽快建立静脉通道，快速补液，先给予晶体，再给予胶体。晶体溶液首选平衡盐溶液或生理盐水，胶体溶液首选血浆，如果没有血浆可以用右旋糖酐代替。

（3）伤后第一个 24 小时：第一个 8 小时渗液最快，应输入胶、晶体液总量的 1/2；其余在后 16 小时内输入。伤后第二个 24 小时输液总量：伤后第一个 24 小时的一半 + 生理需要量。

（4）注意：如果是化学烧伤，如强酸、强碱类烧伤，因为创面渗出较少，所以补液应该慎重，不可补液过量。输液顺序：先晶后胶，先盐后糖，先快后慢，早期补碱。

3. 提供呼吸支持

建筑物失火导致烧伤必须立即给予吸氧；呼吸道烧伤患儿立即实施气管插管。呼吸道烧伤的初步判断依据是出现声音嘶哑、胸闷、咳嗽、呼吸困难、尘烟痰等。

4. 其他措施

其他措施包括止痛、记录 24 小时出入量、止血、骨折固定、人工呼吸、心肺复苏等。

5. 处理创面

正确处理创面能有效减少全身性感染等并发症，是治愈烧伤的关键环节。

（1）初期处理：修剪毛发、指甲，去除创面的腐烂表皮，用生理盐水 / 碘伏消毒，清洗创面。大水疱：抽液；小的水疱一般可以自行吸收。

（2）包扎疗法：用于四肢烧伤、小面积烧伤或不合作者。

（3）暴露疗法：用于头颈部烧伤、会阴部烧伤、大面积烧伤或伤后严重感染的创面。Ⅱ° 以内小面积烧伤、烫伤不用包扎，皮肤无破损时可涂抹烧伤药膏。

（4）大的创面不要包扎，以 1∶2000 洗必泰溶液清洗后用干净敷料覆盖。严禁涂抹任何药物，尤其是带颜色的药物，因为会掩盖病情，给后续治疗带来麻烦。

6. 落实基础护理

保持创面干燥；约束肢体；环形焦痂：注意观察呼吸和肢端血运；定时（2～3 小时）翻身一次。

7. 感染创面的护理

及时引流，清除已溶解的坏死组织，促进创面愈合，引流脓液。

8. 特殊部位烧伤护理

（1）吸入性损伤：①床旁备急救物品；②保持呼吸道通畅；③及时吸氧；④密切观察，积极预防肺部感染。

（2）头颈部损伤：多采用暴露疗法，做好五官护理。

（3）会阴部烧伤：保持局部干燥，将大腿外展，使创面暴露；避免大小便污染，便后用生理盐水清洗肛门、会阴部，注意保持创面周围清洁。

9. 饮食护理

（1）重度烧伤 72 小时内因大量体液丢失，患儿口渴明显，此时要限制饮水量，以免大量饮水造成胃扩张，影响胃功能。如果患者有饥饿感，且有食欲，给少量米汤、豆汁，可满足其对饮食的需要，也可中和胃酸，并通过饮食调节患儿的情绪。对疑有胃肠出血、休克未纠正、胃肠反应重者应禁食禁水。

（2）多进食高蛋白、高维生素、易消化、刺激性小的食物，多食水果、蔬菜汁等。少量多餐，一次进食不宜过饱，以免影响消化与吸收。

（3）对面部烧伤导致张口、咀嚼困难的患儿给予软食。

（房玉辉）

第六章 小儿内科疾病护理规范

第一节 呼吸系统疾病护理规范

呼吸系统疾病是儿童常见病，以上呼吸道感染、支气管炎和支气管肺炎最为多见。在门诊患儿中以急性上呼吸道感染最为常见；在住院患儿中，呼吸道感染疾病占60%以上，其中绝大部分为肺炎。根据世界卫生组织（WHO）和联合国儿童基金会（UNICEF）发布的“2014 年儿童死亡率的水平和趋势”报告，在 2013 年引起全球 5 岁以下儿童死亡的原因中，肺炎居第二位。

一、护理评估

（一）健康史

详细询问患儿的发病情况，包括发病前有无麻疹、百日咳等呼吸道传染病，有无过敏性疾病史、有无相关诱因及因素；询问患儿出生时是否足月顺产，有无窒息史，生后是否按时接种疫苗，患儿生长发育是否正常，家庭成员是否有呼吸道疾病史。

（二）身体状况

1. 生命体征

评估患儿有无发热、呼吸增快、心率增快以及两肺呼吸运动是否一致。

2. 专科症状、体征

病毒性肺炎和肺炎支原体肺炎常出现喘鸣，常伴吸气延长，是上呼吸道梗阻的表现。如出现胸壁吸气性凹陷不仅提示肺炎，还提示病情严重。护士须评估患儿有无咳嗽、咳痰等症状，痰液性状及量；有无胸壁吸气性凹陷及吸气喘鸣。

3. 其他症状

评估患儿有无循环、神经、消化系统受累的临床表现，如气促、端坐呼吸、鼻翼翕动、三凹征及唇周发绀等；有无因呼吸困难影响进食；有无因夜间频繁咳嗽影响睡眠质量。

4. 辅助检查

临床可以通过血气分析了解血氧饱和度水平和血液酸碱平衡状态，为诊断和治疗提供依据（见表 6–1）。护士需要了解血常规、胸部 X 线、病原学等检查结果。

表 6–1 儿童血气分析正常值

项目	新生儿	0～2 岁	超过 2 岁
pH 值	7.35～7.45	7.35～7.45	7.35～7.45
PaO_2 / kPa	8～12	10.6～13.3	10.6～13.3
$PaCO_2$ / kPa	4.00～4.67	4.00～4.67	4.67～6.00
HCO_3^-/（mmol/L）	20～22	20～22	22～24
BE/（mmol/L）	–6～＋2	–6～＋2	–4～＋2
SaO_2	0.90～0.965	0.95～0.97	0.955～0.977

（三）心理－社会状况

评估患儿及家属对疾病的认识程度及有无焦虑和恐惧等心理；了解患儿父母的文化程度、家庭经济和社会支持等情况。

二、护理措施

（一）一般护理

1. 环境

为患儿提供安静、舒适的环境，室内空气清新，室温 18～22 ℃，湿度 50%～60%，避免有害气体及强光刺激，定时通风但避免空气对流。

2. 口鼻腔护理

保持口腔卫生，婴幼儿进食后可喂适量温开水，年长儿在晨起、餐后、睡前漱口。及时清除鼻腔分泌物和干痂，保持鼻孔周围皮肤的清洁，可用凡士林、液体石蜡等涂抹鼻翼部的黏膜及鼻下皮肤，减轻分泌物的刺激。嘱患儿不要用力擤鼻，以免炎症经咽鼓管向中耳发展引起中耳炎。

3. 促进舒适

被褥轻暖，穿衣不要过多，内衣宽松，勤换尿布，保持皮肤清洁。鼓励患儿多饮水，经常更换体位，使痰液稀释，易于咳出。

（二）发热护理

密切监测体温变化，每 4 小时测量 1 次体温并准确记录。如为超高热或有热性惊厥史者须 1～2 小时测量 1 次。退热处置 30 分钟后复测体温，注意观察有无新的症状或体征出现，防止惊厥发生或体温骤降。如有虚脱表现，应予保暖，饮热水，严重者给予静脉补液，必要时遵医嘱给予药物降温。

（三）呼吸道管理

1. 氧疗

对氧疗患儿应至少每 4 小时监测 1 次体温、脉搏、呼吸和血氧饱和度，吸氧过程中应经常检查导管是否通畅、患儿缺氧症状是否改善，发现异常及时处理。定时进行血气分析，及时调整氧流量，保持 PaO_2 在 70～90 mmHg（9.3～12.0 kPa）。

2. 卧位

患儿采取坐位或半卧位，以利于呼吸。保持呼吸道通畅，头适度后仰，开放气道，经常更换体位，肺不张时采取健侧卧位，以利于分泌物排出。

3. 雾化吸入和吸痰

有毛细支气管炎或哮喘发作者遵医嘱给予平喘雾化，联合吸入糖皮质激素及 β_2 受体激动剂。对痰液多而无力咳出者，及时吸痰。吸痰不能过频，否则可因刺激产生过多黏液。反复喘息或咳嗽，且规范治疗无效怀疑患有其他疾病者，应考虑行支气管镜检查，以进一步明确诊断，护士需做好相关配合工作。

（四）饮食护理

给予患儿富含蛋白质、维生素、易消化的饮食，少量多餐。给婴儿喂食时应耐心，抬高患儿头部或抱起，呛咳重者用滴管或小勺缓慢喂食，以免进食用力或呛咳加重病情。如婴儿因鼻塞而妨碍吸吮，可在哺乳前 15 分钟用 0.5% 麻黄碱液滴鼻，通畅鼻腔，以利吸吮。

发热患儿应注意增加喂水频次，入量不足者遵医嘱静脉补液。对重症患儿应准确记录24小时出入量，根据患儿病情与药物性质严格控制静脉输液速度，以免发生循环负荷过重等不良反应。

（五）心理护理

鼓励患儿将不适的感受及时告诉医护人员，尽量满足患儿的合理要求。向患儿家属讲解疾病相关知识、治疗过程、诱因及预后，指导他们以正确的态度对待患儿，发挥患儿的主观能动性，采取有效措施缓解患儿的恐惧心理。

三、护理评价

（1）患儿气促、发绀症状是否逐渐改善至消失。

（2）患儿缺氧症状是否得到改善。

（3）患儿是否能顺利有效地咳出痰液及呼吸道是否通畅。

（4）患儿体温及其他生命体征是否恢复正常。

（5）患儿咳嗽、胸痛是否减轻。

（6）患儿是否舒适。

（7）患儿是否得到充足的营养。

（8）患儿是否发生并发症或并发症是否被及时发现并得到妥善处理。

（9）患儿及家属焦虑是否减轻。

（10）患儿及家属是否掌握吸入药物的正确方法及疾病防治知识。

（房玉辉）

第二节　消化系统疾病护理规范

消化系统由消化管、消化腺以及腹膜、肠系膜、网膜等脏器组成。其主要生理功能是摄取和消化食物、吸收营养物质及排泄废物。消化系统疾病主要包括食管、胃、肠、肝、胆、胰等脏器的器质性或功能性疾病。由于儿童消化功能尚不完善，易发生消化功能紊乱、水电解质和酸碱平衡失调，从而造成慢性营养障碍甚至影响儿童的生长发育，同时也会造成儿童机体抵抗力下降而导致感染。儿童常见消化系统疾病包括口炎、胃食管反流病、胃炎、消化性溃疡、腹泻病、肠套叠、先天性巨结肠、先天性肥厚性幽门狭窄、婴儿肝炎综合征等。

一、护理评估

（一）健康史

1. 一般情况

评估患儿的年龄、体重、喂养史、过敏史、肠道外感染史、睡眠、排便性状有无改变。

2. 营养状况

通过评估患儿身高（长）、体重、体重指数、头围、胸围、皮下脂肪厚度、皮肤色泽和弹性、毛发光泽度等初步判断患儿营养状况。使用营养评估量表对患儿营养状况进行评估，必要时请相关科室医生会诊。

3. 既往史

既往检查、治疗经过及效果，既往用药史、手术史等。

（二）身体状况

1. 生命体征

评估患儿的神志、体温、脉搏、呼吸、血压、疼痛等。

2. 消化道症状和体征

评估患儿是否出现恶心、呕吐、消化不良、消化道出血、腹痛、腹泻、便秘及黄疸等情况。腹泻患儿注意评估前囟、眼窝、尿量、皮肤黏膜、粪便性状、肛周皮肤、循环状况等。评估脱水程度和性质，有无低钾血症和代谢性酸中毒等症状。通过视、听、触、叩了解腹部情况：视诊观察腹部有无异常隆起或凹陷、胃肠型和蠕动波，有无异常包块、腹壁静脉曲张；听诊腹部肠鸣音的频率和特征，了解肠蠕动情况；触诊评估肝脏及脾脏大小、有无腹肌紧张及腹壁温度；叩诊判断有无移动性浊音。

3. 辅助检查

便常规、血常规、尿常规、病原学检查、血生化、胃液分析、幽门螺杆菌检测等；X 线检查可显示胃肠道气体、腹部钙化、实质脏器的位置与形态；超声检查可了解肝、胆、胰实质性脏器的占位性病变；应用内镜可以直接观察消化道管腔和腹膜腔的情况；胃黏膜活组织标本用于幽门螺旋杆菌的检测；肝穿刺活组织检查是诊断慢性肝病最有价值的方法之一。

（三）心理－社会状况

评估患儿及家属对疾病的认知程度、对健康的需求及家庭背景等。通过与患儿及家属交谈，借助调查问卷、心理评定量表、心理测试等多种方式获取患儿及其家属的心理相关资料，了解患儿及其家属的心理需求、现存的心理问题及严重程度，并采取相应措施进行心理支持。

二、护理措施

（一）一般护理

保持病室安静、室内空气清新、温湿度适宜。根据病情采取适当的体位。急危重症患儿需要卧床休息，补充营养及水分。密切监测体温变化，采取相应的护理措施。感染性腹泻患儿做好消毒隔离工作。

（二）口炎护理

鼓励患儿多饮水，少量多次，进食后漱口，保持口腔黏膜清洁、湿润。根据不同病因选择不同溶液涂抹口腔，年长儿童可用含漱剂。鹅口疮用 2% 碳酸氢钠溶液清洁口腔，并局部涂抹 10 万～20 万 U/mL 制霉菌素鱼肝油混悬溶液，每日 2～3 次；疱疹性口炎局部涂碘苷抑制病毒，亦可喷西瓜霜、开喉剑、锡类散等；溃疡性口炎可用 0.1% 依沙吖啶（利凡诺）溶液或 3% 过氧化氢溶液清洁口腔，溃疡面可涂 5% 金霉素鱼肝油、锡类散等。嘱患儿口腔涂药后不可立即漱口、饮水或进食。

（三）饮食护理

（1）腹泻患儿可以继续进食，根据疾病的特殊病理生理状况、个体消化吸收功能及日常饮食习惯进行合理调整，减轻胃肠道负担。停止食用可能被污染的食物、饮料以及富含脂肪的食物，禁食生、冷、硬、粗纤维含量高的食物。母乳喂养者可减少哺乳次数，缩短每次哺乳时间；人工喂养者可喂以等量米汤、稀释的牛奶或其他代乳品，随着病情的稳定和好转，逐步过渡到正常饮食；因辅食添加不当而引起腹泻的患儿应暂停辅食，继续母乳喂养；疑为双糖酶缺乏者，不宜用蔗糖，并暂停乳类，改为豆制品、淀粉类代乳品或发酵奶，或去乳糖配方奶粉；过敏性腹泻患儿如果在应用去双糖饮食后腹泻仍不改善，应考虑食物过敏（如牛奶或大豆蛋白过敏）的可能性，应回避过敏食物或改用水解蛋白配方饮食；肠黏膜受损患儿可选择要素饮食，浓度和用量视患儿临床状态而定。

（2）呕吐患儿应少量多餐，母乳喂养患儿增加哺乳次数，人工喂养患儿可在牛奶中添加米粉类食物。呕吐严重者可暂停进食4～6小时（不禁水），给予静脉补液，以防止水电解质紊乱。严重反流以及生长发育迟缓者可管饲喂养，年长儿以高蛋白、低脂肪饮食为主，睡前2小时暂停进食，保持胃处于非充盈状态。

（3）口炎患儿应摄入高热量、富含维生素的温凉流质或半流质饮食，食物宜甜、不宜咸，避免摄入酸辣或粗硬食物。对因口腔黏膜糜烂、溃疡引起疼痛影响进食者，可在进餐前局部涂抹2%利多卡因；对于不能进食者，可管饲喂养或给予肠外营养，以确保能量与液体的供给。

（四）尿布皮炎的护理

（1）选用柔软、吸水性强、透气性好的尿布，经常更换，避免使用不透气的塑料布及橡皮布。

（2）指导家长每次便后用温水清洗患儿肛周皮肤，保持皮肤清洁干燥。加强女婴会阴部的清洁，防止尿路感染。

（3）腹泻患儿应评估肛周皮肤情况，观察有无发红、破溃、糜烂及感染。局部皮肤发红处可涂5%鞣酸软膏或40%氧化锌油并进行适当按摩，促进局部血液循环；局部皮肤糜烂或溃疡者，可采用暴露法，臀下垫尿布，使臀部皮肤暴露于空气中或阳光下；当局部皮肤经久不愈、破溃严重时可使用促进创面愈合药物和抗菌药物，增加暴露时间和换药频次。

（五）腹痛的护理

1. 腹痛的评估

评估患儿腹痛的部位、性质、程度、频率、持续时间及伴随症状。如疼痛突然加重、性质改变，且一般对症处理不能缓解时，需警惕并发症的发生，如消化性溃疡合并穿孔可引起弥漫性腹膜炎等。

2. 选择合适的疼痛评估工具

根据患儿病情、年龄、疼痛性质和认知水平选择合适的评估工具，必要时可以联合使用多种评估工具，提高疼痛评估的准确性。

3. 非药物缓解疼痛的方法

（1）行为疗法：如放松技巧、分散注意力、正向鼓励法及生物反馈法。

（2）生物物理干预法：如吸吮、冷热疗法、按摩疗法、中医治疗等。

4. 药物性干预

根据病情、疼痛的性质和程度，遵医嘱给药。由于儿童肝脏功能发育不成熟，注意观察药物的不良反应。同时评估镇痛效果，根据疗效制定下一步疼痛干预措施。

（六）液体疗法护理

1. 补液前准备

全面评估患儿的病情、补液的目的及临床意义，迅速认真地做好补液前的各项准备工作。向患儿及家属解释告知，取得配合。

2. 严格掌握输液速度和输液量

输液中遵循“先盐后糖、先浓后淡、先快后慢、见尿补钾、抽搐补钙”的原则，保证液体疗法的顺利实施。补液时明确每小时输入的量，加强病房巡视，防止输液速度过快或过慢，保证液体在规定时间内按要求输入。有条件者使用输液泵控制液体入量，保证静脉通路顺畅，防止液体外渗。

3. 准确记录 24 小时液体出入量

液体入量包括口服补液量、静脉输液量和食物含水量；液体出量包括尿量、呕吐量、引流量、大便丢失水分及不显性失水量。婴幼儿因大小便不易收集，可用“称尿布法”计算液体排出量。

（七）用药护理

1. 促胃肠动力药

多潘立酮应饭前半小时或睡前口服；西沙必利不可与橘子同服，注意观察心率和心律的变化，出现心率加快或心律不齐时应及时联系医生进行处理。

2. 抑酸和抗酸药

铝碳酸镁应在饭后 1～2 小时、睡前或胃部不适时服用；西咪替丁应在进餐时或睡前服用；奥美拉唑应在晨起口服或早晚各 1 次口服。

3. 补充微量元素和维生素

补充微量元素和维生素，如锌、铁、烟酸、维生素 A、维生素 B_1、维生素 B_{12}、维生素 C 和叶酸等，有助于肠黏膜的修复。

（八）胃镜检查护理配合

（1）胃镜检查前：做好患儿及家属解释告知工作，消除其顾虑，取得家属的信任、理解及配合。胃镜检查前 6 小时禁食，4 小时禁水。

（2）胃镜检查中：协助患儿取左侧卧位，双膝屈曲，口中放置牙垫，并固定患儿头部，防止插入胃镜时发生意外。胃镜检查过程中，护士应密切关注患儿的面色、呼吸情况以及监护仪上血氧饱和度和心率的变化。

（3）胃镜检查后：胃镜检查后 2 小时内禁食禁水，有活检者 4 小时后可进食流质饮食，1 天后恢复正常饮食。如胃镜检查后患儿有咽部不适感，注意避免剧烈咳嗽，以免损伤喉部黏膜；如发生出血、疼痛、剧烈呛咳等情况，应及时报告医生。

（九）中医护理

通过推拿、穴位贴敷等方法，促进胃肠道功能的恢复。

三、护理评价

（1）患儿腹泻、呕吐次数是否减少或停止，大便性状是否正常。

（2）患儿脱水和电解质紊乱是否得以纠正。

（3）患儿是否摄入足够的营养，体重是否恢复正常。

（4）患儿活动耐力是否增加，能否满足基本生活所需。

（5）患儿能否维持正常体温。

（6）患儿臀部皮肤是否恢复正常。

（7）患儿疼痛是否得到缓解。

（8）患儿口腔黏膜是否恢复完整，是否愉快进食，口腔疼痛是否好转。

（9）患儿的体重、身高（长）等体格发育指标是否达到同年龄、同性别正常儿童的水平。

（10）患儿有无窒息发生。

（11）患儿有无感染发生，或感染后是否及时发现并控制感染。

（12）患儿有无并发症发生。

（13）患儿及家属焦虑程度是否减轻。

（14）患儿及家属能否说出所患疾病的原因及治疗、护理要点。

（房玉辉）

第三节　神经系统疾病护理规范

一、概述

神经系统包括中枢神经系统、周围神经系统及自主神经系统。在儿童的生长发育过程中，神经系统发育最早，速度亦快，是一个连续动态的过程。小儿神经系统疾病在不同年龄段，其临床表现、辅助检查、药物治疗以及心理等诸多方面都与成人存在差异。小儿神经系统常见的疾病有癫痫、惊厥、细菌性脑膜炎、病毒性脑炎、脑性瘫痪和急性多发性脱髓鞘性神经炎等，其中以各种病原引起的感染性疾病多见。

二、护理评估

（一）健康史

1. 一般情况

观察患儿一般状态，如精神状态、意识状态等。一般情况包括患儿的性别、年龄、发育、面容表情等。检查患儿意识是否清楚，有无认知、情感、行为异常等。

2. 营养状况

通过测量患儿的体重、身高、头围、胸围、皮下脂肪厚度等，掌握患儿生长发育情况，初步评估患儿营养状况。

3. 既往病史

了解患儿一般健康状况、疾病史、传染病史、预防接种史、手术外伤史等。

4. 个人史

了解患儿的出生史（有无出生窒息）、生长发育等情况。

（二）身体状况

1. 生命体征

监测患儿体温、心率、呼吸、血压是否有异常。

2. 神经系统体征

观察患儿神经系统是否存在异常，如出现嗜睡、昏迷、四肢抽搐等症状。密切观察其精神状态是否有异常表现，有无过度兴奋或精神抑制，观察面色、瞳孔大小、对光反射是否正常、前囟张力有无异常改变以及四肢肌张力改变，是否有脑膜刺激征，并详细记录。评估其一般生命状态，还可与后期对比评价。

3. 辅助检查

常规血生化检查、脑脊液检验、脑电图、肌电图和脑干诱发电位等针对性检查；CT能较为明确地显示钙化影病变区域和出血灶；MRI对于显示病变的组织学特征有重要的意义，MRA（动脉磁共振增强）、MRV（静脉磁共振增强）对与血管相关的病变有着独特的诊断价值。

（三）心理－社会状况

（1）了解患儿及其家长对疾病的心理反应及应对方式等。

（2）评估家庭及社区对疾病的认知程度和对诊疗、护理知识的掌握程度。

（3）评估家庭对疾病诊疗和护理的整体经济承受能力以及社会医疗等其他方面综合的支持水平。

三、护理措施

（一）一般护理

保持病室安静，治疗与护理操作应集中进行，减少不必要的医疗操作，有利于医护配合，为疾病的治疗提供一个良好的环境。安静舒适的环境有助于患儿疾病的恢复。

（二）体温过高的护理

密切监测体温变化，若为高热引起的惊厥，应立即使用退热剂。中枢性高热时一般优先给予物理降温，以头部为主，如果有条件可采用冰帽，冰帽可有效降低脑组织的代谢，预防脑水肿的发生；其次可用冰袋置于腹股沟、腋下等处。放置冰袋时应注意，为防止局部冻伤，在冰袋外包裹薄毛巾。降温过程中应密切观察患儿的一般情况，防止出现虚脱。一旦发生此类情况，必须及时、合理、适量补充液体。患儿高热时应少量多次喂水，以补充高热丢失的水分。当热退出汗时，应及时用干毛巾擦干汗液、更换衣物、更换床单和被罩，以免着凉。保持空气流通，定时开窗通风。

（三）密切观察病情变化

1. 生命体征的观察

密切监测体温、脉搏、呼吸、血压等生命体征。观察患儿神志及精神状态，有无兴奋（如哭声尖直、易激惹、肌张力增高等）或抑制（反应迟钝、嗜睡、肌张力降低等）表现，注意瞳孔大小及对光反射，注意前囟张力变化。必要时可给予甘露醇快速静脉输液，以降低颅内压，应勤巡视，避免甘露醇外渗。

2. 并发症的观察

患儿经过治疗效果不明显，或出现病情的反复及加重，应警惕硬膜下积液的产生。该情况易危及生命，应引起强烈重视。患儿头围进行性增大、前囟饱满，出现头痛、喷射性呕吐、视盘水肿等颅内压增高的特征性表现时，预示病情有了进一步的进展。严重的脑积水患儿，会出现典型的体征，如眼部的“落日征”和头部叩诊“破壶声”等，甚至可导致患儿急性呼吸衰竭。护士应密切观察，如出现上述表现及体征应立即报告医生，并及时做好抢救准备工作。

3. 观察药物不良反应

密切注意患儿服药后的不良反应，预防并发症。苯巴比妥由肝脏代谢，而后经肾脏排出体外，所以肝肾功能不全者应谨慎使用，必要时酌情减量。苯巴比妥作为肝酶诱导剂，可影响其他药物的代谢，在联合用药时需监测药物的血药浓度。苯妥英钠的代谢与排出是由肝、肾两大脏器完成的，其用法类似于苯巴比妥，常见不良反应包括低血压、心律不齐、心动过缓、药物外渗导致的皮肤损伤等。苯妥英钠的治疗浓度和中毒浓度十分相近，用药期间需经常检测血药浓度，以协助调整药量。用药期间还需定期检测一般血生化和脑电图变化，静滴本药时对于心电及血压的持续监测也是很有必要的。长期应用该类药物突然撤药可引起戒断综合征，所以应逐渐减少剂量。此外，该类药物相互之间有交叉敏感现象，一般不建议同时使用多种药物。地西泮临床需缓慢静脉注射，注射速度过快易引起呼吸、心率抑制。咪达唑仑可引起呼吸道分泌物的增加，主要不良反应为烦躁、兴奋不安和心动过速等。劳拉西泮大剂量应用时易引起呼吸道阻塞。利多卡因主要不良反应为心律失常、高钾血症、肝肾功能损害等，因此应用利多卡因期间应进行心电监护，如出现心律失常，应立即停药。

（四）抽搐发作期间的护理

患儿抽搐发作时，首先要将患儿周围一切可能伤及患儿的物品都转移到其他地方，从而避免患儿受伤。让患儿平躺，头自然偏向一侧，若口腔中有过多的液体流出，可用吸引器进行清除，将患儿的衣领解开，保证呼吸道顺畅。患儿在发作时，尽量防止患儿关节脱臼或者骨折。要及时记录患儿发作的持续时间以及方式等。患儿发作期间，应当观察患儿的生命体征。尽量阻止或延缓病情的进展，对于严重并发症要有足够的警惕。用药后，应立即对患儿进生命体征监测和记录，及时做出正确的处理。

（五）饮食护理

给予患儿易消化、高热量和高蛋白质饮食，同时确保摄入充足的水分以利于体内代谢废物排出，也能达到降温的效果。进食应当以流质或者半流质的食物为主。无法自主进食但保留肠胃消化功能的患儿，如出现意识模糊或者吞咽障碍则需通过胃管进食。由于特殊原因无法进食且消化功能丧失或保留不全的患儿，则需采用肠外营养的方式向患儿提供所需的能量。

（六）用药护理

绝大多数患儿经过医生合理的药物治疗后，病情可得到有效的控制。用药过程中，需严格遵医嘱合理、持续、有规律地用药，确保患儿血药浓度的稳定，提醒患儿家属不要随意增减患儿的药物服用剂量。

（七）心理护理

应当告知家属疾病的可控制性，增加家属的信心，从而有利于患儿疾病的治疗。处于生长期的儿童，更加需要关注其心理变化。患儿年龄不同，其心理护理的侧重点也有相应的变化：对于低年龄患儿，需要家长的配合，多通过肢体的抚慰安抚患儿；对于已经有相当交流能力的大龄患儿，则主要依靠语言的鼓励和劝慰。为得到家属的配合与认同，患儿家属的心理护理也必须重视。

（八）积极促进机体功能的恢复

部分患儿会遗留神经系统后遗症，应根据各种疾病所引起的功能障碍的特点，采用相应有效的康复方式及治疗，尽量减轻残障程度，并重视治疗期间的情绪管理和心理护理。残障患儿重新融入社会是一项大型的、重要的社会课题，需要多方面人士的共同努力、协助和支持。

（九）健康教育

宣传小儿神经系统疾病的预防知识，积极防治上呼吸道、消化道等感染。出院后需定期复查。

四、护理评价

（1）患儿体温能否降至正常。

（2）患儿能否摄入足够的营养，满足生长发育的需要。

（3）患儿住院期间能否得到及时护理，有无受伤情况发生。

（4）对有后遗症的患儿，家属是否掌握康复护理方法。

（5）患儿是否发生并发症或并发症是否被及时发现和处理。

（6）患儿及家长焦虑是否减轻。

（7）患儿家属是否正确认知疾病及掌握疾病日常护理知识。

（房玉辉）

第四节　内分泌系统疾病护理规范

一、概述

内分泌系统疾病复杂且多样，儿童常见的内分泌疾病包括儿童糖尿病、甲状腺功能亢进症、甲状腺功能减退症、性早熟、身材矮小症、肥胖症等。内分泌功能的成熟与患儿的生长发育有着不可分割的联系，其功能失调常可造成患儿生长迟缓、激素功能异常等，严重者可导致智力障碍，甚至出现死亡。除此之外，内分泌系统疾病容易导致患儿恐惧和不安，诱发心理疾病，因此护理人员应特别注意患儿的心理护理。

二、护理评估

（一）健康史

1. 一般情况

评估患儿活动情况，观察患儿是否有特殊面容，是否有精神兴奋、情绪不定、易激怒或情绪淡漠等。

2. 营养状况

测量身高、体重、头围、上部量和下部量、皮下脂肪厚度、皮肤弹性等以掌握患儿生长发育情况，初步评估患儿营养状况，是否消瘦或肥胖。了解患儿进食情况、饮食习惯，如进食种类及数量，了解患儿是否有多饮、多食、多尿等。

3. 既往病史

了解患儿出生地及生活环境。询问母亲孕期饮食习惯、有无感染、是否服用激素及其他药物。询问家族中是否有患类似疾病成员。

（二）身体状况

1. 生命体征

监测患儿体温、脉搏、呼吸、血压等。甲状腺功能亢进症患儿体温升高、脉搏增快、血压增高；甲状腺功能减退症患儿体温低、脉搏减慢、血压降低；库欣综合征、肥胖症患儿血压增高；肾上腺功能减退症患儿血压减低等。

2. 皮肤黏膜、毛发

观察患儿皮肤黏膜以及毛发。肾上腺皮质疾病患儿皮肤有黏膜色素沉着；库欣综合征患儿可表现为多毛、紫纹；腺垂体功能低下的患儿可有皮肤干燥、粗糙等症状。

3. 面容改变

先天性甲状腺功能减退症患儿呈现特殊面容，面部黏液水肿，鼻梁低平，舌厚大外伸；肢端肥大症的患儿表现独特，颅骨部耳鼻增大、眉弓隆起；甲状腺功能亢进患儿可有突眼、眼球运动障碍、颈部增粗；库欣综合征患儿常有满月脸等。

4. 外生殖器检查

检查患儿外生殖器是否发育异常、与年龄不符。8 岁前的女孩，其乳房的发育要尤其重视乳头处乳晕着色情况，是否有触痛；阴道是否有分泌物及其性状如何，有无类似月经来潮的情况出现，有无大阴唇开始增厚、小阴唇着色情况，是否长阴毛。小于 9 岁的男孩，注意其阴茎及睾丸的大小，是否长阴毛，有无早期遗精现象。

5. 辅助检查

血液与尿生化测定、激素及其代谢产物测定；左手全掌（正位）片、膝关节 X 线、CT、MRI、B 超可鉴定下丘脑 – 垂体、甲状腺、肾上腺、性腺疾病等；同位素检查；自身抗体检测等。

三、护理措施

（一）防止感染

糖尿病和尿崩症患儿多有尿频、尿量增多和烦渴，严重者常导致脱水，出现皮肤黏膜干燥、弹性差，患儿的抵抗力减弱，易并发感染。因此，保持床面干净整洁、定时清洗臀部对于预防皮肤破溃有着重要的意义。性早熟患儿应该注重性器官周围的局部清洁，患儿的内裤需定期更换，便前便后清洁双手；若出现外阴炎症，即以 1∶5000 的高锰酸钾溶液坐浴，同时积极进行抗感染治疗。

（二）并发症处理

1. 酮症酸中毒的护理

密切观察患儿血氧饱和度、呼吸、血压、瞳孔、神志、心率等，并持续监测血糖、尿量、血气分析、电解质、血尿酮体、酸碱平衡状态，并且记录 24 小时出入液量。快速建立两条静脉通道，一条通道为胰岛素专用，另一条通道为静脉补液专用。开始时采取快速补液治疗，第 1 小时按 10～20 mL/kg 快速静脉输注生理盐水，以纠正休克。第 2 小时开始加用小剂量胰岛素静点。此后根据患儿状态及血糖、血气结果来调整液体、糖盐浓度及进液速度，以维持血糖在 8～10 mmol/L。使用胰岛素后，可引起低血钾，从而导致手足无力等症状。因此，在患儿有尿时，即应在输入液体中加入氯化钾溶液，并给予心电监护，同时监测血钾浓度，注意补钾速度不能过快。由于酮体和乳酸的堆积，患儿可出现酸中毒，输液过程中应密切观察血 pH 值，遵医嘱对患儿进行治疗。待患儿状态改善，酮症酸中毒纠正，尿酮体（–），有进食欲望且能耐受进食，后停止此前的静脉输液，改为皮下注射胰岛素。整个治疗期间，需要观察患儿生命体征、意识状态等。

2. 低血糖

低血糖发生的原因有很多，其中最重要的是胰岛素过度使用、能量获取减少以及近期活动强度增加导致的突发性低血糖。低血糖发作表现：行为改变如疲乏、易激动；交感神经兴奋症状如面色苍白、心慌、出冷汗、颤抖。指导患儿及其家属识别低血糖反应，一旦发生应立即平卧，进食含糖量较高的食物，如糖块、含糖饮料等。必要时静脉注射 50% 葡萄糖溶液，并在 24 小时内密切监测血糖变化，注意观察原有的饮食计划及运动计划并科学调整，从而预防低血糖再次发生。

（三）加强行为训练，提高自理能力

指导患儿多进行益智的行为训练，以促进智力的发育。加强患儿日常生活护理，防止意外伤害发生。

（四）健康教育

1. 饮食护理

考虑到患儿年龄、生长发育需求及日常活动等因素，营养学的研究表明，患儿每日所需总热量（kcal）= 1000 +［年龄 ×（70～100）］。糖尿病患儿进食糖尿病餐，养成定时定量进餐的习惯，减少血糖波动，并能维持正常的生长发育。性早熟患儿应减少食用激素含量高的食物，如大豆、动物内脏和被激素催熟的蔬菜、水果等。给予尿崩症患儿高热量、高蛋白、营养丰富的低盐饮食，多补充维生素；若患儿能够正常饮水，应充分保证饮水需求；若发现患儿出现脱水、高钠血症等表现，在保证水量充足的前提下缓慢供给，预防脑水肿等并发症的产生。生长激素缺乏症患儿除了补充足够的营养物质，要特别注意补充维生素 D 和铁剂。

2. 运动锻炼

鼓励患儿坚持适量的运动锻炼，注意劳逸结合。运动能促进患儿生长发育和身体功能健全，提高患儿免疫力。对糖尿病患儿，鼓励其进行有氧运动，要注意运动时间，每次 30～60 分钟即可，每周至少 4 次。根据患儿的身体状况选择运动项目和运动量，如果病情严重，应避免运动。如果患儿出现恶心、胸闷、头晕等情况，要立即停止运动；如果症状不能缓解，要及时就医。

3. 用药护理

告知患儿及其家属药物正确的使用方法，以及可能出现的不良反应和缓解措施，以便出现不良反应时及时应对。向患儿及家属讲解药物的常规用法、用量，规律用药的重要性，定期复查的意义等。

（1）胰岛素用药护理：1 型糖尿病患儿应接受胰岛素的强化治疗（即每日多次注射或持续皮下输注胰岛素）。患儿本身对于注射就存在抗拒心理，而胰岛素需要反复多次注射，因此患儿可能有一定程度的心理障碍。对患儿进行恰当、适时的抚慰可以帮助患儿减轻注射时的痛苦，尽快地进行胰岛素治疗，以期达到较为理想的治疗效果。条件允许的情况下，亲子间进行模拟注射可相对减少其恐惧及焦虑等负面情绪产生；当患儿表现激烈时，立即停止注射，待情绪稳定后再继续注射，以免出现危险。人体适合注射胰岛素的部位是腹部、大腿外侧、上臂外侧和臀部外上侧，注意注射部位的轮换，避免皮下脂肪的萎缩硬化。

（2）糖尿病患儿服用双胍类药物要在餐中服药，或者餐后立即服药。患儿可能出现胃肠道反应，如恶心、呕吐等，服用药物时从小剂量开始，遵照医嘱选择用药。

（3）性早熟患儿注射促性腺激素释放激素类似物时，由于注射药物的特殊性质，需采用较大针头深部肌肉注射。谨慎选取注射部位并经常更换，注射药物即用即配，注射时必须仔细观察注射部位是否出现疼痛、硬结及发红症状，有无皮肤过敏、白细胞和血小板减少等不良反应。

（4）生长激素缺乏症患儿皮下注射基因重组人生长激素最好在睡前30～60分钟进行，以模仿人体生长激素分泌的峰值，有利于提高患儿的生长速率。使用过程中需经常更换注射部位，注意检测甲状腺功能和肝功能。

四、护理评价

（1）患儿体温能否恢复正常。

（2）患儿活动耐力是否增加，能否满足基本生活所需。

（3）患儿能否摄入足够的营养，满足生长发育的需要。

（4）患儿排泄物形态异常是否改善。

（5）患儿是否发生感染。

（6）患儿是否发生并发症或并发症是否被及时发现和处理。

（7）患儿及家长焦虑是否减轻。

（8）患儿及家长是否掌握疾病治疗和护理知识。

（房玉辉）

第五节　心血管系统疾病护理规范

一、概述

心血管系统包括心脏、血管和调节血液循环的神经体液。心血管系统疾病由心脏疾病和血管疾病组成。小儿心脏重量、心脏容积、房室发育、血管特点、心脏位置和形态以及神经调节均与成人有所区别。小儿常见的心血管疾病有先天性心脏病、心肌炎、心内膜炎、心内膜弹力纤维增生症、小儿心律失常和心力衰竭等。先天性心脏病是小儿最常见的心血管疾病，是指心脏及大血管在胚胎期即出现了发育异常，导致心脏及心血管系统先天性畸形及功能不全，常见的有室间隔缺损、房间隔缺损、动脉导管未闭、肺动脉狭窄、法洛四联症和大动脉错位等。

二、护理评估

（一）健康史

1. 一般情况

患儿生长发育情况，与同龄儿相比活动耐力是否下降；喂养时是否躁动、吐奶；哭闹时声音是否嘶哑；是否喜蹲踞位；是否曾经存在突发的呼吸困难、有无加重，有无晕厥病史。

2. 营养状况

注意患儿精神状态、生长发育情况，皮肤黏膜是否发绀及其程度。

3. 既往病史

评估患儿心脏病发病时间及日后的进展，皮肤是否出现青紫及出现的时间。了解母亲妊娠史，妊娠初期是否有病毒感染史、放射性物质接触史、有害物质接触史、用药史、吸烟、饮酒史。母亲是否患有代谢性疾病，是否有家族遗传性疾病史。

（二）身体状况

1. 一般状态

入院后对患儿进行检查，注意观察患儿心率、心律、呼吸、体温和血压等生命体征是否异常。检查患儿精神状况、生长发育情况等。

2. 皮肤黏膜

观察患儿皮肤黏膜的颜色情况、温度和湿度是否适宜；有无发绀情况、其程度如何；有无水肿出现，尤其注意身体低垂部位。

3. 肺部检查

肺部听诊是否正常，干湿啰音是否存在，其位置与程度如何、与体位变化是否存在关系；胸廓有无畸形，有无震颤产生；有无胸腔积液，其位置与程度如何。

4. 心脏血管检查

有无胸前区隆起，心尖搏动的位置和范围是否正常，有无震颤和心包摩擦感。心率快慢，心律是否整齐，心脏听诊是否存在杂音，其位置、时间、性质和程度如何，特别注意肺动脉瓣区第二心音是增强还是减弱，是否有分裂，有无周围血管征。

5. 辅助检查

血液标本测定、X 线、心电图、超声心动图等检查可了解患儿有无心脏功能的变化，但病情较严重的患者，需行心导管检查和心血管造影等针对性检查。

（三）心理－社会状况

（1）先天性心脏病复杂且多样，治疗方式也各有不同，但多数病种的治疗耗时长，费用高。了解患儿家庭的治疗意愿、承受能力等，及时进行心理疏导。

（2）部分疾病会遗留心脏功能障碍，可能会影响患儿以后融入社会，要注意患儿及家属的心理护理，避免产生负面情绪。

（3）评估患儿精神、心理变化，了解患儿的日常生活、学习、家庭对其的影响。

（4）评估患儿的家庭成员组成、家庭经济情况、文化教育背景、对患儿的关心和支持程度，以及家属对患儿所患疾病的认识和对患儿的照顾情况。此外，还应了解患儿有无医疗保障，患儿出院后的就医条件，以及居住地的社区保障资源等能否满足出院后的医疗护理需求。

三、护理措施

（一）一般护理

集中护理，避免引起患儿情绪激动和大哭大闹。保持病室干净整洁，室温控制以

18～22 ℃为宜，相对湿度则以55%～65%为宜。为了获得患儿的配合，可根据其年龄、爱好、病情进行适当的游戏。

（二）休息

急性期患儿应采用半卧位或平卧位休息，心功能不全的患儿早期卧床休息，病情好转后逐渐增加活动量，并定期监测心电图，在可耐受范围内逐渐增加活动量，患儿活动时必须有家属陪伴。若出现突发状况如胸闷、晕厥，应及时休息并吸氧，给予恰当的处置。患儿状态好转后仍要对活动加以控制，可在监测的情况下酌情增减，总休息时间一般不少于3～6个月。

（三）供给充足营养

由于幼儿的消化系统不完善或发育未完全，易消化的膳食搭配有助于患儿消化吸收，还可预防便秘；高能量和高蛋白质食物可为患儿提供能量，有利于自身免疫力的增强；同时确保摄入充足的水分以利于体内代谢废物排出，也能达到降温的效果。应当保证患儿清淡饮食，进食的食物应当以流质或者半流质的食物为主。患儿喂养期间应注意少食多餐，避免暴饮暴食。心血管系统疾病的患儿进食晚餐要谨慎，过度地进食晚餐会加重心脏负荷。心功能不全伴有水肿的患儿应适当限制钠盐和水的摄入量。一般心肌炎患儿进食时应注意低盐，心功能不全患儿应短期避免摄盐。急性期应禁食油炸食品、刺激性食品。

（四）预防感染

心血管疾病患儿一般体质较弱，易受感染性疾病侵袭，幼儿呼吸系统发育不完善，多有累及，一旦并发呼吸系统疾病，常出现心力衰竭，故感染出现时应加强护理，注意季节、温度的变化，勤增减衣物。严格执行探视制度，减少陪护和探视人员，保持室内空气清新，增加空气消毒的次数，预防院内感染的发生。在疾病流行期间，体质较差、免疫力较弱的患儿可给予保护性隔离。做各种口腔小手术时，预防性使用抗生素可大大减少感染性心内膜炎的发生；若感染已经发生，应及时给予规范的治疗，不可延误病情。

（五）观察病情，及时发现和处理并发症

（1）密切观察和记录患儿生命体征，注意神志及精神反应，监测患儿体温、心率、呼吸频率及幅度、血压等。对明显心律失常者应进行持续心电监护，心电监护出现特征性变化如多源性期前收缩、频发室性期前收缩、完全性房室传导阻滞、心动过速或过缓时应立即告知医生，并同时紧急救护，及时给予恰当的处置措施，保障患儿的生命安全。

（2）患儿出现胸闷、气促等一般症状时应立即休息，若未见缓解可给予吸氧处置。烦躁不安的患儿为防止躁动进一步加重心脏负荷，可遵医嘱给予镇静剂。对于心力衰竭的患儿，为减轻其心脏负荷，应让其处于半卧位，避免嘈杂环境，静脉给药的滴速也应适当控制，不能过快。幼儿身体功能尚未发育完善，洋地黄制剂用量应偏小，用药期间还需密切注意观察心率变化；若出现症状的反复或加重，或出现新的症状，应立即暂停用药并告知医生，及时予以处理，切勿延误治疗时间。利尿剂的应用可在一定程度上减轻洋地黄制剂的药物毒理作用，但患儿的电解质调节能力一般较弱，应注意电解质紊乱的发生，避免由利尿剂产生的不良反应。

（3）心源性休克是心血管疾病患儿的严重并发症，可引起死亡，一旦出现必须及时抢救。患儿的自我调节能力有限，心脏功能储备不足，滴速必须严格控制，有条件者可使用输液泵，从而避免患儿血容量波动过大。

（4）缺氧发作护理：缺氧发作时患儿突然起病，哭闹，烦躁不安，出现明显的呼吸困难，呼吸加深加快，鼻翼翕动，部分患儿出现三凹征，发绀加重，经皮氧饱和度进一步下降，心率增快，而心脏杂音减轻或消失，出现抽搐、意识丧失、肌张力降低。缺氧发作时，患儿的体位在一定程度上可以缓解过重的心脏负荷，应立即采取膝胸卧位，一般给氧量为 4～6 L/min，可根据医嘱给予患儿水合氯酸灌肠或静脉注射地西泮镇静。

（5）患儿血液较黏稠，需密切观察栓塞症状的出现。如有高热、多汗或吐泻等情况，应及时纠正脱水，嘱家长督促患儿多饮水，必要时静脉补液。

（6）心力衰竭（心衰）护理：观察有无心率增快，是否存在呼吸困难、程度如何，呼吸时是否有被迫体位，是否有端坐呼吸，口鼻是否有异物，痰是否呈泡沫状，身体是否有水肿、其位置和程度如何，是否存在肝大等心力衰竭的表现。如出现上述表现，应立即置患儿于半卧位，给予吸氧，及时与医师取得联系，立即按心衰处理。在输液过程中，为了减轻其心脏负荷，应该严格控制输液速度，在有条件的情况下选择输液泵进行输液治疗。

四、护理评价

（1）患儿活动耐力是否增加，满足基本生活的需要。

（2）患儿能否获得充足的营养，满足生长发育所需。

（3）患儿是否发生感染。

（4）患儿是否发生并发症或并发症是否被及时发现和处理。

（5）患儿及家长焦虑是否减轻。

（6）患儿和家长是否了解本病的有关知识，是否积极配合诊疗和护理。

（房玉辉）

第六节　泌尿系统疾病护理规范

一、概述

泌尿系统由肾脏、输尿管、膀胱和尿道等器官组成。泌尿系统疾病是指由各种原因引起的肾小球、肾小管、肾间质、膀胱、尿道和肾血管疾病，是我国儿童的常见病和多发病。儿童常见的泌尿系统疾病包括急性肾小球肾炎、肾病综合征、泌尿系统感染等。其中，肾小球疾病占首位，临床可分为原发性肾小球疾病、继发性肾小球疾病和遗传性肾小球疾病；其次为泌尿系统感染，按照病原侵袭部位不同，分为肾盂肾炎、膀胱炎和尿道炎。

二、护理评估

（一）健康史

1. 一般情况

患儿的年龄、生长发育情况、作息时间、自理能力情况等。

2. 营养状况

评估患儿营养状况，通过测量患儿的身高、体重、头围、胸围、腹围、皮下脂肪厚度等，掌握患儿生长发育情况。通过询问患儿进食情况，了解患儿饮食习惯，如进食种类、数量、水及盐摄入情况，评估患儿有无食欲减退、乏力、腹泻、便秘、懒言、嗜睡等。此外，还要了解患儿能量及营养物质摄入情况，观察有无营养缺乏的症状，如面色苍白、夜惊、夜盲等。

（二）身体状况

1. 生命体征

评估患儿一般状态，如神志、体温、脉搏、呼吸、血压等。评估有无颈静脉怒张及肝大，心率是否增快，肺部有无啰音等。注意患儿有无血尿、蛋白尿、少尿、水肿、高血压等，有无发热、乏力、腰部钝痛、尿频、尿急、尿痛等伴随症状。

2. 水肿特征

儿科肾小球疾病多伴有水肿，应检查水肿部位，了解水肿开始时间、持续时间、发生的初始部位、发展顺序、程度及皮肤的完整性。此外，还要了解患儿排尿次数及尿量、尿色等。

3. 其他症状

评估有无神志改变，是否有上呼吸道感染、肺炎、高血压脑病、充血性心力衰竭、急性肾损伤等并发症表现。

4. 辅助检查

血常规、血生化、凝血功能、尿常规、尿蛋白定性、尿培养、抗链球菌溶血素“O”、血尿素氮、肌酐等；肾穿刺活检；影像学检查：B 型超声检查、CT 扫描、排泄性膀胱造影（MCU）、核素肾静态显影（DMSA）等。上述检查可帮助了解患儿有无泌尿系统畸形和膀胱输尿管反流，评估慢性肾脏损害或瘢痕进展情况等。

（三）心理 – 社会状况

（1）了解患儿及其家长对疾病的心理反应及应对方式，对疾病的态度、关心程度等，了解患儿对治疗和休息的配合情况。

（2）评估家庭结构、居住环境、生活习惯、经济状况、社会支持系统是否健全等，了解家庭成员对疾病相关知识的认知程度和防治态度。

三、护理措施

（一）一般护理

由于肾脏疾病大多时轻时重、迁延不愈，治疗较为困难，患儿常出现各种不利于疾病恢复的负面情绪。因此，在条件允许的情况下，应将病室布置成患儿熟悉的环境，保持环境安静、室内空气清新、温湿度适宜、床单位清洁舒适。及时更换汗湿的衣物，急性期应卧床休息以减轻症状，保证睡眠充足，病情稳定后可适当活动。此外，护士应多关心患儿，鼓励家长多与患儿沟通，鼓励患儿表达情感及心理需求，使患儿逐渐熟悉和习惯新的环境，缓解患儿的焦虑、恐惧感。

（二）病情观察

严密观察病情变化，监测患儿生命体征，注意血压、尿量的变化，观察患儿有无剧烈头痛、恶心、呕吐等症状，及时发现肾衰竭、高血压脑病等并发症的早期表现，备好抢救物品，遵医嘱及时处理。

（三）体液过多的护理

准确记录 24 小时出入量，密切监测尿量、体重、腹围的变化，评估并记录皮肤水肿的部位、程度、性质、持续时间，观察各部位水肿的消长情况。下肢水肿明显者，卧床休息时可抬高下肢；严重水肿伴高血压时限水、钠的摄入，遵医嘱使用利尿剂，注意保持水、电解质平衡。

（四）饮食护理

给予富含优质蛋白（乳类、蛋、鱼、家禽等）、足量糖类及高维生素的低脂易消化饮食，以满足患儿的热量需求；除严重少尿或循环充血外，一般不必严格限制水的摄入；水肿时应限制钠盐的摄入，但应注意有无低钠血症；大量蛋白尿时限制蛋白质摄入，为防止低钙血症，应补充维生素 D、钙、铁等；避免摄入引起假性血尿的食物（蜂蜜、黑莓等）；激素治疗过程中食欲增加者应适当控制食量。

（五）休息与活动

评估患儿病情及活动的耐受性。急性肾小球肾炎患儿起病 2 周内应卧床休息；肾病综合征患儿严重水肿和高血压时，须卧床休息，以减轻心脏和肾脏的负担。但要注意经常变换体位，以防静脉血栓等并发症。病情缓解或稳定后可逐渐增加活动量，但应避免劳累。

（六）体温过高的护理

密切监测患儿体温变化，观察发热特点、时间间隔等，注意生命体征变化。高热或伴不适的患儿，应及时予以降温处置。可给予物理降温，物理降温宜用温水擦浴，禁用酒精擦浴，以避免其对皮肤的刺激。必要时给予药物降温，口服布洛芬混悬滴剂或使用对乙酰氨基酚栓纳肛等，用药后注意观察患儿体温和出汗情况，降温过程中鼓励患儿多饮水。当热退出汗时，应及时用干毛巾擦干汗液，及时更换衣物，以免着凉。

（七）排尿障碍的护理

对于排尿障碍的患儿，如无禁忌证，应鼓励患儿大量饮水，通过增加尿量起到冲洗尿道的作用；加强个人卫生，做好会阴部清洁，便后及时冲洗外阴，婴儿应勤换尿布，尿布用开水烫洗晒干，也可煮沸或高压消毒。对于出现尿痛的患儿，可进行局部按摩或者热敷，以缓解疼痛。

（八）预防感染

保持病房环境清洁，空气清新，每天定时通风，定期进行空气消毒；做好保护性隔离，与感染患儿分室收治，限制探视人数；教育患儿及家长注意个人卫生，讲解预防感染的重要性，尽量避免去人员密集的公共场所；寒冷季节注意保暖，避免感染。

（九）保持皮肤黏膜的完整性

1. 皮肤护理

床单位应保持清洁、干燥、平整；及时为患儿修剪指甲，避免抓伤皮肤，造成破溃和感染，若皮肤破溃可涂碘伏预防感染；选用宽松、柔软的棉质衣物，卧床期间应勤翻身，翻身时避免拖拉、揉搓皮肤，必要时使用气垫床等，预防压疮；发热时因出汗多，内衣需勤换洗，随时清理大小便，注意保持皮肤的清洁卫生；水肿严重时避免肌内注射。

2. 外阴护理

患儿外阴水肿严重时应双腿分开，以减少挤压；男童阴囊水肿时可用棉垫或丁字带托起，并保持平整干燥，监测阴囊水肿大小及表面张力；不可下地行走，外出检查时应用轮椅或平车推送。

（十）用药护理

1. 糖皮质激素

使用激素（如甲泼尼龙）前应向患儿及家长解释治疗目的、方法及连续治疗的重要性，按时、按量、按医嘱用药。治疗期间注意每日尿量、尿蛋白变化及血浆蛋白恢复情况，注意观察激素的不良反应，如库欣综合征、高血压、消化道溃疡、骨质疏松等。遵医嘱及时补充维生素 D 及钙质，以免发生手足搐搦症。用药期间避免剧烈活动，防止外伤及预防感染。

2. 利尿剂

应用利尿剂（如呋塞米）时注意观察尿量、体重、水肿、血压的变化，做好记录，保证 24 小时出入量平衡。若尿量过多应及时与医生联系，大量利尿可加重血容量不足，有出现低血容量性休克或静脉血栓的危险。定期监测电解质，防止电解质紊乱。

3. 免疫抑制剂

使用免疫抑制剂（如环磷酰胺）治疗前应向患儿及家长解释治疗目的、方法及连续治疗的重要性，按医嘱用药。口服时，不可与其他口服药同服，不可随意停药或更改剂量；冲击治疗时，应注意输注浓度和速度，保持静脉通畅，防止药物外渗而引起局部组织坏死。用药期间多饮水和定期查血常规，注意有无白细胞数下降、脱发、胃肠道反应及出血性膀胱炎等药物不良反应，以及预防感染。

4. 抗凝药物

使用抗凝药物（如低分子肝素）和溶栓疗法能改善肾病的临床症状，达到理想的治疗效果。在使用抗凝药物过程中，注意监测凝血功能，观察有无皮肤黏膜出血，若有则及时处理。

5. 降压药物

使用降压药（如钙离子拮抗剂）时，应遵医嘱正确给药。静脉用药时，应注意输注速度，定时监测血压，预防直立性低血压等不良反应。

（十一）心理护理

关注患儿和家长的心理及情绪，医护人员应多关心患儿及家长，加强有效沟通，了解需求，指导家长正向激励患儿，使其减轻焦虑，增强战胜疾病的信心，积极配合治疗及护理工作。

四、护理评价

（1）患儿尿量是否增加，水肿是否逐渐消退，血压能否维持正常。

（2）患儿是否能合理饮食，摄入足够的营养。

（3）患儿活动耐力是否逐渐增加，能否根据病情合理休息。

（4）患儿体温能否降至正常。

（5）患儿排尿是否恢复正常，家长或年长儿是否能自我监测小便的颜色、性质及量。

（6）患儿及家长是否能采取预防感染的措施，避免发生感染。

（7）患儿皮肤是否完整，是否发生感染。

（8）患儿是否发生并发症或并发症是否被及时发现和有效处理。

（9）患儿及家长焦虑是否减轻。

（10）患儿及家长是否掌握泌尿系统疾病防治的护理知识及技能，是否积极配合治疗和护理，遵医嘱用药，坚持完成疗程。

（房玉辉）

第七节　风湿免疫系统疾病护理规范

一、概述

儿童常见的风湿免疫系统疾病包括风湿热、幼年类风湿性关节炎、皮肤黏膜淋巴结综合征、过敏性紫癜等。儿童风湿免疫系统疾病的临床特点有别于成人。一些儿童风湿免疫系统疾病的全身症状较成人明显，如全身性起病型幼年类风湿关节炎；儿童系统性红斑狼疮起病较急，预后较成人差；多数成人风湿性疾病常迁延不愈、反复发作，而儿童皮肤黏膜淋巴结综合征和儿童过敏性紫癜却很少复发。

二、护理评估

（一）健康史

1. 一般情况

患儿的年龄、体重，有无传染病接触史、接触方式、接触时间，有无接种减毒活疫苗，有无上呼吸道感染的表现，有无发热、关节疼痛、皮疹等，有无精神异常或不自主的动作表现，家庭居住的气候、环境条件等。

2. 营养状况

通过测量患儿的体重、身高、头围、胸围、皮下脂肪厚度等，掌握患儿生长发育情况，初步评估患儿营养状况。通过询问了解患儿进食情况、饮食习惯，如进食种类及数量，评估患儿有无偏食、腹泻、便秘等。此外，还要了解患儿有无营养缺乏的症状，如面色苍白、夜惊、夜盲等。

3. 既往病史

既往健康状况，有无心脏病或关节炎病史，是否患其他感染性疾病或传染病等。

4. 家族史

患儿父母既往健康状况，患儿兄弟姐妹是否患病，家族成员中有无类似的疾病。

（二）身体状况

1. 生命体征

监测患儿体温、脉搏、呼吸、血压、疼痛等，了解发热的热峰、热型、持续时间，观察有无气促、咳嗽、咳痰、呼吸困难、心率增快、咽痛等，注意心率加快与体温升高是否一致。

2. 皮肤症状

儿童风湿免疫系统疾病多伴有皮肤症状，如皮下小结、环形红斑、紫癜或皮疹等。

了解皮肤改变的时间、部位、顺序、性质、颜色及疹间皮肤是否正常，尤其应注意躯干和关节伸侧等部位，对临床诊断有很大帮助。此外，还要了解出现皮肤改变前有无发热、咳嗽、咽痛、畏光、流泪、眼部分泌物增多及口腔黏膜改变等。

3. 其他症状

检查四肢关节有无红、肿、热、痛表现，有无活动受限，听诊有无心音减弱、奔马律及心脏杂音等。

三、护理措施

（一）维持体温正常

（1）密切监测患儿体温变化，注意热型及发热伴随症状，观察有无皮疹、关节痛、乏力、食欲缺乏、肌肉酸痛、眼部受损及心功能不全等，警惕高热惊厥的发生。

（2）发热时遵医嘱予以物理降温和 / 或药物降温，并观察降温效果；降温后及时擦干汗液，更换衣物，保持皮肤清洁，防止受凉。

（3）保证患儿摄入充足的水分和热量，维持病室适宜的温湿度，避免引起患儿的不适。

（二）皮肤护理

（1）观察皮疹的形态、颜色、数量、分布以及皮损程度判断是否反复出现，每日详细记录皮疹变化情况。

（2）皮肤保持清洁，忌用对皮肤有刺激的碱性肥皂、化妆品等；避免日照，在户外活动时可戴宽边帽，穿长袖衣服；衣物宽松、柔软，勤洗勤换；保持被褥平整、柔软、无渣屑。

（3）有皮疹时避免患儿搔抓，遵医嘱涂药，协助患儿剪短指甲，避免抓伤而导致继发感染；皮屑勿撕掉，应用无菌剪剪除；有皮肤破溃时及时处理，避免感染。

（4）避免接触可能导致过敏的任何因素，并遵医嘱使用抗过敏药和止血药等。

（三）黏膜护理

（1）观察口腔黏膜情况，做好口腔护理，唇干、皲裂者给予涂抹油剂保护。注意眼部、肛周清洁，必要时遵医嘱予以抗生素软膏涂抹，预防感染。

（2）严格执行消毒隔离制度，与感染性疾病患儿分室居住，减少探视，病室定时通风，医护人员及家长要注意手卫生，避免交叉感染。

（四）防止发生严重的心功能损害

（1）患儿在病程急性期应绝对卧床休息至急性症状消失，保持环境舒适，床单位干净整洁。无心脏炎者大约 1 个月；合并心脏炎者需至少 2～3 个月；心脏炎伴心力衰竭者应卧床 6 个月后逐渐恢复正常活动。

（2）密切观察患儿面色、呼吸、心率、心律、心音及意识的变化，监测有无心功能损害的表现。如出现烦躁不安、面色苍白、多汗、气急等心力衰竭的表现，应及时处理。

（3）遵医嘱抗风湿治疗，有心力衰竭者加用洋地黄制剂，同时配合吸氧、利尿、维持水电解质平衡等治疗。必要时可予以丙种球蛋白静脉输液，以降低冠状动脉并发症的发生率。

（五）减轻或消除疼痛

（1）观察关节疼痛及受累的程度，如有无肿胀、畸形。关节受损累及指 / 趾关节时，呈梭形肿胀；累及颈椎可致颈部疼痛和活动受限；累及髋关节可致股骨头坏死，发生永久性跛行。

（2）关节受损急性期应卧床休息，关节制动、保暖，利用夹板、沙袋固定患肢于功能位置，维护关节功能，或用支架保护患肢不受压等以减轻疼痛；也可以进行温水浴或局部热敷以减轻疼痛。移动患儿肢体时要轻柔，并做好皮肤护理。

（3）关节受损恢复期尽早开始康复训练，遵循循序渐进的原则，先被动活动，后主动活动。可指导家长帮助患儿做关节的被动运动和按摩；运动后若关节疼痛肿胀加重可暂时停止运动。鼓励患儿在日常生活中尽量独立，并提供帮助独立的设备，注意防止意外伤害的发生。

（4）腹痛时禁止热敷，遵医嘱使用糖皮质激素和肠道黏膜保护剂，并观察其效果及不良反应，及时予以处理。

（5）教会患儿放松、娱乐等方法，用以减轻疼痛。

（六）病情观察

（1）观察患儿有无血便、腹痛等情况，指导合理饮食和用药，必要时禁食。出血量多时考虑输血，并经静脉补充营养。

（2）观察尿色、尿量和尿液性质，定期检查尿常规。若有血尿和蛋白尿，按肾炎护理。

（七）用药指导

（1）非甾体抗炎药易引起凝血异常、胃肠道反应、肝肾功能损害、神经系统异常等不良反应，可饭后服药以减少对胃的刺激，并按医嘱加用维生素 K 防止出血。每 2～3 个月检查血常规和肝肾功能。如出现水痘等病毒感染或其他不良反应，要及时到医院就诊。

（2）糖皮质激素和免疫抑制剂是治疗风湿免疫性疾病的主要药物，要遵医嘱用药，同时注意药物的不良反应和疗效。应用糖皮质激素的患儿易出现满月脸、肥胖、消化道溃疡、肾上腺皮质功能不全、精神症状、血压增高、电解质紊乱、免疫抑制等不良反应，需密切监测血压，注意有无腹痛、呕血、黑便等消化道出血症状，并与感染患儿分室居住，预防交叉感染；应用免疫抑制剂治疗过程中可能出现肝肾功能损害、口腔溃疡、骨髓抑制等不良反应，也可引起口腔真菌感染，应注意口腔护理，同时监测血常规、尿常规、肝肾功能。

（3）使用洋地黄制剂时应注意用药方式、剂量、频次、时间等，注意观察药物的毒副作用。患儿发生心肌炎时对洋地黄敏感且易出现中毒，用药期间应密切观察用药反应，注意有无恶心、呕吐、心律不齐、心动过缓等副作用，及时予以处理。

四、护理评价

（1）患儿体温是否恢复正常。

（2）患儿皮损是否好转，皮疹有无逐渐消退，有无皮肤感染发生。

（3）患儿口腔黏膜改变有无消退，有无疼痛不适，喂养是否正常。

（4）患儿能否保持充足的心输出量，生命体征是否正常。

（5）患儿疼痛是否减轻、消失，能否自由活动，关节和肠道症状是否消失。

（6）患儿体重有无增加，营养能否满足需求。

（7）患儿基本生活需求能否得到满足，是否表现为放松与舒适，活动休息是否安排适当，关节功能能否维持正常，是否能有效减慢疾病的发展。

（8）患儿家长情绪是否稳定。

（9）患儿及家长是否掌握疾病防治相关知识，能否积极配合治疗和护理。

（10）患儿有无感染发生。

（11）患儿有无并发症发生或并发症出现后能否及时处理。

（房玉辉）

第七章　儿科静脉输液治疗护理

第一节　静脉输液基本原则与要求

一、静脉输液前评估

（1）评估患儿的年龄、病情、过敏史、静脉治疗方案、药物性质等，选择合适的输注途径和静脉治疗工具。穿刺困难的患儿可考虑使用血管可视化技术。

（2）评估穿刺部位皮肤情况和静脉条件，在满足治疗需要的情况下，尽量选择管径最细、内腔最少、创伤性最小的导管装置。

（3）一次性静脉输液钢针宜用于短期或单次给药，腐蚀性药物不应使用一次性静脉输液钢针。

（4）对于新生儿、儿童、输注紫杉醇类化疗药物的患儿，建议使用非 PVC 和不含 DEHP 的输液工具，以降低药物吸附导致浓度下降等风险。

（5）植入式静脉输液港（Port）可用于任何性质的药物输注，不应使用高压注射泵注射造影剂（耐高 IE 导管除外）。

二、静脉输液穿刺导管的分类与选择

（一）外周静脉短导管

（1）外周静脉短导管宜用于短期静脉输液治疗，不宜用于腐蚀性药物等持续性静脉输注。

（2）外周静脉短导管分为开放式和密闭式两大类。宜选择密闭式安全型外周静脉短导管，以防针刺伤发生和血源性暴露。

（3）留置时间：儿童留置时间可视评估情况决定。

（4）为避免因更换接头而造成重复穿刺，应选择可随时更换接头的短导管。

（二）中心静脉导管（CVC）

（1）CVC 置管后应常规接受胸片检查，确定导管尖端位置，排除气胸。

（2）导管尖端位置位于上腔静脉下 1/3 处或上腔静脉与右心房的连接处。

（三）经外周静脉穿刺的中心静脉导管（PICC）

（1）PICC 宜用于中长期静脉治疗，可用于任何性质的药物输注，不应用于 CT 和磁共振检查时高压注射泵注射造影剂和血液动力学监测（耐高压导管除外）。

（2）按导管设计分为有瓣膜式和无瓣膜式，按功能分为普通型和耐高压型，按管腔分为单腔式和多腔式。

（3）锁骨下淋巴结肿大或有肿块侧、安装起搏器侧、接受放射治疗侧肢体、患淋巴结水肿或脑血管意外累及患侧肢体、偏瘫肢体不宜进行同侧置管，患有上腔静脉综合征的患儿不宜选择上肢置管。

（4）有血栓史、血管手术史的静脉不应进行置管；放疗部位不宜进行置管。

（5）宜选择肘部或上臂静脉作为穿刺部位，其他可选择的部位还包括腋静脉、颞静脉、头部的耳后静脉、下肢的大隐静脉，应避开感染及有损伤的部位。

（6）应用传统穿刺法或改良塞丁格法：首选贵要静脉，避免在肘关节处穿刺。

（7）超声引导下改良塞丁格法：首选贵要静脉，在上臂利用超声评估患儿血管。

（8）应使用超声引导进行置管，使用超声测量血管直径并选择导管 / 血管比例为 45% 或更低的导管，以减少插管次数和机械并发症。

（9）PICC 置管时应建立最大化无菌屏障，包括操作者穿戴手术帽、口罩、无菌隔离衣、无菌手套以及患儿全身铺盖无菌消毒巾等。

（10）导管尖端位置应位于上腔静脉的下 1/3 段或上腔静脉与右心房交界处的部位或横膈膜上方的下腔静脉。

（11）PICC 置管后应常规接受 X 线检查，确定导管位置，并排除气胸。

（12）任何情况下，滑出体外的 PICC 导管切忌再送入体内。

（13）置管侧上臂避免测量血压，不可在置管上方行静脉穿刺。

（14）导管在治疗间歇期间应至少每周维护一次。

（四）植入式静脉输液港（Port）

（1）连接 Port 时应使用专用的无损伤针穿刺，应用透明贴膜覆盖在无损伤针和穿刺部位，持续输液时无损伤针应每 7 天更换一次。对连接无损伤针的输液港装置，不输液的情况下需要每日冲管。

（2）Port 在治疗间隙期应至少每 4 周维护一次或根据器材说明书进行。

（3）不应在有输液港的同侧肢体进行血液动力学监测。

三、输液（血）器、输液附加装置的选择

（一）输液（血）器的选择

（1）过滤器的使用应遵照生产商的使用说明书以及输液治疗液体或药物的过滤要求。

（2）用 0.2 μm 微米孔径的过滤器过滤不含脂类的肠外营养液，1.2 μm 孔径的过滤器可过滤含脂类的乳剂，需每 24 小时更换一次过滤器。

（3）一次性使用输液器能滤过 20 μm 的微粒的比例必须＞80%，一次性使用精密过滤输液器的药液过滤器过滤介质孔径为 2.0～5.0 μm。

（4）极少量的药物注射时应避免使用过滤器，因为药物截留时可能会严重降低输送给患儿的药物量。

（5）输注药品说明书所规定的避光药物时，应使用避光输液器。

（6）特殊药物（如紫杉醇）不应使用 PVC 材质的输液器，以免 PVC 输液器中的 DEHP 释出；新生儿、青春期前的男性不宜使用含 DEHP 的输液器。标准的血液输注装置包括 170～260 μm 的过滤器。

（7）输注脂肪乳剂、化疗药物以及中药制剂时宜使用精密过滤输液器。

（8）所有输液装置连续输液使用不超过 24 小时。

（9）用于输注全血、成分血或者生物制剂的输血器应 4 小时更换一次。

（10）输血前后应用无菌生理盐水冲洗输血管道。

（11）连续输注不同供血者的血液时，应该在前一袋血输尽后，用无菌生理盐水冲洗输血器，再接下一袋血继续输注。

（二）输液接头的使用和维护

（1）输液接头首选螺口连接，使用无针系统保证安全连接。

（2）输液接头是微生物定植的重要场所，与感染密切相关。安全的无针接头需要满足以下特点：①接头表面光滑平整，有利于充分消毒，防止细菌定植；②透明可视，便于观察冲洗效果，防止药液残留；③内部构造简单，避免死角，影响冲洗效果，导致细菌定植；④流径笔直，能够满足快速输注要求。

（3）每一次连接到通路前，均应消毒该无针输液接头，建议使用酒精棉片、0.5% 以上的含碘消毒剂或 0.5% 氯己定乙醇溶液。

（4）更换无针接头的频率不应过于频繁，一般大于 96 小时间隔，接头随导管更换。在出现以下情况时应该立即更换输液接头：①从导管里抽取血液培养样本之前，输注血制品后；②接头中有血液或者残留物；③明确被污染或损坏时；④无任何原因下的无针接头被移除。

四、敷贴的选择与更换原则

（1）穿刺点应覆盖无菌纱布或者无菌、透明、透气的贴膜。

（2）半透膜敷料（TSM）至少 5～7 天更换 1 次；纱布敷料至少 48 小时更换 1 次。如纱布敷贴和透明贴膜一起使用时，应视同于纱布敷贴，至少 48 小时更换 1 次。新生儿贴膜的更换，遵循“必要时更换”的原则。

（3）在出现渗出、局部压痛、其他感染征兆或贴膜松动、污染、脱落时需立即更换贴膜。

（4）每天观察并评估穿刺点周围有无发红、触痛。

（5）禁止将导管或者置管部位长期浸入水中。患儿可以淋浴，但前提是需要对穿刺点进行保护，并妥善保护导管体外部分。

五、导管的维护原则

（一）ACL 定义与流程（见表 7-1）

表 7-1　ACL 定义与流程

操作步骤	时机	操作	目的
A（assess）导管评估	每次输液前	抽回血 + 脉冲式冲管	评估导管功能，预防并发症
C（clear）冲管	每次输液前后	脉冲式冲管	清除导管内腔中的药物，减少不相容药物相互接触的风险
L（lock）封管	输液结束冲管后	正压封管	减少内腔堵塞和导管相关性血流感染（CR-BSI）的风险

（二）原则

（1）所有血管通路装置的冲管和封管应该使用单剂量系统（例如单剂量小瓶或有标签的预充式冲洗器）。

（2）不可将输液袋或输液瓶作为冲管液的来源。

（3）使用降低注射压强设计的预充式冲洗器或 10 mL 及以上注射器进行冲管。

（4）冲管液容积计算：最小冲管液量 =（导管 + 附加装置内部容积）×2。

更大量冲管液（例如，外周导管：5 mL；中心导管：10 mL）可以清除更多的纤维蛋白沉积、药物沉淀及内腔其他残留物。

（5）封管液量计算：封管液量 =（导管 + 附加装置的内部容积）×1.2。

（6）封管液选择（见表 7–2）。

表 7–2 封管液选择

导管类型	患儿	封管液
PYC/PICC/CVC	新生儿、儿童	不含防腐剂的 0.9% 的氯化钠溶液
		0.5～10 U/mL 稀释肝素液
PORT	儿童	100 U/mL 稀释肝素液

（房玉辉）

第二节 静脉输液置管与维护

一、外周静脉短导管

外周静脉短导管（套管针）作为一项新的护理技术被广泛采用，其操作简单，使用方便，套管柔软，随血管形状弯曲，对血管刺激小，可减少液体外渗，减少静脉穿刺次数，使静脉输液更加方便。既能保证静脉用药，又能提高护士的工作效率。

（一）外周静脉短导管应用指征

1. 适应证

（1）根据预期的输液治疗时间（如少于 6 天）及可穿刺部位，结合输液特性（如刺激、发疱、渗透压）选择外周静脉短导管。

（2）患儿宜使用 22～24 G 的导管，以降低穿刺伤害。

（3）输血或快速输液时，应选择更大规格的导管。

2. 相对禁忌证

连续输注发疱剂、肠外营养，药物渗透压大于 900 mOsm/L，pH 值＜ 5 或 pH 值＞ 9 的液体或药物。

3. 注意事项

（1）合理选择静脉，选择粗直、弹性好、易于固定的静脉。

（2）扎止血带时间不超过 2 分钟。

（3）胶布加强固定时不可缠绕肢体一周。

（4）外周静脉短导管留置时间＞ 72 小时，执行每班评估、交接，必要时记录。

（二）外周静脉短导管操作流程

1. 目的

（1）为短期输液患儿保持静脉通道通畅，便于抢救、给药。

（2）减轻患儿痛苦。

2. 评估

（1）评估患儿年龄、身体状况、意识状态、营养状况、诊断及合并症等。

（2）评估患儿皮肤及血管状况、惯用手、穿刺部位及周围情况及肢体活动度，了解外周静脉短导管使用既往史、输注并发症、心理状态及配合程度。

（3）评估患儿输液治疗类型、周期，用药情况。

3. 准备用物

（1）患儿准备：按需大小便，穿刺肢体保暖，取舒适体位。

（2）护士准备：衣帽整齐，修剪指甲，洗手，戴口罩。

（3）用物准备。①治疗车上层：治疗盘内放置皮肤消毒剂、胶布、无菌贴膜、止血带、一次性垫巾、棉签、弯盘、治疗执行单、一次性预充式导管冲洗器、静脉套管针、笔、手表、手消毒液、手套。②治疗车下层：利器盒、医疗垃圾桶、生活垃圾桶。

（4）环境准备：清洁、安静、光线适宜，屏风 / 床帘遮挡（必要时）。

4. 查对及准备

（1）洗手，戴口罩，备齐用物至患儿床旁。

（2）核对患儿床号、姓名、年龄、住院号，协助患儿做好准备，取舒适体位。

（3）将垫巾置于穿刺肢体下，扎止血带，合理选择血管后松开。

5. 消毒

（1）皮肤消毒剂消毒，消毒范围直径大于 8 cm 或大于敷料面积，待干。

（2）止血带的位置：消毒范围以外，尽可能接近穿刺点，备胶布。

（3）二次消毒。

6. 准备穿刺

（1）打开贴膜外包装，戴手套（必要时）。

（2）检查导管型号、有效期，确认包装完好。

（3）完全打开包装，拿捏针柄取出导管并检查。

（4）连接预充式导管冲洗器，持针座旋转向上除去针尖保护套，水平角度左右松动针芯。

（5）排尽导管内空气。

7. 静脉穿刺

（1）再次核对患儿身份信息。

（2）绷紧皮肤，固定静脉，持针翼以 15°～30° 角直刺血管。

（3）见回血降低角度（放平针翼）顺静脉走向再进针约 2 mm，确保针芯与导管都进入血管。

8. 送管

（1）退针芯：示指后撤针芯 2～3 mm，使针尖退入导管内。

（2）将导管全部送入血管。

9. 撤针芯

（1）松止血带。

（2）主力手固定针翼，非主力手以直线方向撤出针芯。

10. 固定（一捏、二抚、三压）

（1）敷料区域无菌干燥，撕除敷料背面离型纸，以穿刺点为中心，单手持膜，敷料预切口朝向针座方向，无张力自然垂放，达到最大无菌屏障。

（2）塑形：用拇指和示指指腹捏导管突起部分及针座，排除空气，避免水汽产生。

（3）抚平：用拇指抚平整片敷料边框，排除敷料内小空气，使敷料与皮肤充分黏合。

（4）按压：从预切口处移除边框，同时按压透明敷料，边撕边按。

（5）输液接头高于导管尖端，与血管平行，按U形固定，Y形接口朝外，高举平台法固定。

（6）标签标注：操作者的姓名或工号，置管或更换敷料的日期、时间。

11. 冲封管

（1）预充式导管冲洗器脉冲式冲管：最小冲管液量为导管及附加装置的2倍。

（2）正压封管。①肝素帽＋钢针连接：退出部分钢针，针尖斜面留在肝素帽内，保持正压，预充式导管冲洗器推尽（传统注射器内保留0.5～1 mL），先夹闭延长管，后拔出钢针。②分隔膜接头无针连接：保持正压，预充式导管冲洗器推尽（传统注射器内保留0.5～1 mL），先夹闭延长管，再拔冲洗针管。

12. 拔管

（1）0°或180°去除敷料。

（2）无菌棉球按压穿刺点。

（3）顺导管方向拔除导管。

（4）检查导管的完整性。

13. 安置患儿、洗手、记录

终末处理。

14. 健康教育

（1）告知患儿家属，避免剧烈运动，注意不抓挠。

（2）穿刺部位出现肿胀、疼痛等异常不适时，及时告知医务人员。

（3）沐浴、洗手时应避免局部受潮。

（4）如敷贴内有渗血、渗液，贴膜卷边或污染，完整性受损时告知护士及时更换。

（5）外周静脉短导管拔出后，穿刺点24小时保持干燥。

（三）外周静脉短导管置管评分标准

外周静脉短导管置管评分标准见表7–3。

表7–3　外周静脉短导管置管评分标准

科室______ 姓名______ 考核老师______ 成绩______ 日期______

项目	要求	标准分	得分
素质要求	着装整齐；仪表大方，举止端庄；语言柔和恰当，态度和蔼可亲	5	
操作前准备	评估患儿病情、过敏史、用药史、血管状况、惯用手、穿刺部位及周围皮肤情况、肢体活动度、输液治疗类型、周期等	6	
	选择符合短期输液并减少患儿痛苦的输注途径	2	
	患儿准备：按需大小便，穿刺肢体保暖，取舒适体位。护士准备：衣帽整齐，修剪指甲，洗手，戴口罩，戴毛套（必要时）。环境准备：清洁、安静、光线适宜，屏风/床帘遮挡（必要时）	3	
	根据需要备齐用物并查对，置于治疗车上，携至患儿床边	5	

续表

项目	要求	标准分	得分
操作过程	核对患儿床号、姓名、年龄、住院号，协助患儿做好准备，取舒适体位	2	
	将垫巾置于穿刺肢体下，扎止血带，合理选择血管后松开	2	
	皮肤消毒剂首次消毒，消毒范围直径大于 8 cm 或大于敷料面积，待干；在穿刺点上方合适部位扎止血带，备胶布；二次消毒	6	
	打开贴膜包装，检查导管并打开包装，拿捏针柄取出导管；连接预充式导管冲洗器，持针座旋转向上除去针尖保护套，检查导管，水平角度左右松动针芯；排尽导管内空气并检查确认	10	
	再次核对患儿身份信息；绷紧皮肤，固定静脉，持针翼以 15°～30° 角直刺血管；见回血降低角度（放平针翼）顺静脉走向再进针约 2 mm	10	
	退针芯：示指后撤针芯 2～3 mm，使针尖退入导管内	5	
	松止血带；主力手固定针翼，非主力手以直线方向撤出针芯	5	
	敷料固定：（一捏、二抚、三压）；输液接头高于导管尖端，与血管平行，按 U 形固定，Y 形接口朝外，高举平台法固定；标签标注：操作者的姓名或工号，置管或更换敷料的日期、时间	5	
	预充式导管冲洗器脉冲式冲管：最小冲管液量为导管及附加装置的 2 倍正压封管 （1）肝素帽 + 钢针连接：退出部分钢针，针尖斜面留在肝素帽内，保持正压，预充式导管冲洗器推尽（传统注射器内保留 0.5～1 mL），先夹闭延长管，后拔出钢针 （2）分隔膜接头无针连接：保持正压，预充式导管冲洗器推尽（传统注射器内保留 0.5～1 mL），先夹闭延长管，再拔冲洗针管	5	
	0° 或 180° 撕开敷料边缘；无菌棉球按压穿刺点；顺导管方向拔除导管；检查导管的完整性	10	
操作后	整理床单元、合理安置患儿	2	
	废弃物按要求处理	2	
	洗手、记录	2	
综合评价	遵守无菌操作原则；操作熟练，动作一次到位；交流恰当、充分	3	
相关理论	目的、注意事项、健康宣教等	10	
总得分		100	

二、经外周静脉穿刺的中心静脉导管（PICC）

（一）PICC 应用指征

1. 定义

经外周置入中心静脉导管指经上肢贵要静脉、肘正中静脉、头静脉、肱静脉，颈外静脉（新生儿还可以通过下肢大隐静脉、头部颞静脉、耳后静脉等）穿刺插管，其导管尖端位于上腔静脉或下腔静脉的导管。

2. 适应证

（1）有缺乏血管通道的倾向。

（2）需长期静脉输液，需反复输血或血制品（4 FV 以上导管）的患儿。

（3）输注刺激性药物，如化疗药物；输注高渗性或黏稠性液体，如全肠外营养（TPN）、脂肪乳剂。

（4）低体重儿、早产儿。

（5）其他：家庭病床患儿、昏迷患儿等。

3. 禁忌证

（1）缺乏外周静脉通道（无合适穿刺血管）。

（2）穿刺部位有感染或损伤。

（3）插管途径有放疗史、血栓形成史、外伤史、血管外科手术史。

（4）锁骨下淋巴结肿大或有肿块侧，安装起搏器侧。

（5）上腔静脉压迫综合征。

（6）顺应性差（相对禁忌证）。

（二）儿童 PICC 置管流程

1. 目的

（1）保护患儿外周静脉。

（2）减少反复穿刺带来的痛苦。

（3）避免刺激性药物带来的血管损伤。

2. 评估

（1）确认开立置管医嘱。

（2）核对患儿身份。

（3）评估病情、年龄、意识、心肺功能、自理能力、合作程度、药物性质、输液史、过敏史、既往插管史、手术史。

（4）评估整个治疗周期，出凝血情况，穿刺点皮肤、血管情况，肢体活动度。

3. 指导要点

（1）告知 PICC 置管的目的、意义、可能出现的情况及产生的费用。

（2）解释置管过程，示范配合动作，以取得患儿或其家长的同意与合作。

（3）告知 PICC 置管期间的护理及注意事项。

（4）签署 PICC 置管同意书，准备 X 线检查单。

4. 准备

（1）环境准备：操作室清洁消毒，区域宽敞。

（2）物品准备：PICC 导管、微插管鞘组件、穿刺包、穿刺针、皮肤消毒剂、手消毒剂、无菌无粉手套、20 mL 无菌注射器、生理盐水、皮尺、1 mL 无菌注射器、盐酸利多卡因注射液、止血带、无菌纱布、弹力绷带。

（3）人员准备：洗手，戴口罩、手术帽。

（4）患儿准备。①穿刺侧肢体皮肤清洁，必要时预穿刺处外涂复方利多卡因乳膏，以减轻疼痛。②患儿平卧，根据穿刺部位选取舒适体位并加以固定。首选贵要静脉，手臂外展与躯干成 90°。③必要时可使用镇静剂。

5. 测量定位

测量穿刺点至上腔静脉距离和双侧上臂臂围并记录。

6. 建立无菌区

（1）在治疗车打开无菌穿刺包，建立第 1 无菌区。

（2）取一无菌治疗巾垫至患儿手臂下，将止血带放好。

7. 消毒

（1）用 75% 乙醇从穿刺点中心向外周顺时针与逆时针方向交替清洁皮肤 3 遍，直径 20 cm，两侧至臂缘。

（2）待乙醇干后，用有效碘浓度不低于 0.5% 的碘伏同法螺旋式消毒 3 遍，自然待干。

（3）手消毒、穿隔离衣、戴无菌手套。

8. 预冲导管

（1）将 20 mL 无菌注射器抽吸生理盐水、1 mL 无菌注射器抽吸盐酸利多卡因注射液、穿刺针、无菌纱布、PICC 及微插管鞘组件处于完好备用状态，放置在第 1 无菌区并按顺序摆放。

（2）使用含有生理盐水的注射器预冲导管，润滑亲水性导丝。

（3）患儿置管侧手臂铺洞巾，全身覆盖无菌治疗巾，建立最大无菌屏障，即第 2 无菌区。

9. 静脉穿刺

（1）助手扎止血带，使止血带末端远离无菌区。

（2）去除穿刺针保护套，水平活动针芯。

（3）在所选静脉下方以 15° ～30° 角进针穿刺。

（4）见回血后降低角度再进针 0.5～1 cm，以确保套管进入血管。

（5）推进套管、回撤针芯，将套管送入静脉，助手协助松开止血带。

10. 送导丝

（1）将柔软有弹性的导丝头端沿套管送入静脉。

（2）若遇到阻力应调整角度，不能强行推进，导丝外留 10～15 cm 以上。

（3）导丝送入指定位置后，将穿刺针套管退出穿刺点，从导丝缓缓撤出，同时固定导丝，防止移位。

11. 扩皮

（1）穿刺点周围以利多卡因 0.2～0.3 mL 皮下注射局麻。

（2）破皮器沿导丝上方与导丝平行角度，用刀尖极轻微划入皮肤。

12. 送扩张器

（1）将扩张器穿过导丝，从穿刺点扩皮处向前推进静脉。

（2）扩张器进入组织和血管时分别有两次突破感，如阻力过大，不可暴力送管，应适当调整角度或水平转动扩张器，缓慢推进。

（3）操作中注意固定好导丝末端，防止滑脱。

13. 撤导丝和扩张器

（1）轻轻旋转套筒柄 90° ，缓慢从穿刺鞘内同时取出导丝和静脉扩张器。

（2）用左手示指和中指按压穿刺点上方或拇指堵住鞘口，防止血液过多而溢出。

14. 送导管

（1）PICC 通过穿刺鞘进入静脉，送达预定刻度。

（2）当导管进入肩部时，嘱患儿头转向穿刺侧，下颌靠肩，以防止导管误入颈内静脉。

（3）抽回血，检查导管通畅性。
（4）将可撕裂鞘从穿刺点完全撤出，握住两翼在导管体上缓慢撕开。
（5）撤出引导钢丝，修剪导管，安装尾端及接头，生理盐水正压封管。
15. 清洁皮肤
移去洞巾，清洁穿刺点周围皮肤。
16. 固定导管
（1）无菌纱布压迫穿刺点上方，导管外露部分 U 形摆放，透明敷料覆盖。
（2）高举平抬法胶布固定导管接头，防止受压、打折。
（3）必要时加压包扎，防止穿刺点出血。
17. 导管定位
置管后拍片定位，导管末端位于上腔静脉中下 1/3 处。
18. 洗手、记录
（1）脱去手套，洗手。
（2）记录导管型号、批号、规格、导管置入长度及外露长度、胸片位置，记录穿刺侧手臂、静脉名称及臂围。
（3）描述穿刺过程、患儿主诉等。
（4）粘贴 PICC 条形码进病历。
19. 健康教育
向患儿及家长解释日常护理要点。
20. 终末处理
废弃物按要求处理。
（三）血管超声引导下 PICC 置管流程
1. 目的
（1）保护患儿外周静脉。
（2）减少反复穿刺带来的痛苦。
（3）避免刺激性药物带来的血管损伤。
2. 评估
（1）确认开立置管医嘱。
（2）核对患儿身份。
（3）评估病情、年龄、意识、心肺功能、自理能力、合作程度、药物性质、输液史、过敏史、既往插管史、手术史。
（4）评估整个治疗周期，出凝血情况，穿刺点皮肤、血管情况，肢体活动度。
3. 指导要点
（1）告知 PICC 置管的目的、意义、可能出现的情况及产生的费用。
（2）解释置管过程，示范配合动作，以取得患儿或其家长的同意与合作。
（3）告知 PICC 置管期间的护理及注意事项。
（4）签署 PICC 置管同意书，准备 X 线检查单。

4. 准备

（1）环境准备：操作室清洁消毒，区域宽敞。

（2）物品准备：PICC 导管、微插管鞘组件、置管用超声仪、医用无菌超声耦合剂、穿刺包、穿刺针、皮肤消毒剂、手消毒剂、无菌无粉手套、20 mL 无菌注射器、生理盐水、皮尺、1 mL 无菌注射器、盐酸利多卡因注射液、止血带、无菌纱布、弹力绷带。

（3）人员准备：洗手，戴口罩、手术帽。

（4）患儿准备。①穿刺侧肢体皮肤清洁，必要时预穿刺处外涂复方利多卡因乳膏，以减轻疼痛。②患儿平卧，根据穿刺部位选取舒适体位并加以固定。首选贵要静脉，手臂外展与躯干成 90° 。③必要时镇静。

5. 测量定位

测量穿刺点至上腔静脉距离和双侧上臂臂围并记录。

6. 建立无菌区

（1）在治疗车打开无菌穿刺包，建立第 1 无菌区。

（2）取一无菌治疗巾垫至患儿手臂下，将止血带放好。

7. 消毒

（1）用 75% 乙醇从穿刺点中心向外周顺时针与逆时针方向交替清洁皮肤 3 遍，直径 20 cm，两侧至臂缘。

（2）待乙醇干后，用有效碘浓度不低于 0.5% 的碘伏同法螺旋式消毒 3 遍，自然待干。

（3）手消毒、穿隔离衣、戴无菌手套。

8. 操作准备

（1）将 20 mL 无菌注射器抽吸生理盐水、1 mL 无菌注射器抽吸盐酸利多卡因注射液、穿刺针、无菌纱布、PICC 导管及微插管鞘组件处于完好备用状态放置在第 1 无菌区并按顺序摆放。

（2）患儿置管侧手臂铺洞巾，全身覆盖无菌治疗巾，建立最大无菌屏障，即第 2 无菌区。

（3）取无菌耦合剂少许涂抹在超声探头上，探头用无菌保护套罩住，导线处于无菌区域。

（4）助手在消毒区外扎止血带，使静脉充盈。

（5）超声定位血管预穿刺点附近涂抹无菌耦合剂，探头垂直，平面紧贴皮肤固定不动，保证按压时血管未移位，反复试探，按压后血管仍在原位。松开止血带。

（6）使用含有生理盐水的注射器预冲导管，润滑亲水性导丝。

9. 静脉穿刺

（1）助手扎止血带，止血带末端远离无菌区。

（2）根据血管深度选择合适的导针器安装于探头凸起处。

（3）左手持探头垂直平贴皮肤且不能重压，防止压扁血管。

（4）右手持穿刺针，针尖斜面朝上，紧贴探头，安装进导针器凹槽。

（5）眼睛注视屏幕，看准血管迅速下针，将穿刺针沿导针器推进皮下刺入血管。

（6）针尖亮点位于血管中心时，穿刺针内回血明显，右手保持穿刺针稳定不动，分离探头，松止血带。

10. 送导丝

（1）将柔软有弹性的导丝头端穿入穿刺针。

（2）穿刺针放平，导丝慢慢送入静脉，如遇到阻力调整角度，忌强行推进，导丝外留 10～15 cm 以上。

（3）导丝送入指定位置后，将穿刺针套管退出穿刺点，从导丝缓缓撤出，同时固定导丝，防止移位。

11. 扩皮

（1）穿刺点周围以盐酸利多卡因注射液 0.2～0.3 mL 皮下注射局麻。

（2）破皮器沿导丝上方与导丝平行角度，用刀尖极轻微划入皮肤。

12. 送扩张器

（1）将扩张器穿过导丝，从穿刺点扩皮处向前推进静脉。

（2）扩张器进入组织和血管时分别有两次突破感，如阻力过大不可暴力送管，应适当调整角度或水平转动扩张器，缓慢推进。

（3）操作过程中注意固定好导丝末端，防止滑脱。

13. 撤导丝和扩张器

（1）轻轻旋转套筒柄 90°，缓慢从穿刺鞘内同时取出导丝和静脉扩张器。

（2）用左手示指和中指按压穿刺点上方或拇指堵住鞘口，防止血液过多溢出。

14. 送导管

（1）PICC 通过穿刺鞘进入静脉，送达预定刻度。

（2）当导管进入肩部时，嘱患儿头转向穿刺侧，下颌靠肩，以防止导管误入颈内静脉。

（3）抽回血，检查导管通畅性。

（4）将可撕裂鞘从穿刺点完全撤出，握住两翼在导管体上缓慢撕开。

15. 超声定位

（1）嘱患儿头转向置管侧手臂对侧。

（2）超声探头探测颈内静脉有无强回声点，观察导管有无移位。

16. 送导管

撤出引导钢丝、修剪导管，安装尾端及接头，生理盐水正压封管。

17. 清洁皮肤

移去洞巾，清洁穿刺点周围皮肤。

18. 固定导管

（1）无菌纱布压迫穿刺点上方，导管外露部分 U 形摆放，透明敷料覆盖。

（2）高举平抬法胶布固定导管接头，防止受压、打折。

（3）必要时加压包扎，防止穿刺点出血。

19. 导管定位

置管后拍片定位，导管末端位于上腔静脉中下 1/3 处。

20. 洗手、记录

（1）脱去手套，洗手。

（2）记录导管型号、批号、规格、导管置入长度及外露长度、胸片位置，记录穿刺侧手臂、静脉名称及臂围。

（3）描述穿刺过程、患儿主诉等。

（4）粘贴 PICC 条形码进病历。

21. 健康教育

向患儿及家长解释日常护理要点并确认。

22. 终末处理

废弃物按要求处理。

（四）术前

（1）在血管超声下评估血管，测量静脉大小及深度，对血管进行直观的选择与评估。

（2）使用血管超声导引系统选择静脉：首选贵要静脉，其次为肱静脉。

（3）穿刺点选择：肘窝上 2 横指处。

（五）术中

（1）穿刺点上方涂无菌耦合剂，在超声显示屏上找到预穿刺的血管，选择合适的导针器。

（2）在超声引导下，利用超声探头进行穿刺。

（六）术后

使用超声确认导管未进入颈内静脉。

修剪顺序：

前端开口式 PICC 导管：先修剪后穿刺。

尾端开口式 PICC 导管：先穿刺后修剪。

（七）新生儿 PICC 置管流程

1. 目的

（1）保护新生儿外周静脉。

（2）减少反复穿刺带来的痛苦。

（3）避免刺激性药物带来的血管损伤。

2. 评估

（1）确认开立置管医嘱。

（2）核对新生儿身份。

（3）评估病情、年龄、胎龄、意识、心肺功能、药物性质、输液史、过敏史、既往插管史、手术史。

（4）评估整个治疗周期，出凝血情况，穿刺点皮肤、血管情况，肢体活动度。

3. 沟通要点

（1）告知 PICC 置管的目的、意义、可能出现的情况及产生的费用。

（2）解释置管过程，签署 PICC 置管同意书。

（3）准备 X 线检查单。

4. 准备

（1）环境准备：操作室清洁消毒，区域宽敞。

（2）物品准备：1.9 Fr 规格 PICC 导管包、穿刺包、肝素帽或无针接头、皮肤消毒剂、手消毒剂、无菌无粉手套、20 mL 无菌注射器、生理盐水、肝素盐水、皮尺、止血带、无菌纱布、弹力绷带。

（3）人员准备：洗手、戴口罩、戴手术帽。

（4）患儿准备。①置患儿于已预热的远红外抢救台；②连接血氧饱和度监护仪器；③备好抢救用物，做好吸氧准备；④患儿平卧，穿刺侧肢体皮肤清洁，手臂外展与躯干成 90°。

5. 测量定位

（1）上肢：测量穿刺点至上腔静脉距离和双侧上臂臂围。

（2）下肢：测量穿刺点至下腔静脉距离和双侧腿围。

6. 建立无菌区

（1）在治疗车打开无菌穿刺包，建立第 1 无菌区。

（2）在助手辅助下取出导管、穿刺针、肝素帽或无针接头、敷料、无菌纱布，20 mL 无菌注射器抽吸生理盐水。

（3）取一无菌治疗巾垫至患儿手臂下。

7. 消毒

（1）用 75% 乙醇从穿刺点中心向外周顺时针与逆时针方向交替清洁皮肤 3 遍，消毒范围：上肢为以穿刺点为中心，上至肩胛腋窝、锁骨中线以内，下至手指指缝、指尖；下肢为以穿刺点为中心，上至腹股沟区，下至脚趾趾缝、趾尖。

（2）待乙醇干后，用有效碘浓度不低于 0.5% 的碘伏同法螺旋式消毒 3 遍，生理盐水脱碘，自然待干。

（3）手消毒、穿隔离衣、戴无菌手套。

8. 预冲导管

（1）剪裁小纱布块，连接肝素帽或无针接头。

（2）按测量结果修剪导管并使用含有生理盐水的注射器预冲导管。

（3）患儿置管侧手臂铺洞巾，全身覆盖无菌治疗巾，建立最大无菌屏障，即第 2 无菌区。

9. 静脉穿刺

（1）扎止血带，明确血管位置。

（2）去除穿刺针保护套，水平活动针芯。

（3）在所选静脉下方以 15° ～30° 角进针穿刺。

（4）见回血后降低角度再进针 0.5～1 cm，以确保套管进入血管。

（5）推进套管、回撤针芯，将套管送入静脉，松开止血带。

10. 送导管

（1）PICC 通过导引套管进入静脉送达预定刻度。

（2）当导管进入肩部时，助手协助患儿头转向穿刺管侧，下颌靠肩，以防止导管误入颈内静脉。

（3）抽回血，检查导管通畅性。

（4）将导引套管从穿刺点完全撤出，握住两翼在导管体上缓慢撕开。

（5）生理盐水脉冲式冲管，肝素盐水正压封管。

11. 清洁皮肤

移去洞巾，清洁穿刺点周围皮肤。

12. 导管定位

置管后拍片定位，导管末端位于上腔静脉中下 1/3 处（下肢位于下腔静脉和横膈水平的较高位置或高于横膈水平）。

13. 固定导管

（1）无菌纱布压迫穿刺点上方，用无菌胶带固定圆盘，导管外露部分 S 形摆放，透明敷料覆盖。

（2）高举平抬法胶布固定导管接头，防止受压、打折。

（3）弹力绷带加压包扎导管，防止穿刺点出血。

（4）2 小时后松解绷带。

14. 洗手、记录

（1）脱去手套，洗手。

（2）记录导管置入长度、外露长度、胸片位置。

（3）记录导管型号、批号、规格。

（4）记录穿刺侧手臂、静脉名称及臂围。

（5）穿刺过程描述等。

（6）粘贴 PICC 条形码进病历。

15. 终末处理

废弃物按要求处理。

16. 新生儿 PICC 置管评分标准

新生儿 PICC 置管评分标准见表 7–4。

表 7–4　新生儿 PICC 置管评分标准

科室 _______ 姓名 _______ 考核老师 _______ 成绩 _______ 日期 _______

项目	要求	标准分	得分
目的	（1）保护新生儿外周静脉 （2）减少反复穿刺带来的痛苦 （3）避免刺激性药物带来的血管损伤	5	
评估和观察要点	（1）确认开立置管医嘱 （2）核对新生儿身份 （3）评估病情、年龄、意识、心肺功能、药物性质、输液史、过敏史、既往插管史、手术史 （4）评估整个治疗周期、出凝血情况、穿刺点皮肤、血管情况、肢体活动度	5	
沟通要点	（1）告知 PICC 置管的目的、意义、可能出现的情况及产生的费用 （2）解释置管过程，签署 PICC 置管同意书 （3）准备 X 线检查单	5	

续表

项目	要求	标准分	得分
操作前准备	（1）环境准备：操作室清洁消毒，区域宽敞 （2）物品准备：1.9 Fr 规格 PICC 导管包、穿刺包、肝素帽或无针接头、皮肤消毒剂、手消毒剂、无菌无粉手套、20 mL 无菌注射器、生理盐水、肝素盐水、皮尺、止血带、无菌纱布、弹力绷带 （3）人员准备：洗手、戴口罩、戴手术帽 （4）患儿准备。①置患儿于已预热的远红外抢救台。②连接血氧饱和度监护仪器。③备好抢救用物，做好吸氧准备。④患儿平卧，穿刺侧肢体皮肤清洁，手臂外展与躯干成 90°	5	
操作过程	（1）测量定位。①上肢：测量穿刺点至上腔静脉距离和双侧上臂臂围。②下肢：测量穿刺点至下腔静脉距离和双侧腿围 （2）在治疗车打开无菌穿刺包，建立第 1 无菌区 （3）在助手辅助下取出导管、穿刺针、肝素帽或无针接头、敷料、无菌纱布，20 mL 无菌注射器抽吸生理盐水 （4）取一无菌治疗巾垫至患儿手臂下 （5）消毒。①用乙醇从穿刺点中心向外周顺时针与逆时针方向交替清洁皮肤 3 遍，消毒范围：上肢为以穿刺点为中心，上至肩胛腋窝、锁骨中线以内，下至手指指缝、指尖；下肢为以穿刺点为中心，上至腹股沟区，下至脚趾趾缝、趾尖。②待乙醇干后，用有效碘浓度不低于 0.5% 的碘伏同法螺旋式消毒 3 遍，生理盐水脱碘，自然待干 （6）手消毒、穿隔离衣、戴无菌手套 （7）剪裁小纱布块，连接肝素帽或无针接头 （8）按测量结果修剪导管并使用含有生理盐水的注射器预冲导管 （9）患儿置管侧手臂铺洞巾，全身覆盖无菌治疗巾，建立最大无菌屏障，即第 2 无菌区 （10）静脉穿刺。①扎止血带，明确血管位置。②去除穿刺针保护套，水平活动针芯。③在所选静脉下方以 15° ～30° 角进针穿刺。④见回血后降低角度再进针 0.5～1 cm，以确保套管进入血管。⑤推进套管、回撤针芯，将套管送入静脉，松开止血带 （11）送导管。① PICC 导管通过导引套管进入静脉送达预定刻度。②当导管进入肩部时，助手协助患儿头转向穿刺管侧，下颌靠肩，以防止导管误入颈内静脉。③抽回血，检查导管通畅性。④将导引套管从穿刺点完全撤出，握住两翼在导管体上缓慢撕开。⑤生理盐水脉冲式冲管，肝素盐水正压封管 （12）移去洞巾，清洁穿刺点周围皮肤 （13）固定导管。①无菌纱布压迫穿刺点上方，用无菌胶带固定圆盘，导管外露部分 S 形摆放，透明敷料覆盖。②高举平抬法胶布固定导管接头，防止受压、打折	60	

续表

项目	要求	标准分	得分
操作后	整理床单元、合理安置患儿，废弃物按要求处理	3	
	置管后拍片定位，导管末端位于上腔静脉中下 1/3 处	2	
	所置入的 PICC 条形码贴进病历	2	
	洗手、记录 （1）记录导管置入长度、外露长度、胸片位置 （2）记录导管型号、批号、规格 （3）记录穿刺侧手臂、静脉名称及臂围 （4）穿刺过程描述	3	
综合评价	（1）符合置管指征，能够解决临床输液问题 （2）严格执行无菌操作原则和查对制度 （3）体现以患儿为中心，注意保暖和减轻疼痛 （4）置管过程顺利，未出现并发症	5	
相关理论		5	
总得分		100	

（八）PICC 维护流程

1. 目的

（1）减少导管相关感染的可能。

（2）保持导管通畅。

（3）提高患儿带管舒适度。

2. 评估

（1）核对患儿身份（PICC 维护卡或者记录本）。

（2）病情治疗情况（包括是否酒精过敏）、心理状态、合作程度。

（3）四看。①贴膜固定：是否完好，有无卷边、松脱、潮湿、污染；置管日期、换药日期。②穿刺点：有无红肿、渗血、渗液，按压穿刺点有无疼痛、硬结、皮温升高等。③周围皮肤：有无压痕、湿疹。④导管：有无扭曲、打折、破损、滑脱及外露刻度。

一问。活动置管侧肢体，有无疼痛等不适主诉。

（4）导管留置的必要性，健康教育的有效性。

3. 准备

（1）人员准备：衣帽整齐，洗手、戴口罩。

（2）环境准备：环境整洁干净，温湿度适宜。

（3）物品准备：中心静脉置管术换药包（75% 酒精棉棒、1% 含碘棉棒、无菌手套、酒精棉片、透明敷贴、无菌小纱布、免缝胶布）、输液接头、10 mL 预充式导管冲洗器 1 副、清洁手套 1 副、弯盘、免洗手消毒液。

（4）患儿准备：体位舒适、充分暴露置管侧肢体、配合操作并排尿。

4. 更换接头

（1）戴清洁手套或免洗手消毒液清洗双手，打开中心静脉置管术换药包外包装垫于患儿置管侧手臂下。

（2）生理盐水预冲无针接头或肝素帽。

（3）更换无针接头或肝素帽（卸下无针接头或肝素帽后用酒精棉片消毒接口不少于15秒，并更换新的无针接头或新肝素帽）。

5. 冲管、封管

（1）抽回血，评估导管功能。

（2）脉冲式冲管。

（3）正压封管（用0.9%不含防腐剂的生理盐水2 mL正压封管）。

6. 撕除敷料

（1）松解胶带。

（2）0°牵拉松动贴膜边缘。

（3）180°逆导管方向揭去贴膜。

（4）观察穿刺部位有无红肿、渗液及导管外露长度。

（5）脱去手套、洗手。

7. 皮肤消毒

（1）打开中心静脉置管术换药包外层。

（2）用酒精棉棒从中心向外周顺时针与逆时针方向交替清洁皮肤3遍，包括导管连接部位，避开穿刺点（导管不能接触乙醇），范围大于贴膜面积。

（3）用含碘棉棒同法螺旋式消毒皮肤3遍，包括外露导管、导管连接部分及穿刺点（新生儿需用生理盐水脱碘）。

（4）自然待干。

8. 手消毒

（1）洗手。

（2）打开中心静脉置管术换药包内层，戴无菌手套。

9. 固定

（1）导管外露部分呈U形摆放，第1根无菌免缝胶带固定于导管蝶翼部分。

（2）取出透明敷料，移除透明敷料离型纸。

（3）将透明敷料边框预切口的一边对准导管延长管方向。

（4）无张力粘贴敷料，穿刺点正对透明敷料中央（体外导管应完全覆盖于无菌透明敷料下）。

（5）轻捏透明敷料下导管突出部位，使透明敷料与导管充分贴合。

（6）由贴膜中心向边缘按压排尽空气，同时去除纸质边框。

（7）第2根无菌免缝胶带从导管下向上呈蝶形交叉固定在透明敷料上。

（8）第3根免缝胶带横向固定于第1根胶带根部。

（9）固定延长管及接头或肝素帽。

（10）导管固定以不成角、患儿舒适为原则。

10. 洗手、记录

（1）脱去手套、洗手。

（2）透明敷贴标签纸上标注更换敷料日期、时间、导管外露长度并签名。

（3）安置患儿。

（4）记录。

11. 终末处理

废弃物按要求处理。

12.PICC 维护评分标准

PICC 维护评分标准见表 7–5。

表 7–5　PICC 维护评分标准

科室 _______ 姓名 _______ 考核老师 _______ 成绩 _______ 日期 _______

项目	要求	标准分	得分
目的	（1）减少导管相关感染的可能 （2）保持导管通畅 （3）提高患儿带管舒适度	5	
评估和观察要点	（1）核对患儿身份（PICC 维护卡或者记录本） （2）病情及治疗情况（包括是否有皮肤乙醇过敏）、心理状态、合作程度 （3）四看。①贴膜固定：是否完好，有无卷边、松脱、潮湿、污染；置管日期、换药日期。②穿刺点：有无红肿、渗血、渗液，按压穿刺点有无疼痛、硬结、皮温升高等。③周围皮肤：有无压痕、湿疹。④导管：有无扭曲、打折、破损、滑脱及外露刻度。一问：活动置管侧肢体，有无疼痛等不适主诉 （4）导管留置的必要性，健康教育的有效性	10	
操作前准备	（1）人员准备：衣帽整齐，洗手、戴口罩 （2）环境准备：环境整洁干净，温湿度适宜 （3）物品准备：中心静脉置管术换药包（75% 乙醇棉棒、1% 含碘棉棒、无菌手套、乙醇棉片、透明敷料、无菌小纱布、免缝胶布）、输液接头、10 mL 预充式导管冲洗器 1 副、清洁手套 1 副、弯盘、免洗手消毒液 （4）患儿准备：体位舒适、充分暴露置管侧肢体、配合操作并排尿	5	
操作过程	（1）更换无针接头或肝素帽。①戴清洁手套或免洗手消毒液清洗双手，打开中心静脉置管术换药包外包装垫于患儿置管侧手臂下。②生理盐水预冲肝素帽。③更换无针接头或肝素帽（卸下无针接头或肝素帽后用乙醇棉片消毒接口不少于 15 秒，并更换新的无针接头或新肝素帽）。④冲管、封管。a. 抽回血，评估导管功能。b. 脉冲式冲管。c. 正压封管（用 0.9% 不含防腐剂的生理盐水 2 mL 正压封管） （2）撕除敷料。①松解胶带。② 0° 牵拉松动贴膜边缘。③ 180° 逆导管方向揭去贴膜。④观察穿刺部位有无红肿、渗液及导管外露长度。⑤脱去手套、洗手	65	

续表

项目	要求	标准分	得分
操作过程	（3）皮肤消毒。①打开中心静脉置管术换药包外层。②用乙醇棉棒从中心向外周顺时针与逆时针方向交替清洁皮肤 3 遍，包括导管连接部位，避开穿刺点（导管不能接触乙醇），范围大于贴膜面积。③用含碘棉棒同法螺旋式消毒皮肤 3 遍，包括外露导管、导管连接部分及穿刺点（新生儿需用生理盐水脱碘）。④自然待干 （4）敷贴固定。①洗手。②打开中心静脉置管术换药包内层，戴无菌手套。③固定。a. 导管外露部分 U 形摆放，第 1 根无菌免缝胶带固定于导管蝶翼部分。b. 取出透明敷料，移除透明敷料离型纸。c. 将透明敷料边框预切口的一边对准导管延长管方向。d. 无张力粘贴敷料，穿刺点正对透明敷料中央（体外导管应完全覆盖于无菌透明敷料下）。e. 轻捏透明敷料下导管突出部位，使透明敷料与导管充分贴合。f. 由贴膜中心向边缘按压排尽空气，同时去除纸质边框。g. 第 2 根无菌免缝胶带从导管下向上呈蝶形交叉固定在透明敷料上。h. 第 3 根免缝胶带横向固定于第 1 根胶带根部。i. 固定延长管及接头或肝素帽。j. 导管固定以不成角、患儿舒适为原则。④脱去手套、洗手。⑤透明敷料标签纸上标注更换敷料日期、时间、导管外露长度并签名	65	
操作后	安置患儿	2	
	洗手、记录	1	
	终末处理	2	
综合评价	（1）达到无菌操作规范要求 （2）达到导管维护的目的 （3）患儿感到舒适 （4）健康教育贯穿始终	5	
相关理论		5	
总得分		100	

（九）PICC 拔管流程

1. 目的

（1）当 PICC 不再需要时。

（2）使用时间达到产品规定留置期限。

（3）血流动力学指标不稳定，且怀疑有 CRBSI 时，建议拔除。

（4）出现其他 PICC 并发症不能继续留置时。

2. 评估

（1）确认患儿身份。

（2）确认拔管原因。

（3）观察穿刺点皮肤有无红肿、压痛、硬结、皮温升高、分泌物等。

3. 准备

（1）人员准备：洗手、戴口罩、戴帽子。

（2）物品准备：静脉治疗盘、手消毒剂、无菌手套、无菌贴膜、75% 乙醇、0.5% 碘伏、止血带。

（3）患儿准备：取仰卧位，手臂低于心脏，置管一侧上臂下端放置止血带备用。

4. 撕除敷料

（1）松解胶带，0° 牵拉松动贴膜边缘。

（2）180° 逆导管方向揭去贴膜。

（3）手消毒。

5. 消毒

（1）用 75% 乙醇从中心向外周顺时针与逆时针方向交替清洁皮肤 3 遍，范围大于原敷料面积。

（2）同法碘伏螺旋式消毒皮肤 3 遍，自然待干（新生儿需用生理盐水脱碘）。

（3）手消毒，戴无菌手套。

6. 拔管

（1）从穿刺点部位缓慢、匀速拔出导管，每次 5～10 cm，直至完全拔出。

（2）立即压迫止血。

（3）穿刺点覆盖无菌小纱布，无菌透明敷料固定。

（4）保持穿刺点 24 小时密闭。

7. 检查导管

（1）测量导管长度，观察导管有无损伤或断裂。

（2）一旦发生断管，立即扎止血带阻断静脉血流，防止断裂导管漂浮向近心端，同时请相关医疗科室会诊协助处理。

（3）安全拔管后嘱患儿至少休息 30 分钟。

（4）观察患儿有无不适症状。

8. 洗手、记录

（1）脱手套、洗手。

（2）交代注意事项，3 天后可撕去贴膜。

（3）安置患儿。

（4）记录。

9. 终末处理

废弃物按要求处理。

10.PICC 拔管评分标准

PICC 拔管评分标准见表 7–6。

表 7-6　PICC 拔管评分标准

科室 _______ 姓名 _______ 考核老师 _______ 成绩 _______ 日期 _______

项目	要求	标准分	得分
目的	（1）当 PICC 不再需要时 （2）使用时间达到产品规定留置期限 （3）血流动力学指标不稳定，且怀疑有 CRBSI 时，建议拔除 （4）出现其他 PICC 并发症不能继续留置时	5	
评估和观察要点	（1）确认患儿身份 （2）确认拔管原因 （3）观察穿刺点皮肤有无红肿、压痛、硬结、皮温升高、分泌物等	5	
操作前准备	（1）人员准备：洗手、戴口罩、戴帽子 （2）物品准备：静脉治疗盘、手消毒剂、无菌手套、无菌贴膜、75% 乙醇、0.5% 碘伏、止血带 （3）患儿准备：取仰卧位，手臂低于心脏，置管一侧上臂下端放置止血带备用	10	
操作过程	（1）撕除敷料。①松解胶带，0° 牵拉松动贴膜边缘。② 180° 逆导管方向揭去贴膜。③手消毒 （2）消毒皮肤。①用 75% 乙醇从中心向外周顺时针与逆时针方向交替清洁皮肤 3 遍，范围大于原敷料面积。②同法碘伏螺旋式消毒皮肤 3 遍，自然待干（新生儿需用生理盐水脱碘）。③手消毒，戴无菌手套 （3）拔管。①从穿刺点部位缓慢、匀速拔出导管，每次 5～10 cm，直至完全拔出。②立即压迫止血。③穿刺点覆盖无菌小纱布，无菌透明敷料固定。④保持穿刺点 24 小时密闭 （4）检查导管。①测量导管长度，观察导管有无损伤或断裂。②一旦发生断管，立即扎止血带阻断静脉血流，防止断裂导管漂浮向近心端，同时请相关医疗科室会诊协助处理。③安全拔管后嘱患儿至少休息 30 分钟。④观察患儿有无不适症状 （5）交待注意事项，3 天后可撕去贴膜	65	
操作后	安置患儿	2	
	洗手、记录	1	
	终末处理	2	
综合评价	（1）达到无菌操作规范要求 （2）安全拔管，保持导管完整性 （3）患儿感到舒适	5	
相关理论		5	
总得分		100	

三、中心静脉导管

中心静脉导管是指经颈内静脉、锁骨下静脉或股静脉，使导管尖端到达中心静脉（上、下腔静脉）的方法，是监测中心静脉压（CVP）及建立有效输液给药途径的方法，常用于危重患儿抢救、大手术患儿、静脉内营养、周围静脉穿刺困难、需要长期输液及使用血管刺激性药物的患儿。

（一）中心静脉导管维护流程

1. 素质要求

着装整洁；仪表大方，举止端庄；语言柔和恰当，态度和蔼可亲。

2. 核对

（1）至少两种方式核对患儿身份信息，开放式提问。

（2）严格执行查对制度，中心静脉维护包合格有效。

3. 评估

（1）评估病情及治疗情况（包括是否有皮肤消毒剂过敏、敷料过敏）、心理状态、合作程度等。

（2）敷料是否完好，有无卷边、松脱、潮湿、污染等。

（3）穿刺点有无红肿、渗血、渗液、疼痛、硬结、皮温升高等。

（4）周围皮肤有无压痕、过敏。

（5）导管有无扭曲、打折、破损、滑脱，置管日期、导管维护日期及外露长度。

（6）有无疼痛等不适主诉。

（7）导管留置的必要性。

（8）健康教育的有效性。

4. 准备

（1）人员准备：衣帽整齐，洗手、戴口罩。

（2）环境准备：环境整洁干净，温湿度适宜，宽敞明亮。

（3）物品准备：中心静脉置管术换药包（75% 酒精棉棒、1% 含碘棉棒、无菌手套、酒精棉片、透明敷贴、无菌小纱布、免缝胶布）、输液接头、10 mL 预充式冲洗器 2 副、清洁手套 1 副、弯盘、免洗手消毒液。

（4）患儿准备：体位舒适、配合操作并排尿

5. 更换接头

（1）戴清洁手套或免洗手消毒液清洗双手，打开中心静脉置管术换药包外包装，打开输液接头外包装。

（2）生理盐水预冲输液接头。

（3）卸下无针接头或肝素帽，用酒精棉片机械摩擦消毒接口不少于 15 秒，并更换新的无针接头或肝素帽。

（4）冲管、封管。①连接预充装置。②抽回血，评估导管功能。③脉冲式冲管。④预留导管及其附加装置两倍的液体量正压封管。

6. 撕除敷料

（1）松解胶带，0° 牵拉松动贴膜边缘。

（2）180° 逆导管方向揭去贴膜。

（3）观察穿刺部位有无红肿、渗液及导管外露长度。

（4）脱去手套、洗手。

7. 皮肤消毒

（1）打开中心静脉置管术换药包外层。

（2）用酒精棉棒从中心向外周顺时针与逆时针方向交替清洁皮肤 3 遍，避开穿刺点（导管不能接触乙醇），范围大于贴膜面积。

（3）用含碘棉棒同法螺旋式消毒皮肤 3 遍，包括外露导管及穿刺点

（4）自然待干。

8. 敷贴固定

（1）打开中心静脉置管术换药包内层，戴无菌手套。

（2）固定：导管外露部分 U 形摆放，第 1 根无菌免缝胶带固定于导管蝶翼部分；取出透明敷料，移除透明敷料离型纸；将透明敷料边框预切口的一边对准导管延长管方向；无张力粘贴敷料，穿刺点正对透明敷料中央（体外导管应完全覆盖于无菌透明敷料下）；轻捏透明敷料下导管突出部位，使透明敷料与导管充分贴合；由贴膜中心向边缘按压排尽空气，同时去除纸质边框；第 2 根无菌免缝胶带从导管下向上呈蝶形交叉固定在透明敷料上；第 3 根免缝胶带横向固定于第 1 根胶带根部；固定延长管及接头或肝素帽；导管固定以不成角、患儿舒适为原则。

（3）脱去手套、洗手。

（4）透明敷贴标签纸上标注更换敷料日期、时间、导管外露长度并签名。

9. 再次确认

再次确认患儿信息及治疗信息

10. 终末处理

安置患儿，整理治疗室，废弃物按要求处理

11. 洗手、脱口罩

12. 记录

做好相应护理记录。

13. 中心静脉导管维护标准

中心静脉导管维护标准见表 7–7。

表 7–7　中心静脉导管维护标准

科室 ______ 姓名 ______ 考核老师 ______ 成绩 ______ 日期 ______

项目	要求	标准分	得分
素质要求	着装整洁；仪表大方，举止端庄；语言柔和恰当，态度和蔼可亲	5	
	按要求做好患儿身份识别及查对	5	
操作前准备	评估患儿病情及治疗情况、心理状态、合作程度等；评估穿刺点、导管、敷料有无异常；评估周围皮肤及患儿有无不适；评估导管留置的必要性和健康教育的有效性	10	
	治疗室整洁干净，温湿度适宜，宽敞明亮；操作人员衣帽整齐，洗手、戴口罩；根据需要备齐用物；患儿体位舒适、配合操作并排尿	10	
操作过程	卸下原有输液接头，用酒精棉片机械摩擦消毒接口后更换新输液接头	5	
	连接预充装置，抽回血，评估导管功能；如导管功能正常则脉冲式冲管后正压封管	5	

续表

项目	要求	标准分	得分
	松解胶带，以0° 牵拉松动贴膜边缘、180° 逆导管方向手法去除原有敷料，并观察穿刺部位有无红肿、渗液及导管外露长度	8	
	使用合格的皮肤消毒剂，遵循无菌原则进行穿刺点、导管及周围皮肤的消毒，范围大于敷料面积，自然待干	8	
	正确摆放导管外露部分，取出透明敷料无张力粘贴，穿刺点正对敷料中央，体外导管完全覆盖于无菌透明敷料下	8	
	轻捏透明敷料下导管突出部位，使敷料与导管充分贴合并排尽空气，以高举平抬法将无菌免缝胶带妥善固定于延长管及接头或肝素帽；导管固定以不成角、患儿舒适为原则	8	
	透明敷料标签纸上标注更换敷料日期、时间、导管外露长度并签名	3	
操作后	安置患儿，整理治疗室，废弃物按要求处理	4	
	做好相应护理记录	3	
综合评价	动作轻巧、准确、稳重、安全，注重人文关怀，无菌观念强	8	
相关理论	目的、注意事项、健康宣教	10	
总得分		100	

（二）血液透析导管维护流程

1. 素质要求

着装整洁；仪表大方，举止端庄；语言柔和恰当，态度和蔼可亲。

2. 核对

（1）至少两种方式核对患儿身份信息，开放式提问。

（2）严格执行查对制度，确保所用血透导管维护用品合格有效。

3. 评估

（1）评估病情及治疗情况（包括是否有皮肤消毒剂过敏、敷料过敏）、心理状态、合作程度等。

（2）敷料是否完好，有无卷边、松脱、潮湿、污染等。

（3）穿刺点有无红肿、渗血、疼痛、硬结、皮温升高等。

（4）周围皮肤有无压痕、过敏。

（5）导管有无扭曲、打折、破损、滑脱，置管日期、导管维护日期。

（6）有无发热、寒战、疼痛等症状及程度，有无不适主诉。

（7）导管留置的必要性。

（8）健康教育的有效性。

4. 准备

（1）人员准备：衣帽整齐，洗手、戴口罩。

（2）环境准备：环境整洁干净，温湿度适宜，宽敞明亮。

（3）物品准备：血液透析护理包（无菌手套、无菌纱布、医用纸胶带、无菌治疗巾、肝素帽或无针接头、棉球）、皮肤消毒剂、无菌棉签、注射器、无菌敷料、生理盐水、抗凝剂、弯盘、免洗手消毒液。

（4）患儿准备：体位舒适、配合操作并排尿。如为颈部置管，患儿需佩戴口罩。

5. 更换接头

（1）打开中心静脉导管外层敷料。

（2）戴手套。

（3）打开无菌治疗巾，垫于中心静脉双腔导管下。

（4）分别螺旋式消毒导管保护帽或接头及导管管口、导管管夹 2 遍。

（5）确保导管管夹处于夹闭状态，取下原有螺帽、肝素帽或无针接头，弃掉。

（6）冲管、封管。①抽回血，确定导管在位。②脉冲式冲管：脉冲式生理盐水冲洗导管，肉眼观察，导管外露部分没有血液残留。③弹丸式推注抗凝剂封管：抽取极为快速、一次性完成推注动作，同时关闭夹子，保持管腔内正压。

（7）再次消毒导管动、静脉管口。

（8）连接肝素帽或无针接头封闭动、静脉管口。

6. 撕除敷料

（1）揭开敷料。

（2）检查中心静脉导管置管处有无渗血、渗液，有无红肿，皮肤有无破损，缝线有无脱落。

（3）测量导管出口至肝素帽或无针接头间距，与前次对比，评估导管有无滑脱。

7. 皮肤消毒

（1）以穿刺点为中心，由内向外，螺旋式用力摩擦，消毒范围直径 8～10 cm，重复消毒 3 遍。

（2）自然充分待干。

8. 敷料固定

（1）无张力粘贴敷料，轻捏敷料下导管突出部位，使敷料与导管充分贴合；导管固定以不成角、患儿舒适为原则。

（2）导管末端用双层无菌纱布包裹，胶带缠绕固定。

（3）将包裹好的导管末端用医用纸胶带以高举平抬法固定于皮肤上，防止末端随着上肢活动而摇摆。

（4）脱去手套、洗手。

（5）敷料标签纸上标注更换敷料日期、时间、导管外露长度并签名。

9. 再次确认

再次确认患儿信息及治疗信息。

10. 终末处理

安置患儿，整理治疗室，废弃物按要求处理。

11. 洗手、脱口罩

12. 记录

做好相应护理记录。

13. 血液透析导管维护评分标准

血液透析导管维护评分标准见表 7–8。

表 7-8　血液透析导管维护评分标准

科室 _______ 姓名 _______ 考核老师 _______ 成绩 _______ 日期 _______

项目	要求	标准分	得分
素质要求	着装整洁；仪表大方，举止端庄；语言柔和恰当，态度和蔼可亲	5	
操作前准备	按要求做好患儿身份识别及查对	5	
	评估患儿病情及治疗情况、心理状态、合作程度等；评估穿刺点、导管、敷料有无异常；评估周围皮肤及患儿有无不适；评估导管留置的必要性和健康教育的有效性	10	
	治疗室整洁干净，温湿度适宜，宽敞明亮；操作人员衣帽整齐，洗手、戴口罩；根据需要备齐用物；患儿体位舒适、配合操作并排尿	10	
操作过程	卸下原有接头，机械摩擦消毒接口	5	
	抽回血，评估导管功能；如导管功能正常则脉冲式冲管后正压封管	5	
	再次消毒导管口，更换肝素帽或无针接头	3	
	去除原有敷料，并观察穿刺部位有无红肿、渗液及导管外露长度	8	
	使用合格的皮肤消毒剂，遵循无菌原则进行穿刺点、导管及周围皮肤的消毒，范围 10 cm，自然待干	8	
	敷料无张力固定导管，导管固定以不成角、患儿舒适为原则	8	
	导管末端用双层无菌纱布包裹，胶带缠绕固定；将包裹好的导管末端用医用纸胶带以高举平抬法固定于皮肤上，防止末端随着上肢活动而摇摆	8	
	敷料标签纸上标注更换敷料日期、时间、导管外露长度并签名	3	
操作后	安置患儿，整理治疗室，废弃物按要求处理	4	
	做好相应护理记录	3	
综合评价	动作轻巧、准确、稳重、安全，注重人文关怀，无菌观念强	5	
相关理论	目的、注意事项、健康宣教	10	
总得分		100	

四、输液港

（一）输液港置管患儿的评估、准备及配合（术前准备 + 术后观察 + 紧急处置）

1. 定义

植入式静脉输液港（简称 Port）又称植入式中心静脉导管系统（CVPAS），简称输液港，是一种可以完全置入体内的闭合静脉输液系统。它是中心静脉血管通路器材，特别为需要长期及重复输注药物的患儿设计。输液港由导管和注射座两部分组成，常用的置入途径有颈内静脉、锁骨下静脉。注射座大小如一元硬币，外形如听诊器的听诊膜。导管与人体组织相容性好，可长期在人体留置，导管的末端有三向瓣膜式和末端开口式两种。输液港完全埋植于患儿皮下，减少了组织的暴露。导管尖端须在右心房与上腔静脉交界处，并经 X 线检查确认。

2. 评估

（1）了解患儿的病情及治疗情况（包括皮肤是否对乙醇过敏）、心理状态、合作程度。

（2）操作前做好解释，取得患儿及家属的配合，签署知情同意书。

（3）详细检查准备置入输液港周围皮肤有无红、肿、热、痛、波动感等局部感染症状，同时了解输液港置入侧的肢体活动情况。

3. 准备

（1）物品准备：输液港装置1套、头皮针、10 mL注射器、无损伤针、肝素帽、透明敷料、无菌手套、胶布、75%乙醇、复合碘消毒棉签等。

（2）患儿准备：在手术前，护士应指导患儿进行穿刺时的配合。

4. 配合

（1）患儿在核对无误后入手术室，做好生命体征的监测。体位配合：术前将拟穿刺侧肩胛下垫高，头偏向穿刺对侧，双手紧贴身体两侧。中心静脉导管置入时协助患儿头部由偏向穿刺对侧转回正中位。

（2）术中指导患儿双肩放松，穿刺时避免说话、咳嗽、上肢活动，观察术中患儿呼吸及心电图情况，询问患儿颈部及耳根有无疼痛、肿胀等不适感，有无胸闷、气促、疼痛等症状。

（3）对儿童采用注意力转移法可潜在地缓解患儿对植入式输液港穿刺中的疼痛、恐惧和沮丧感。

（4）操作结束后，仔细检查穿刺部位有无肿胀、渗血等情况。

（二）植入式输液港留置期间的并发症

1. 回抽血液障碍

回抽血液障碍指输液通畅但是不能抽到血液，一般原因如下：导管末端纤维蛋白鞘形成，也可能是由于回抽时导管末端侧壁孔紧贴血管壁所致，可用生理盐水冲管或使用纤溶药物溶解纤维蛋白鞘得到缓解。

2. 管腔堵塞

当出现输液不畅合并回抽障碍时应考虑为管腔阻塞，常见原因为血液凝结。另外，胃肠外营养液中的脂乳成分以及因不当穿刺导致的输液港底座、硅胶膜破损产生的小颗粒物质也可导致导管堵塞。血凝性堵管可使用小剂量溶栓剂（如尿激酶）使导管再通，药物性堵管常需拔除导管

3. 导管与注射座分离

导管与注射座之间由连接器连接在一起，连接器松脱是一种较少见的并发症。当冲管时出现局部肿胀伴有疼痛，需要行胸片等检查，排除导管与注射座分离的可能。

（三）输液港置入操作流程

1. 素质要求

着装整洁；仪表大方，举止端庄；语言柔和恰当，态度和蔼可亲。

2. 核对

（1）身份识别，至少两种核对方式。

（2）确定开立医嘱。

3. 评估

（1）了解患儿的病情及治疗情况（包括皮肤是否对酒精过敏）、心理状态、合作程度。

（2）详细检查准备置入输液港周围皮肤有无红、肿、热、痛、波动感等局部感染症状，同时了解输液港置入侧的肢体活动情况。

4. 解释

操作前做好解释，取得患儿及家属的配合，签署知情同意书。

5. 环境准备

深静脉置管室清洁消毒，区域宽敞。

6. 物品准备

输液港装置1套、头皮针、10 mL注射器、无损伤针、肝素帽、透明敷料、无菌手套胶布、75%乙醇、复合碘消毒棉签、皮肤消毒剂等。

7. 人员准备

操作者必须是具有置入输液港资质的医生。

8. 术中配合

（1）患儿在核对无误后进入手术室，做好生命体征的监测。体位配合：术前将拟穿刺侧肩胛下垫高，头偏向穿刺对侧，双手紧贴身体两侧。中心静脉导管置入时协助患儿头部由偏向穿刺对侧转回正中位。

（2）术中指导患儿双肩放松，穿刺时避免说话、咳嗽、上肢活动，观察术中患儿呼吸及心电图情况，询问患儿颈部及耳根有无疼痛、肿胀等不适感，有无胸闷、气促、疼痛等症状。

9. 记录

记录置港时间、置管者信息等。

（四）上臂植入式输液港置管患儿的评估、准备及配合

1. 评估

（1）核对患儿身份，确定开立置管医嘱。

（2）评估病情、年龄、意识、心肺功能、自理能力、合作程度、药物性质、输液史、过敏史（包括皮肤是否对乙醇过敏）、既往插管史、手术史。

（3）操作前做好解释，取得患儿及家属的配合，签署知情同意书。评估整个治疗周期、出凝血情况、穿刺点皮肤、血管情况、肢体活动度。

（4）详细检查准备置入港体周围皮肤有无红、肿、热、痛、波动感等局部感染症状，同时了解穿刺侧的肢体活动情况。

2. 准备

（1）环境准备：深静脉置管室清洁消毒，区域宽敞。

（2）物品准备：PICC导管、微插管鞘组件、穿刺包、穿刺针、输液港装置1套、无损伤针、皮肤消毒剂、手消毒剂、无菌无粉手套、20 mL无菌注射器、生理盐水、皮尺、1 mL无菌注射器、盐酸利多卡因注射液、止血带、无菌纱布、弹力绷带。

（3）人员准备。①经PICC知识技能培训考核合格的护理人员。②具有置入输液港资质的医生。③洗手，戴口罩和帽子。

（4）患儿准备。①穿刺侧肢体皮肤清洁，必要时预穿刺处外涂复方利多卡因乳膏以减轻疼痛。②患儿平卧，根据穿刺部位选取舒适体位并加以固定：首选贵要静脉，手臂外展与躯干成90°。③必要时可使用镇静剂。

3. 配合

术中指导患儿双肩放松，穿刺时避免说话、咳嗽、上肢活动，术中严密观察患儿呼吸及心电图情况。

（五）上臂植入式输液港置入操作流程

1. 素质要求

着装整洁；仪表大方，举止端庄；语言柔和恰当，态度和蔼可亲。

2. 核对

（1）身份识别，至少两种核对方式。

（2）确定开立医嘱。

3. 评估

评估患儿病情、年龄、意识、心肺功能、自理能力、合作程度、药物性质、输液史、过敏史（包括皮肤是否对酒精过敏）、既往插管史、手术史。

4. 解释

操作前做好解释，取得患儿及家属的配合，签署知情同意书。

5. 环境准备

深静脉置管室清洁消毒，区域宽敞。

6. 物品准备

PICC 导管、微插管鞘组件、穿刺包、穿刺针、输液港底座装置、无损伤针、皮肤消毒剂、手消毒剂、无菌无粉手套、20 mL 无菌注射器、生理盐水、皮尺、1 mL 无菌注射器、盐酸利多卡因注射液、止血带、无菌纱布、弹力绷带。

7. 人员准备

（1）经 PICC 知识技能培训考核合格的护理人员。

（2）具有置入输液港资质的医生。

8. 患儿准备

（1）穿刺侧肢体皮肤清洁，必要时预穿刺处外涂复方利多卡因乳膏以减轻疼痛。

（2）患儿平卧，根据穿刺部位选取舒适体位并加以固定：首选贵要静脉，手臂外展与躯干成 90° 。

（3）必要时可镇静催眠。

9. 术中配合

术中指导患儿双肩放松，穿刺时避免说话、咳嗽、上肢活动，观察术中患儿呼吸及心电图情况。

10. 记录

记录置管时间、置管长度、置管者信息等。

（六）输液港维护流程

1. 目的

（1）保持输液港导管通畅。

（2）保证输液港安全使用。

2. 评估

（1）确认患儿身份信息。

（2）确认患儿前一次维护时间。

（3）评估患儿病情、年龄、合作程度、穿刺部位皮肤情况、皮下脂肪厚度、同侧肢体活动情况等。

（4）评估输液港穿刺座有无移位、翻转。

（5）根据治疗要求选择最小规格无损伤针。

（6）评估患儿对输液港日常维护的了解程度。

3. 准备

（1）物品准备：无菌换药包 1 个（无菌手套 1 副、碘伏棉球、一次性镊子、无菌纱布、一次性剪刀、一次性弯盘）、无损伤针 1 副、清洁手套 2 副、输液接头 1 个、10 mL 注射器 2 个、无菌孔巾、生理盐水、100 U/mL 肝素盐水封管液、75% 乙醇、免洗手消毒液、无菌透明敷料 1 张、弯盘。

（2）环境准备：整洁安静、光线充足、温度适宜。

（3）护士准备：衣帽整洁，洗手、戴口罩。

（4）患儿准备：患儿取仰卧位，充分暴露输液港穿刺部位。

（5）检查穿刺部位情况，确认注射座位置。

4. 消毒

（1）打开换药包第 1 层，戴清洁手套。

（2）消毒。①用 75% 乙醇从注射座中心向外周顺时针与逆时针方向交替清洁皮肤 3 遍，范围大于贴膜面积。②待乙醇干后，用有效碘浓度不低于 0.5% 的碘伏同法螺旋式消毒 3 遍，自然待干。

（3）脱手套，手消毒。

5. 插针

（1）插针。①将换药包完全打开，将所需无菌物品全部打入换药包。②戴无菌手套，抽吸肝素盐水 3 mL、生理盐水 10 mL。③将输液接头及生理盐水与无损伤针连接并排气。④铺无菌孔巾。⑤穿刺：触诊定位穿刺隔，用非主力手的拇指、示指和中指固定注射座，主力手持无损伤针，自 3 指中心处垂直刺入，穿过隔膜，直达储液槽底部；有阻力时不可强行进针。

（2）抽回血，确认针头是否在输液港内及导管是否通畅。

6. 冲管、封管

（1）脉冲式冲管，冲净无损伤针套件及输液港。

（2）连接肝素盐水，采用两倍于导管及其附加装置的溶液量正压封管。

7. 固定

（1）修剪合适厚度的 Y 口无菌纱布垫于无损伤针针尾下方，撤孔巾。

（2）无菌透明敷贴无张力固定无损伤针，胶布固定延长管，注明日期、时间及操作者。

8. 拔针

（1）撕除敷料。①松解胶带。② 0° 牵拉松动贴膜边缘。③ 180° 逆导管方向揭去贴膜。

④观察穿刺部位有无红肿、渗液及无损伤针是否完好。

(2)洗手，戴清洁手套。

(3)左手两指固定输液港，右手拿捏无损伤针蝶翼部分，轻轻撤出无损伤针。

(4)无菌敷料覆盖穿刺点，按压5分钟，保持穿刺点24小时密闭。

9. 洗手、记录

(1)脱去手套、洗手。

(2)填写导管维护记录单，交代注意事项。

10. 终末处理

废弃物按要求处理。

11. 输液港维护评分标准

输液港维护评分标准见表7–9。

表7–9 输液港维护评分标准

科室______ 姓名______ 考核老师______ 成绩______ 日期______

项目	要求	标准分	得分
目的	(1)保持输液港导管通畅 (2)保证输液港安全使用	5	
评估和观察要点	(1)确认患儿身份信息 (2)确认患儿前一次维护时间 (3)评估患儿病情、年龄、合作程度、穿刺部位皮肤情况、皮下脂肪厚度、同侧肢体活动情况等 (4)评估输液港穿刺座有无移位、翻转 (5)根据治疗要求选择最小规格无损伤针 (6)评估患儿对输液港日常维护的了解程度	10	
操作前准备	(1)物品准备：无菌换药包1个(无菌手套1副、碘伏棉球、一次性镊子、无菌纱布、一次性剪刀、一次性弯盘)、无损伤针1副、清洁手套2副、输液接头1个、10 mL注射器2个、无菌孔巾、生理盐水、100 U/mL肝素盐水封管液、75%乙醇、免洗手消毒液、无菌透明敷料1张、弯盘 (2)环境准备：整洁安静、光线充足、温度适宜 (3)护士准备：衣帽整洁，洗手、戴口罩 (4)患儿准备：患儿取仰卧位，充分暴露输液港穿刺部位	5	
操作过程	(1)检查穿刺部位情况，确认注射座位置 (2)打开换药包第1层，戴清洁手套 (3)消毒。①用75%乙醇从注射座中心向外周顺时针与逆时针方向交替清洁皮肤3遍，范围大于敷料面积。②待乙醇干后，用有效碘浓度不低于0.5%的碘伏同法螺旋式消毒3遍，自然待干 (4)脱手套，手消毒 (5)插针。①将换药包完全打开，将所需无菌物品全部打入换药包。②戴无菌手套，抽吸肝素盐水3 mL、生理盐水10 mL。③将输液接头及生理盐水与无损伤针连接并排气。④铺无菌孔巾。⑤穿刺：触诊定位穿刺隔，用非主力手的拇指、示指和中指固定注射座，主力手持无损伤针，自3指中心处垂直刺入，穿过隔膜，直达储液槽底部；有阻力时不可强行进针		

续表

项目	要求	标准分	得分
操作过程	（6）抽回血，确认针头是否在输液港内及导管是否通畅 （7）脉冲式冲管，冲净无损伤针套件及输液港 （8）连接肝素盐水，采用两倍于导管及其附加装置的溶液量正压封管 （9）修剪合适厚度的 Y 口无菌纱布垫于无损伤针针尾下方，撤孔巾 （10）无菌透明敷料无张力固定无损伤针，胶布固定延长管，注明日期、时间及操作者 （11）拔针。①撕除敷料。a. 松解胶带。b.0° 牵拉松动敷料边缘。c.180° 逆导管方向揭去贴膜。d. 观察穿刺部位有无红肿、渗液及无损伤针是否完好。②洗手，戴清洁手套。③左手两指固定输液港，右手拿捏无损伤针蝶翼部分，轻轻撤出无损伤针。④无菌敷料覆盖穿刺点，按压 5 分钟，保持穿刺点 24 小时密闭	65	
操作后	妥善安置患儿	2	
	洗手、记录	1	
	终末处理	2	
综合评价	（1）达到无菌操作规范要求 （2）达到导管维护目的 （3）患儿感到舒适 （4）健康教育贯穿始终	5	
相关理论		5	
总得分		100	

（房玉辉）

第三节　经血管通路装置静脉注射

一、操作准备

1. 操作者资质

操作者应是依据《护士条例》获得护士资格的注册护士。非注册护士须在注册护士监督、指导下执行。

2. 用物准备

治疗车、治疗盘、皮肤消毒剂、无菌棉签、头皮针若干、注射器、注射药物、静脉注射标签、胶布、预充式导管冲洗器或生理盐水、无菌巾、EDA（PDA）、免洗手消毒液。

二、操作流程

1. 着装要求

着装整洁；仪表大方，举止端庄；语言柔和恰当，态度和蔼可亲。

2. 核对

至少两种核对方式，开放式提问，严格执行查对制度，如有疑问，核对无误后方可给药（药名、剂量、浓度、时间、方法）。特殊药物须双人核对。

3. 评估

评估患儿病情、意识状态、合作程度、用药史、过敏史、穿刺点皮肤及血管通路功能情况。

4. 解释

向患儿及家长解释用药目的、作用、注意事项，指导患儿及家长做好配合。

5. 操作前准备

（1）洗手、戴口罩，根据需要备齐用物。

（2）双人查对医嘱，严格无菌技术，铺无菌盘放置配好的注射药物。

（3）知晓药物作用、观察要点、不良反应及注意事项。

6. 床边核查

（1）核对患儿、查对药物，特殊药物须双人查对。

（2）向患儿及家属解释，协助取舒适卧位。

7. 消毒

（1）严格遵守无菌操作及消毒隔离制度。

（2）注射前，用皮肤消毒剂消毒导管的接头处或肝素帽。

8. 连接导管

使用生理盐水或预充式导管冲洗器连接静脉血管通路装置。中心静脉通路装置需连接≥ 10 mL 注射器或预充式导管冲洗器。

9. 抽回血冲管

外周静脉短导管必须冲管；中心静脉通路装置必须见回血后方可行脉冲式冲管，遇阻力或抽吸无回血时，严禁暴力冲管，应进一步确定导管的通畅性，以防并发症。

10. 推注药物

（1）再次确认患儿信息及治疗信息，连接药液，中心血管通路装置用＞ 10 mL 注射器，缓慢推注药液，根据病情及药物性质掌握注入药物的速度。

（2）必要时使用微量注射泵（1.9 Fr 的中心血管通路装置输注速度不可＜ 3 mL/h，以防堵管）。

（3）静脉注射过程中，观察局部组织有无肿胀、渗漏，观察病情变化。

11. 冲封管

注射结束后，连接生理盐水。脉冲式冲管，如需静脉输液，连接输液器。治疗结束后，予正压封管。

12. 再次确认

再次确认患儿信息及治疗信息。

13. 整理用物

安置患儿，整理床单元，废弃物按要求处理。

14. 洗手、脱口罩

15. 记录

特殊药物需要记录用药反应等情况。

三、经血管通路装置静脉注射评分标准

经血管通路装置静脉注射评分标准见表 7–10。

表 7–10　经血管通路装置静脉注射评分标准

科室 _______ 姓名 _______ 考核老师 _______ 成绩 _______ 日期 _______

项目	要求	标准分	得分
素质要求	着装整洁；仪表大方，举止端庄；语言柔和恰当，态度和蔼可亲	5	
操作前准备	至少两种核对方式，开放式提问，如有疑问应核对无误后方可给药（药名、浓度、时间、剂量、方法），特殊药物双人核对	8	
	评估患儿病情、过敏史、用药史、穿刺点皮肤及血管通路功能情况	5	
	向患儿及家属解释用药目的、作用、注意事项，指导患儿及家长做好准备	5	
	洗手、戴口罩	2	
	（1）根据需要备齐用物并双人查对医嘱，严格无菌技术，铺无菌盘放置配好的注射药物。 （2）携至患儿床边。	5	
操作过程	核对患儿，查对药物，特殊药物须双人查对。向患儿及家属解释，协助取舒适卧位	8	
	注射前，应用皮肤消毒剂消毒导管的接头处或肝素帽，严格遵守无菌操作及消毒隔离制度	5	
	生理盐水连接导管，中心静脉通路装置需连接≥ 10 ml 注射器或预充式导管冲洗器		
	外周静脉短导管必须冲管，中心静脉通路装置必须先抽回血再脉冲式冲管，以确定导管在静脉内，严禁暴力冲管，应进一步确定导管的通畅性，以防并发症	8	
	再次确认患儿信息及治疗信息，连接药液，中心血管通路装置需连接 > 10 mL 注射器，缓慢推注药液	5	
	注射结束后，连接生理盐水冲管	6	
	脉冲式冲管，如需静脉输液，连接输液器，治疗结束后，予正压封管	5	
	再次确认患儿信息及治疗信息	3	
操作后	整理床单元、合理安置患儿	3	
	废弃物按要求处理	2	
	洗手、记录	2	
综合评价	动作轻巧、准确、稳重、安全，注重人文关怀，无菌观念强	8	
相关理论		10	
总得分		100	

（房玉辉）

第四节　密闭式输血操作流程

将供血者的血液输给患儿进行救治，特别是发生严重出血的患儿，以达到缓解症状、保证机体各组织器官血液供应的治疗目的。输血可以补充血容量，改善循环功能，增加携氧能力，提高血浆蛋白，增强免疫力和凝血功能，在临床医疗中是一项重要的措施。

一、密闭式输血的应用指征

（一）适用范围

1. 红细胞

（1）浓缩红细胞：①各种急性失血的输血。②各种慢性贫血。③高钾血症，肝、肾、心功能障碍者输血。

（2）少白细胞红细胞：①由于输血产生白细胞抗体，引起发热等输血不良反应的患儿。②防止产生白细胞抗体的输血（如器官移植的患儿）。

（3）红细胞悬液：①各种急性失血的输血。②各种慢性贫血。③高钾血症，肝、肾、心功能障碍者输血。

（4）洗涤红细胞：①对血浆蛋白有过敏反应的贫血患儿。②自身免疫性溶血性贫血患儿。③阵发性睡眠性血红蛋白尿症。④高钾血症及肝肾功能障碍需要输血者。

（5）冰冻红细胞：①对血浆蛋白有过敏反应的贫血患儿。②自身免疫性溶血性贫血患儿。③阵发性睡眠性血红蛋白尿症。④稀有血型患儿输血。⑤新生儿溶血病换血。⑥自身输血。

2. 血浆

（1）新鲜液体血浆：①补充全部凝血因子（包括不稳定的凝血因子Ⅴ、Ⅷ）。②大面积烧伤、创伤。

（2）新鲜冰冻血浆：①补充凝血因子。②大面积烧伤、创伤。

（3）普通冰冻血浆：①主要用于补充稳定的凝血因子，如Ⅱ、Ⅶ、Ⅸ、Ⅹ因子缺乏。②手术、外伤、烧伤、肠梗阻等大出血或血浆大量丢失。

（4）冷沉淀：①甲型血友病。②血管性血友病。③纤维蛋白原缺乏症。

3. 血小板

（1）血小板减少所致的出血。

（2）血小板功能障碍所致的出血。

4. 白细胞

（1）中性粒细胞绝对值低于 $0.5 \times 10^9/L$，抗生素治疗无效的细菌性败血症。

（2）白细胞严重减少，且合并重度感染，抗生素治疗 48 小时无效的再生障碍性贫血者。

（3）大剂量放疗、化疗，造成白细胞显著下降及各种药物过敏反应引起粒细胞严重缺乏，出现明显感染者。

（二）禁用范围

1. 输注白细胞的相对禁用范围

（1）对抗生素敏感的细菌感染患儿，或感染已被有效控制的患儿。

（2）预后极差的患儿，如终末期癌症患儿，不宜输注白细胞，因白细胞的输注不能改善其临床症状。

2. 输注血小板的相对禁用范围

（1）血栓性血小板减少性紫癜。

（2）免疫性血小板减少症。

（3）药物诱发的血小板减少和脾功能亢进、菌血症等引起的血小板减少。

二、密闭式输血操作流程

（一）操作准备

1. 操作者资质

操作者应是依据《护士条例》获得护士资格的注册护士。非注册护士须在注册护士监督、指导下执行。

2. 用物准备

输液架、治疗车、治疗盘内放置皮肤消毒剂、无菌棉签、止血带、输血器、血制品、生理盐水 100 mL、输液贴、输血巡视卡、交叉配血报告、血型牌、手消毒液、弯盘、手表。

（二）操作流程

1. 素质要求

着装整洁；仪表大方，举止端庄；语言柔和恰当，态度和蔼可亲。

2. 核对

两名医务人员共同核对患儿信息及输血信息。

3. 评估

评估患儿生命体征、输血目的、过敏史、用药史、静脉通路情况、心肺功能及既往输血史、接受能力及心理状况。

4. 解释

向患儿及家长解释输血目的、注意事项和不良反应等。

5. 输血前（抽配血）

（1）翻阅病历查看有无签署《输血治疗知情同意书》和输血相关检验项目（血型、乙肝二对半、丙肝、梅毒、艾滋病等）。

（2）两名护士核对输血申请单，备齐抽血用物，共同至患儿床边，核对后抽取血标本。

（3）将血标本、输血申请单送往血库做血型鉴定及交叉配血试验。

6. 取血

（1）取血前测量患儿体温，体温＜ 38℃方可取血。

（2）医务人员携临床用血取血单、专用取血箱至血库取血。

（3）和血库工作人员共同查对，进行“三查十对”。三查：查血的有效期、质量、输血装置是否完好（如血液有无变色、明显血凝块、气泡、絮状物等异常）；十对：床号、姓名、性别、年龄、住院号 / 门急诊卡号、血型鉴定单、交叉配血结果、血液成分、血袋编号、血液剂量。

（4）核对无误后在输血记录单上签名及记录取血时间。

7. 核对

（1）两名医务人员持病历、交叉配血单、血制品，进行查对（“三查十对”）。

（2）两人核对无误后在输血记录单上签名。

8. 床边核查

（1）根据需要备齐用物，携至床边。

（2）由两名医务人员再次准确核对血液信息；血袋与患儿核对姓名、年龄、血型；

血袋与腕带核对姓名、年龄、住院号，需要时挂好血型牌。向患儿及家长解释，协助取舒适卧位。

9. 输血

（1）使用输血器，先予生理盐水冲管。

（2）轻轻摇匀血袋，打开输血袋接口，平放血袋，插上输血皮条，避免渗漏。

（3）调节滴速，10～15 分钟时不得超过 20 滴 / 分，并密切观察，如无不适，根据病情调节滴速，每袋血从储血冰箱取出后 4 小时内输注完毕。

（4）红细胞输注速度控制在 5 mL/（kg·h），如有心功能不全应控制在 1 mL/（kg·h）；急性大出血患儿需快速输血时可＞15 mL/（kg·h）；对于合并严重营养不良和心肺功能不全的患儿，速度控制在 0.25～0.75 mL/min；自身免疫性溶血性贫血患儿，输血速度不宜过快，尤其是心肺功能差者，不宜超过 2 mL/（kg·h）。血浆输注速度在 10 mL/min。

（5）新生儿宜采用输血泵控制输血不短于 2 小时。

（6）血液制品中不得加入其他药物。

10. 再次核对

“三查十对”。

11. 按时巡视，密切观察

（1）正确记录输血巡视卡。

（2）疑有输血反应的，减慢输血滴速，及时汇报医师处理。

（3）反应严重的，立即停止输血，更换输血器，以生理盐水维持通路。通知血库，核对用血申请单、血袋标签、交叉配血试验结果及受血者与供血者的血型，保留输血装置与血袋，并填写输血反应记录单。

（4）连续输注两个或以上单位的血，应间隔输入少量生理盐水，避免产生输血反应。

（5）若输注时间连续超过 4 小时，应更换输血器。

12. 输血后

（1）输血完毕予生理盐水冲管，使输血器内的血液输完。

（2）更换输血器，外周静脉短导管、中心静脉通路装置及时更换肝素帽。

（3）空血袋保留 24 小时后，按医疗废弃物处理。

13. 整理用物

整理床单元，安置患儿，注意观察患儿有无不适。

14. 洗手、记录

护理记录单记录输血开始时间、输注速度、输血量、输血结束时间、输血后情况、有无不良反应。

三、密闭式输血操作评分标准

密闭式输血操作评分标准见表 7-11。

表 7-11　密闭式输血操作评分标准

科室 ______ 姓名 ______ 考核老师 ______ 成绩 ______ 日期 ______

项目	要求	标准分	得分
素质要求	着装整洁；仪表大方，举止端庄；语言柔和恰当，态度和蔼可亲	5	
操作前准备	两名医务人员共同核对患儿信息及输血信息，评估患儿生命体征、输血目的、过敏史、用药史、静脉通路情况、心肺功能及既往输血史、接受能力及心理状况	8	
	向患儿及家长解释输血目的、注意事项和不良反应等	5	
	翻阅病历查看有无签署《输血治疗知情同意书》和输血相关检验项目	2	
	两名护士核对输血申请单，备齐抽血用物，共同至患儿床边，核对后抽取血标本；将血标本、输血申请单送往血库做血型鉴定及交叉配血试验	5	
	患儿体温＜ 38℃方可取血；医务人员携专用取血箱至血库取血，和血库工作人员共同进行“三查十对”，核对无误后在输血记录单上签名，记录取血时间	5	
	两名医务人员持病历、交叉配血单、血制品，先在治疗室内进行“三查十对”，两人核对无误后在输血记录单上签名	5	
	根据需要备齐用物，携至床边；两名医务人员再次准确核对患儿和血液信息，需要时挂好血型牌，向患儿及家长解释，取舒适卧位	6	
操作过程	使用输血器，先予生理盐水冲管；轻轻摇匀血袋，打开输血袋接口，平放血袋，插上输血器，避免渗漏	5	
	调节滴速，10～15 分钟时不得超过 20 滴 / 分，并密切观察，如无不适，根据病情调节输血滴速，每袋血从储血冰箱取出后 4 小时内输注完毕	5	
	再次核对，“三查十对”	3	
	观察生命体征，及时正确处理输血反应	10	
	连续输注两个或以上的血时，应间隔输入少量生理盐水，输血完毕予生理盐水冲管，尽量使输血器内的血液输完	5	
	更换输血器，外周静脉短导管、中心静脉通路装置及时更换肝素帽	3	
操作后	整理床单元、合理安置患儿	3	
	空血袋保留 24 小时后按医疗废弃物处理	2	
	洗手、记录，护理记录单记录输血开始时间、输注速度、输血量、输血结束时间、输血后情况、有无不良反应	5	
综合评价	动作轻巧、准确、稳重、安全，注重人文关怀	8	
相关理论		10	
总得分		100	

（房玉辉）

第八章　小儿护理技术

第一节　机械通气

一、概述

机械通气是应用呼吸机将空气－氧气混合气压入肺内，辅助患儿呼吸，增强和改善呼吸功能，促进有效通气和气体交换，纠正低氧血症和高碳酸血症，同时可减轻患儿的呼吸做功和氧耗，支持呼吸和循环功能，使血气结果在正常范围。目前临床主要有以下几种机械通气模式：

（一）无创正压通气（NPPV）

NPPV 有两种基本模式：双相气道正压通气（BiPAP）；持续气道正压通气（CPAP）。

（二）有创机械通气

其常用模式有：控制通气（CMV 或 IPPV 或 A/CV）；同步间歇指令通气（SIMV）；压力支持通气（PSV）；高频振荡通气（HFOV）。

二、适应证

（1）呼吸功能严重异常如呼吸急促（儿童呼吸频率＞60～80 次 / 分）、呼吸浅慢（＜5～10 次 / 分）、呼吸暂停（呼吸停止时间超过 20 秒）、自主呼吸微弱或消失。

（2）严重通气和 / 或氧合障碍：PaO_2＜50 mmHg 或 $PaCO_2$≥70 mmHg，特别是经面罩高浓度吸氧时［氧浓度（FiO_2）＞40%］，PaO_2 仍然＜60 mmHg；$PaCO_2$ 升高（＞50 mmHg）或进行性上升。危重症患儿出现以下状况时，应尽早使用机械通气：

①重症呼吸系统疾病：各种呼吸系统疾病导致氧合不足或 CO_2 排出障碍，经常规吸氧（例如面罩吸氧和鼻导管吸氧）后仍表现为呼吸功能不全时，是进行机械通气的绝对指征。如心肺复苏后支持治疗、严重的急慢性呼吸衰竭、急性呼吸窘迫综合征（ARDS）、重症肺炎等。

②神经系统疾病：神经肌肉疾病、中枢性呼吸功能障碍及呼吸肌疾患所致的严重通气不足，可导致缺氧和 CO_2 潴留。

③循环功能障碍：循环功能障碍时会不同程度降低呼吸系统功能，甚至导致呼吸衰竭。例如各种休克或心搏骤停后会导致呼吸功能障碍。

三、禁忌证

下述情况进行机械通气时，可能使病情加重：

（1）气胸及纵隔气肿未行引流。

（2）肺大疱和肺囊肿。

（3）低血容量性休克未补充血容量。

（4）气管－食管瘘。

（5）上呼吸道梗阻等。

但在出现致命性通气和氧合障碍时，应在积极处理原发病（如尽快行胸腔闭式引流、积极补充血容量、清除呼吸道梗阻、限制气道平台压等）的同时，应用机械通气抢救生命。

四、操作流程

（一）评估

（1）评估患儿生命体征，根据血气分析评估是否需要机械通气。

（2）由医生根据病情决定选择有创或无创通气。

（3）评估急救设备是否完好：检测简易呼吸器、喉镜、呼吸机。

（二）计划

（1）护士准备：操作者着装整洁、洗手、戴口罩、戴帽子。

（2）患儿准备：给予心电、血氧饱和度及血压监测。

（3）环境准备：清洁的环境，符合急救要求。

（4）用物准备：呼吸机、管道及模拟肺。简易呼吸器、喉镜、气管插管、牙垫、导丝、听诊器。

（5）抢救车、治疗车（弯盘、棉签、胶布、无菌注射器、消毒液、锐器盒、垃圾桶、手消液）。

（三）实施

（1）核对患儿信息，推呼吸机于患儿床旁。

（2）检测简易呼吸器、喉镜。

（3）选择合适的气管导管，气管导管塑形满意。

（4）连接气源氧源接口。

（5）呼吸机外部管路按照送气、呼气的顺序正确连接。接好模拟肺。

（6）将湿化罐滑入湿化器座上（有些湿化水罐巾需要置入过滤纸）。连接温度传感器，再加灭菌注射用水（或蒸馏水）至上下限刻度之间。调节湿化器于自动补偿状态，可见指示灯闪亮。

（7）安置患儿于仰卧位：抬颏推额，气道开放。

（8）口鼻腔吸痰，清理气道。

（9）协助医生行气管插管。插管成功后听诊双侧呼吸音对称。

（10）固定气管导管。

（11）协助医生设定机械通气模式及预设参数：FiO_2 0.4～0.6（40%～60%），呼吸频率25～35 次 / 分，潮气量 6～8 mL/kg（容量控制模式）或吸气峰压（PIP）15～20 cmH_2O，吸气时间 0.5～0.7 秒，呼气末正压（PEEP）3～5 cmH_2O。以上参数适应于大部分患儿的起始机械通气治疗。

（12）确认呼吸机工作正常后，将呼吸机同患儿连接，开始机械通气。

（13）观察患儿通气改善情况。

（14）机械通气 30 分钟后进行血气分析，根据结果调整通气指标。

（四）评价

（1）急救流程熟练。协助医生急救，配合迅速、干练，有良好的判断能力。

（2）正确且有效率地急救配合。

（3）熟练掌握呼吸机故障及处理。

（4）做到随时评估患儿生命体征。

（房玉辉）

第二节　造口护理

一、概述

造口护理是指为造口患儿佩戴及更换造口袋，收集排泄物，保护造口及周围皮肤，减少并发症，提高患儿舒适度及生活质量的一项护理操作技术。肠造口的类型有单腔造口、双腔袢式造口、双腔离断式造口、多个造口等。儿童肠造口相关并发症较成人多见。儿童肠造口多为临时性的，当原发疾病纠正后，即可进行关闭造口的手术，整个造口周期从 6 周到 12 个月不等。

二、适应证

造口护理适用于各类造口术后，如坏死性小肠结肠炎、先天性巨结肠、先天性肛门闭锁、胎粪性肠梗阻、尿路梗阻等，需进行造口护理的患儿。

三、禁忌证

无特殊禁忌证。

四、操作流程

（一）评估

1. 全身评估

评估患儿生命体征。

2. 造口评估

评估造口的类型、大小、形状、高度、血运情况。

3. 造口底盘评估

评估底盘固定是否牢固，是否有排泄物渗漏。

4. 排泄物评估

观察排泄物的颜色、性质、量。

（二）计划

1. 护士准备

仪表端庄、衣帽整洁、修剪指甲、洗手。

2. 患儿准备

取平卧位，暴露造口部位，在造口袋下方铺治疗巾。

3. 环境准备

光线充足，室内温度 22～26℃，注意遮挡，保护患儿隐私。

4. 用物准备

（1）治疗车上层：一次性换药盘（含镊子、纱布、棉球）、37～40℃温生理盐水或温水（200 mL）、治疗碗、棉签、黏胶剥离剂、造口粉、不含酒精的皮肤保护膜、防漏膏或可塑贴环、一件式或两件式造口袋、造口量尺、剪刀、治疗巾、一次性检查手套、免洗手消毒液。

（2）治疗车下层：医疗垃圾桶、生活垃圾桶、锐器盒。

（三）实施

（1）备齐用物，携用物至床旁，查对医嘱，核对患儿身份，解释目的，洗手、戴口罩、戴手套。

（2）首次佩戴造口袋：将造口处敷料取下，弃置于垃圾桶中；更换造口袋：先将底盘轻轻揭开一个小口，喷入黏胶剥离剂，然后边揭底盘边喷入黏胶剥离剂，直至底盘完全剥离，自上而下将旧造口袋取下，检查造口底盘渗漏情况，将旧造口袋弃置于垃圾桶中。

（3）清洗：遵循由外到内的原则，环状清洗造口及周围皮肤。伤口未愈合时，用温生理盐水棉球擦拭伤口；伤口愈合后，用温水棉球擦拭造口及周围皮肤。

（4）蘸干：遵循由外到内的原则，用纱布将造口及周围皮肤残留的水分蘸干。

（5）评估：选择在患儿安静状态下，评估造口的类型、大小、形状、高度、血运情况，评估皮肤黏膜有无出血或分离、造口支架管有无松脱或压伤皮肤黏膜，评估造口周围皮肤是否完整、干燥，有无并发症，评估造口旁伤口有无裂开或感染等情况。

（6）使用造口粉及皮肤保护膜：先喷洒造口粉，用棉签掸匀后，再使用皮肤保护膜，待干。

（7）测量：使用造口量尺测量造口大小。

（8）剪裁底盘：底盘剪裁孔径一般比造口大 1～2 mm，因新生儿腹壁面积相对较小，根据造口所在位置可适当剪裁底盘外圈，以提高顺应性。剪裁后，用手指将孔径内缘磨光，以免粗糙的内缘损伤造口黏膜。

（9）使用防漏膏或可塑贴环：按照造口的形状及大小将防漏膏均匀涂抹于造口旁或将可塑贴环塑形后平整地贴于造口旁，然后沿肠管周围用湿棉签将防漏膏均匀涂开或将可塑贴环压紧。

（10）撕除底盘贴纸：撕除贴纸前，用手掌轻轻搓揉，利用手掌的温度增加底盘黏胶的粘贴性。

（11）粘贴造口袋：将造口袋的底盘开口对准造口处，由下而上紧密粘贴，沿造口周围由内向外旋转轻压底盘，再使用空心手掌轻压外侧底盘 3～5 分钟，至粘贴牢固。新生儿造口患儿粘贴造口袋开口方向，斜向下 45°；能够自由走动的患儿造口袋粘贴方向与身体方向一致，开口向下。

（12）夹闭造口袋：在造口袋内放入少许空气后，夹闭造口袋尾端。

（13）整理用物：将用后物品按照垃圾分类进行处理，帮助患儿取舒适体位，整理衣物及床单位。

（14）洗手、记录：洗手，记录造口情况及排泄物颜色、性质、量。

（四）评价

（1）熟练、流畅地完成护理操作，具有良好的判断与评估能力。

（2）保护患儿隐私，正确实施查对，遵循 ARC 流程完成造口袋的佩戴或更换。

（3）以患儿为中心，人文关怀贯穿全过程。

五、并发症及处理

（一）造口的并发症及处理

1. 造口水肿

造口水肿是造口术后最常见的并发症。术后早期造口水肿不需要处理，应密切观察造口水肿情况。水肿严重者可使用3%氯化钠溶液、呋喃西林溶液、50%硫酸镁溶液等蘸湿纱布覆盖在造口黏膜上，2～3次/日，20～30分/次。

2. 造口出血

造口出血是从肠造口黏膜或肠腔流出血性液体。常发生于术后72小时内，多数是造口黏膜与皮肤连接处的毛细血管及小静脉出血。一旦发生出血，应立即揭除造口袋，评估出血量、出血原因和出血位置。若为黏膜摩擦出血，可涂造口粉后用棉球按压止血；若为大量出血，可使用肾上腺素浸湿的纱布压迫或云南白药外敷后压迫止血，并及时告知医生，进行相应处理。

3. 造口坏死

造口坏死是肠造口术后最严重的并发症，由于局部循环受阻、供血不足导致造口缺血坏死。需密切观察造口颜色，如造口黏膜为暗红色或紫色时，应解除所有压迫造口的物品，选用柔软的一件式透明造口袋；如坏死组织与正常组织界限清楚，可使用保守锐器清创的方法清除坏死组织；如肠造口完全缺血坏死，应及时告知医生进行处理。

4. 皮肤黏膜分离

皮肤黏膜分离是造口边缘与腹壁皮肤的缝合处分离，并可能导致患儿表浅至深部组织分离，甚至全皮层裂开。根据患儿皮肤黏膜分离的原因及程度进行局部清创，选择吸收性强的藻酸盐敷料填塞分离腔隙，使用防漏膏或可塑贴环，再粘贴造口袋，保证造口底盘与皮肤充分贴合。

5. 造口回缩

造口黏膜内陷低于皮肤表层，容易发生粪水渗漏，导致皮肤问题。应密切观察肠造口情况，使用垫高式造口用品，如防漏条、可塑贴环等，合理使用凸面底盘，配合使用儿童肠造口腰带固定造口袋，使肠造口基部膨出，以利于排泄物排出。定期观察患儿造口底盘情况，确保渗漏前及时更换，减少刺激性皮炎的发生。

6. 造口狭窄

造口皮肤开口缩小，或外观正常但指诊时肠管周围组织紧缩，形成造口狭窄。肠造口狭窄可使用手指、扩肛器等，进行长期扩张，并指导患儿进食易消化的食物，防止便秘。对于扩肛无效、造口狭窄严重的患儿，应尽快手术治疗。输尿管造口狭窄需放置支架管，以排空尿液。

7. 造口脱垂

肠袢由肠造口由内向外翻出，可发生于单腔造口、袢式造口，也可发生于回肠造口、结肠造口及泌尿造口。建议选用大的一件式造口袋，避免损伤脱出的肠管。对于轻微脱垂，一般无须处理，可指导家长为患儿选用造口弹力腹带或在患儿哭闹时轻微按压肠造口，保持安静平卧位，预防脱垂的加重。若脱垂严重，应密切观察脱垂肠管血运情况，若出现肠管发紫、发黑等情况，需通知医生，立即处理。

8. 肉芽肿

肉芽肿是指由于缝线或底盘的刺激，在造口与皮肤之间形成的息肉状或菜花样红色组织。若肉芽根部有缝线，可将缝线剪除，减少缝线与肠管摩擦。凝血功能好的患儿，可在病情允许的情况下，将肉芽组织剪除，给予加压止血，也可使用硝酸银或高频电烧灼，并佩戴合适的造口袋。

9. 远端造口废用性萎缩

儿童肠造口绝大多数是临时性的，一般在 3～6 个月之后关闭造口。小肠造口的患儿排出物过稀过多，易出现脱水和电解质紊乱，远端肠管易出现废用性萎缩。可收集近端造口排出物，再经远端造口或肛门注入，以达到改善水电解质紊乱的目的，并能够促进远端肠管发育，防止废用性萎缩。

（二）造口周围皮肤的并发症及处理

1. 刺激性皮炎

刺激性皮炎是肠造口术后最常见的并发症之一。排泄物自造口底盘漏出，持续刺激患儿皮肤，产生红斑、破溃、疼痛等不适。根据受累程度进行相应处理，可重复喷洒造口粉、皮肤保护膜 2～3 次，保护造口周围皮肤；也可使用水胶体、藻酸盐、泡沫敷料等进行皮肤保护后，再粘贴造口袋。

2. 过敏性皮炎

肠造口周围皮肤与造口用品接触后，出现皮肤炎症反应，面积局限于接触部位。患儿对造口用品过敏时，立即停止使用该产品，更换造口护理用品。严重者可在佩戴造口袋前，遵照医生指导，外涂类固醇药膏，保留 10 分钟后，清水洗净，擦干贴袋。过敏体质者做斑贴试验，排除过敏原，避免过敏性皮炎的发生。

3. 机械性损伤

造口袋更换过程中，由于不恰当的护理操作而引起造口周围皮肤的损伤。指导家长使用黏胶剥离剂，动作轻柔地揭下造口袋，适当减少造口袋更换频率，皮肤损伤处可使用水胶体敷料进行保护。

4. 皮肤增生

紧邻造口周围皮肤区域出现疣状突起，常见于泌尿造口和回肠造口患儿。排泄物刺激造口周围皮肤，使局部皮肤增厚、突起，色素沉着，疼痛明显，损伤后易渗血。在护理过程中，要正确选择造口用具、掌握底盘修剪技巧及造口袋的固定方法等。对于增生严重、影响造口袋使用、伴有持续疼痛等临床症状的患儿，应及时通知医生进行处理。

5. 造口旁瘘

造口旁瘘在临床上较为少见，可由多种原因导致擦伤造口侧壁出现瘘口，排泄物从瘘口流出，引起造口周围皮肤、深部组织的感染，甚至流入腹腔引起腹腔感染，严重时可危及患儿生命。有效的粪水引流是治疗的关键，自肠造口插入肛管引流粪水，肛管插入深度应超过瘘口所在位置。感染创面需进行扩创引流，感染控制后选用合适的伤口敷料进行处理，促进肉芽生长，利于伤口愈合。

（房玉辉）

第三节　鼻饲喂养

一、概述

鼻饲喂养是指对于经口不能摄取食物的患儿，经鼻留置胃管灌注流质食物、水分和药物，以维持患儿营养和治疗需要的技术。

二、适应证

（1）不能由口进食者，如昏迷患儿、口腔及食管疾患、口腔手术后或不能张口者（如破伤风）。

（2）早产儿和病情危重的婴幼儿。

（3）拒绝进食的患儿。

（4）上消化道肿瘤引起吞咽困难者。

三、禁忌证

（1）食管下端、胃底静脉曲张。

（2）鼻或食管梗阻。

（3）不适宜肠内营养者。

四、操作流程

（一）评估

（1）评估患儿的病情、意识状态、营养状态、合作程度。

（2）检查患儿口、鼻腔、腹部的症状和体征情况。

（3）评估患儿及家属对鼻饲的心理反应。

（4）按小儿年龄选用合适的胃管。

（二）计划

1. 环境准备

保证适宜的环境温度（26～28℃），保持安静。

2. 护士准备

仪表大方、举止端庄、服装鞋帽整洁；佩戴胸卡；修剪指甲、洗手、戴口罩。

3. 物品准备

（1）治疗车上层：鼻饲包（弯盘、一次性治疗碗、一次性压舌板、镊子、一次性硅胶胃管、20～50 mL 注射器、纱布、一次性治疗巾、一次性手套）、治疗盘（液体石蜡、棉签、胶布、安全别针、手电筒、水温计、听诊器）、鼻饲液（38～40℃）、适量温开水、按需准备漱口或口腔护理用物及松节油、洗手液、标示贴、记号笔等。

（2）治疗车下层：医用垃圾桶、生活垃圾筒。

（三）实施

1. 留置胃管法

（1）备好鼻饲用物至患儿床旁，向家长讲解操作目的，交代注意事项。

（2）查对医嘱，核对患儿身份，洗手、戴口罩。

（3）取合适体位：昏迷患儿取去枕平卧位，头向后仰。能配合的较大患儿取半坐位或坐位。无法配合坐起的患儿取右侧卧位。

（4）胃管置入：将治疗巾围于患儿颌下，弯盘放于便于取用处。用手电筒观察鼻腔是否通畅，选择通畅一侧，用棉签蘸清水清洁鼻腔，备胶布。检查胃管有效期，剪开包装，戴清洁手套，取出胃管。将胃管呈关闭状态。检查胃管有无破损，出口有无堵塞，前段是否过钝或过尖。测量胃管插入长度，通常为前额发际至胸骨剑突处或由鼻尖经耳垂至胸骨剑突处的距离，一般为 14～19 cm。用少许液状石蜡润滑胃管前端，关闭胃管，左手持纱布托住胃管，右手用镊子夹住胃管前端轻轻插入。插入胃管至咽喉部时，根据患儿具体情况进行插管。较大能配合的清醒患儿，嘱患儿做吞咽动作，缓缓将胃管向前推进至预定长度。昏迷患儿或不能配合的患儿，左手将患儿头托起，使下颌靠近胸骨柄，顺势插入胃管至预定长度。

（5）确认方法：①在胃管末端连接注射器抽吸，能抽出胃液。②置听诊器于患儿胃部，快速经胃管向胃内注入 10 mL 空气，听到气过水声。③胃管末端置于盛水的治疗碗内，无气泡逸出。

（6）胃管固定：确认胃管在胃内后，将胃管用胶布使用高举平台法粘贴固定在鼻翼及面颊部。粘贴标识，注明胃管置管日期。

2. 鼻饲法

（1）注入鼻饲液：连接注射器于胃管末端，抽吸见有胃液抽出，再注入少量温开水。缓慢、匀速注入温度适宜的鼻饲液或药液。对清醒患儿，在注入过程中应询问患儿感受，以调整注入的温度和速度。注食完毕时，再次注入少量温开水，冲净胃管。用营养泵持续滴入时，将流质饮食放在专用容器内，滴注端接胃管，可以连续滴注。

（2）鼻饲后胃管固定：将胃管末端抬高后反折，用纱布包裹管口，夹子夹紧，防止空气进入或胃内食物反流。用夹子固定于大单或患儿的衣领处。

（3）整理用物：协助患儿清洁鼻孔、口腔，整理床单位。嘱患儿及家属维持原卧位 20～30 分钟。清洗鼻饲用物，存放于治疗盘内，用纱布盖好备用。洗手，记录（药物或者鼻饲流质名称、饮食量、水量、鼻饲时间等）。

3. 胃管拔除法

（1）携拔管用物至患儿床前，核对患儿身份，做好解释，洗手、戴口罩。

（2）拔除胃管：置弯盘于患儿颌下，夹紧胃管末端放于弯盘内，轻轻揭去固定的胶布。戴清洁手套，用纱布包裹近鼻孔处的胃管，将胃管前端打折。嘱患儿深呼吸，在患儿呼气时，边拔边用纱布擦胃管，咽喉处快速拔出。

（3）检查、整理：检查胃管前端是否完整，反脱手套连同拔出的胃管放于弯盘中。移出患儿视线。清洁患儿口鼻、面部，擦去胶布痕迹，协助年长患儿漱口并取舒适体位。交待注意事项。整理床单位及用物，使用后的胃管及手套按医用垃圾处理。洗手，记录拔管时间和患儿反应。

（四）评价

（1）操作干净利落、娴熟轻稳，体现良好的临床知识水平及个人综合能力。

（2）确保患儿安全无误地鼻饲喂养。

（3）尊重患儿和家长，体现人文关怀。

（房玉辉）

第四节　留置导尿术

一、概述

留置导尿是指在严格无菌操作导尿后将导尿管保留在膀胱内引流尿液的方法，进而达到减轻患儿尿潴留痛苦、了解危重患儿少尿或无尿原因、协助诊断、促进泌尿系统手术术后伤口愈合等目的，是临床常见的基础护理操作。

二、适应证

（1）尿潴留患儿。

（2）危重患儿（昏迷、休克）监测尿量变化或需要及时了解尿量者。

（3）留取无菌尿标本做培养或其他检查。

（4）某些泌尿系统手术后，留置尿管，以利膀胱功能恢复及切口愈合。

（5）测量膀胱容量、压力、残余尿容量者。

（6）盆腔内脏手术，需导尿排空膀胱，以避免手术中误伤。

（7）尿路梗阻，尿失禁患儿行膀胱功能训练。

三、禁忌证

（1）急性尿道炎。

（2）女患儿月经期。

（3）外伤所致骨盆骨折、尿道损伤试插导尿管失败者。

四、操作流程

（一）评估

（1）评估患儿病情、膀胱充盈状态、合作程度及会阴部皮肤黏膜情况。

（2）评估患儿及家属对导尿的心理反应。

（3）向患儿及家属解释留置导尿的目的、方法、注意事项及配合要点。

（4）尿管的选择：根据患儿的年龄和阴茎的发育来选择合适的导尿管的型号。

（5）评估操作环境，室温适宜。

（二）计划

1. 环境准备

酌情关闭门窗，保持合适室温，光线充足，适当遮挡。

2. 护士准备

仪表大方、举止端庄、服装鞋帽整洁；佩戴胸卡；修剪指甲、洗手。

3. 患儿准备

指导协助患儿及家长用温水清洗外阴。

4. 物品准备

（1）治疗车上层：治疗盘，一次性无菌导尿包（包括初步消毒、再次消毒和导尿用物），内含一次性引流袋、弯盘、纱布、无菌手套、无菌镊、碘伏棉球、注水无菌注射器、液体石蜡棉球等，小儿8～10号气囊导尿管（新生儿6号），一次性中单，弯盘，消毒碗，止血钳，洗手液。

（2）治疗车下层：便盆、医用垃圾桶、生活垃圾桶。

（三）实施

1. 留置导尿法

（1）备好导尿用物至患儿床旁，向家长讲解操作目的，交代注意事项。

（2）查对医嘱，核对患儿身份，洗手、戴口罩。

（3）取合适体位，操作者站在患儿右侧，女患儿取屈膝仰卧位、男患儿取平卧位腿略外展，两腿分开，脱去对侧裤腿，盖在近侧腿上，对侧大腿用盖被遮盖。暴露外阴。将一次性中单垫于患儿臀下。

（4）初步消毒：打开一次性导尿包，将装有消毒棉球的弯盘置于外阴近处，打开消毒碗放在两腿之间。操作者左手戴手套，右手持镊夹取消毒棉球初步消毒：男患儿：消毒阴阜、阴茎、阴囊，左手取无菌纱布裹住阴茎，将包皮向后退暴露尿道口，自尿道口向外向后旋转擦拭尿道口、龟头及冠状沟。女患儿：消毒阴阜、大阴唇，左手分开大阴唇，消毒小阴唇、尿道口。将污棉球放于消毒碗内，脱手套放于消毒碗内，置于治疗车下，弯盘移至床尾。

（5）插管前准备：将导尿包置于患儿两腿之间，打开导尿包。双手戴无菌手套，铺孔巾，使洞巾与导尿包衔接成一无菌区。将导尿管气囊内注入 5 mL 灭菌注射水，检查气囊完整性。告知患儿及家长气囊完好后将水抽出。取弯盘置于患儿左侧孔巾口旁，用石蜡棉球润滑导尿管前端至气囊后，放于孔巾口旁的弯盘内。

（6）再次消毒：男患儿：左手取无菌纱布裹住阴茎，提起阴茎，将包皮向后推，暴露尿道口，右手持镊夹消毒棉球消毒尿道口、龟头、冠状沟，右手弃镊放于弯盘内，左手仍固定阴茎。女患儿：左手分开并固定小阴唇，右手持无菌镊夹取消毒棉球依次消毒尿道口、对侧小阴唇、近侧小阴唇、尿道口，右手弃镊放于弯盘内，左手仍固定小阴唇。顺序：内、外、内，自上而下。

（7）插管固定连接：嘱能配合患儿缓慢呼吸。男患儿：左手固定阴茎，提起阴茎与腹壁成 60°，右手持镊夹持尿管近端（避开气囊），对准尿道口轻轻插入，一般插入 6～12 cm，见尿液流出后再插入 4～6 cm。女患儿：左手固定小阴唇，右手持镊夹持尿管近端，轻轻插入尿道，一般 4 cm 左右即见尿液流出，再插入 2～4 cm。移开固定左手，右手持注水注射器，根据导尿管注明的气囊容积向气囊内注入等量灭菌注射水，观察询问患儿感受。轻拉尿管有阻力后，再轻轻向内送入 1～2 cm，以确保气囊完全送入膀胱内。连接引流袋，夹闭尿管，将尿袋从洞巾中穿出，通过大腿下将尿袋固定在床沿下。若需做尿培养，用无菌标本瓶接取，盖好瓶盖。

（8）整理用物：脱去手套，放于弯盘内，撤下孔巾，整理导尿用物，取下一次性中单，置于治疗车下。粘贴尿管标识，注明置管日期、姓名。协助患儿穿裤，采取舒适卧位，整理床单位。核对患儿身份，询问病情，观察患儿反应，交代注意事项。

2. 停止留置导尿

（1）操作前准备：准备用物：治疗车、弯盘、纱布、10 mL 注射器、一次性手套、洗手液。核对患儿姓名、床号，向患儿和家长做好解释沟通。评估操作环境，室内温度适宜，适当遮挡。洗手、戴口罩。

（2）拔除尿管：双手戴一次性手套。排尽患儿膀胱内尿液，放出尿袋内尿液。用注射器抽出气囊内液体。嘱患儿深呼吸并放松，轻稳地拔出导尿管。检查导尿管前端是否完好。用纱布清洁会阴部。

（3）整理用物：将导尿管连同尿袋、使用后的注射器一同弃于医用垃圾袋内，弃手套。协助患儿穿上裤子，取舒适卧位。

（4）核对患儿身份，询问病情，观察患儿反应，交代注意事项。洗手、撤除遮挡，记录拔管时间。

（四）评价

（1）操作干净利落、娴熟轻稳，体现良好的临床知识水平及个人综合能力。

（2）确保患儿安全，根据护理标准严格执行查对制度及无菌原则。

（3）尊重患儿和家长，体现人文关怀。

五、并发症及处理

（一）尿道黏膜损伤

尿道黏膜损伤常见于导尿操作不当，操作者对小儿尿道结构认识不足，导尿管型号、质地选择不合适以及使用气囊导尿管时，导尿管末端未完全进入膀胱即向气囊注水，造成胀大的气囊压迫后尿道所致。预防及处理：

（1）熟悉小儿尿道解剖特点，严格按常规操作。

（2）插管前常规润滑导尿管，尤其是气囊处的润滑，以减少插管时的摩擦力；操作手法轻柔，匀速缓慢，切忌反复抽插或强行插管。

（3）尽可能选择质地柔软的硅胶细小导尿管。

（4）插管时延长插入长度，见尿后继续前进 4～6 cm，充液后再轻轻拉回至有阻力感处，可避免气囊损伤后尿道。

（5）导尿所致黏膜损伤患儿，一般无须特殊处理即可痊愈。偶有严重损伤者，需要尿路改道、尿道修补等手术治疗。

（二）尿路感染

尿路感染的常见原因：

（1）未严格遵守无菌操作原则，动作粗暴致尿道黏膜损伤。

（2）留置导尿管期间尿道外口清洁、消毒不彻底。

（3）使用橡胶材料导尿管质地硬、低劣、易老化。

（4）引流装置密闭性欠佳，引流时间过长。

（5）留置导尿管影响尿道正常闭合状态易逆行感染，同时刺激尿道黏膜分泌物增加，细菌易繁殖。

（6）尿袋内尿液因位置过高导致尿液反流。

（7）患儿机体免疫功能低下。

尿路感染的预防及处理：

（1）严格无菌操作，动作轻柔，保持会阴部清洁，每天会阴部护理 2 次。每次大便后应清洗会阴和尿道口。鼓励患儿多饮水。

（2）尽量避免留置导尿管，必须留置时尽量缩短留置时间。

（3）选择硅胶或乳胶材料导尿管。

（4）采用封闭式一次性引流装置，引流低于膀胱位置，防止尿液逆流。

（5）长期留置导尿管患儿应定时夹管、开放，训练膀胱功能。

（6）疑有尿路感染患儿，可在留置中、拔管时、拔管后进行细菌学检查，必要时采用抗生素局部或全身用药，但不可滥用抗生素。

（三）尿潴留

小儿留置导尿所致尿潴留现象较少见，主要原因是泌尿系统感染，尿路刺激症状所致尿潴留，以及导尿管对尿道黏膜的压迫，导致充血、水肿、排尿疼痛、括约肌敏感性增加，发生痉挛，导致拔管后出现排尿困难甚至尿潴留。可采取：

（1）个体化放尿方法，根据患儿尿意和/或膀胱充盈程度决定放尿时间，尽早拔除导尿管。

（2）加强患儿膀胱区观察，注意有无膨胀情况。

（3）观察尿液性质，有无浑浊、血尿及脓尿，及时做尿细菌学检查及应用致病菌敏感抗生素，碱化尿液，控制泌尿系统感染及尿路刺激症状。

（四）血尿

血尿常见原因：

（1）留置导尿患儿如导尿管过紧，气囊内充液少，患儿哭闹躁动可致导尿管过度牵拉，气囊变形嵌顿在尿道内造成尿道撕裂。

（2）逆行感染也是造成血尿的原因之一。

（3）持续放尿使膀胱处于排空状态，导尿管与膀胱内壁接触，由于异物刺激，膀胱呈持续痉挛状态，造成缺血缺氧，形成应激性溃疡。

血尿预防及处理：

（1）引流管应留出足以翻身的长度，气囊内注入液体要适量，通常小儿尿管注水5 mL，防止牵拉变形进入尿道，损伤尿道黏膜。

（2）采取间断放尿的方法，以减少导尿管对膀胱的刺激。定期更换导尿管和集尿袋，必要时行膀胱冲洗及使用抗生素，预防泌尿系统感染。

（五）导尿管拔除困难

导尿管拔除困难的常见原因：

（1）气囊导尿管变性老化。

（2）脱落的橡皮屑或其他沉淀物堵塞气囊及注排气接头与导尿管内壁的连接细管。

（3）导尿前未认真检查导尿管气囊的注、排气情况，将有问题的导尿管插入。

（4）患儿极度精神紧张，异常哭闹，造成尿道平滑肌痉挛。

（5）患儿尿垢形成使导尿管与尿道紧密粘贴。

导尿管拔除困难的预防及处理：

（1）选择硅胶或乳胶材料导尿管，导尿前认真检查气囊注、排气情况。

（2）一旦发生气囊堵塞导致导尿管不能拔出，可于尿道口处剪断尿管。如气囊腔因阀门作用，只能注水而不能回抽，则可强行注水胀破气囊，或在B超引导下行耻骨上膀胱穿刺，用细针刺破气囊拔出导尿管。

（3）稳定患儿情绪，尽量选择在患儿平静状态下拔管。

（4）鼓励患儿多饮水，每次放尿前按摩下腹部或让其翻身，使沉渣浮起，利于排出。

（房玉辉）

第五节　灌肠法

一、概述

灌肠法是指将一定量的液体由肛门经直肠灌入结肠，以帮助患儿清洁肠道、排便、排气或由肠道供给药物或营养，达到确定诊断和治疗目的的方法。它能刺激肠蠕动，软化、清除粪便，并有降温、催产、稀释肠内毒物、减少吸收的作用。此外，亦可达到供给药物、营养、水分等治疗目的。根据灌肠的目的可分为不保留灌肠和保留灌肠两种。不保留灌肠又根据灌入的液体量分为大量不保留灌肠和小量不保留灌肠。如果为了达到清洁肠道的目的，反复使用大量不保留灌肠，至排出的灌肠液较清，无粪便残渣，则为清洁灌肠。保留灌肠是经肛门灌入药物，保留在直肠或结肠内，通过肠黏膜吸收达到治疗目的。儿童常见灌肠方式是保留灌肠。

二、适应证

（1）大量不保留灌肠：各种原因引起的便秘及肠积气；结肠、直肠疾患检查及大手术前准备；高热降温。

（2）小量不保留灌肠：虚弱患儿便秘；腹部及盆腔术后肠胀气；盆腔残余脓肿；门静脉高压出血（禁用肥皂水）。

（3）清洁灌肠：结肠、直肠疾病检查，造影及肠道手术前准备。

（4）保留灌肠：疾病所需的肛门用药；患儿镇静用药。

三、禁忌证

（一）不保留灌肠

急腹症和胃肠道出血；肠道手术；肠伤寒；严重心脑疾患不能给予此灌肠方式。

（二）保留灌肠

凡肛门、直肠、结肠等手术后，大便失禁患儿不能给予此灌肠方式。

四、操作流程

（一）评估

（1）评估患儿病情、意识、临床诊断、心理状况、进食及排便情况。

（2）评估患儿肛周皮肤及肛门情况，有无肛门、直肠疾患，有无灌肠禁忌证。

（3）评估灌肠药物的性质、作用及不良反应。

（4）评估患儿对灌肠操作的配合程度。

（二）计划

1. 护士准备

操作者着装整洁、洗手、戴口罩、戴圆帽。

2. 患者准备

患儿安静，取舒适卧位。

3. 环境准备

安全安静、清洁，有围帘或屏风遮挡，请无关人员回避。

4. 用物准备

治疗车、治疗盘、处置卡（条码）、一次性灌肠包[盘、肛管、注射器（无针头）、润滑剂]、纸巾、一次性床垫、手套、药物（水合氯醛）、手消毒液、20 mL 注射器、医用垃圾桶、生活垃圾桶、锐器盒、便盆（必要时）。

（三）实施

（1）查对医嘱，检查知情同意书的签署情况。

（2）携物至床旁，核对患儿身份。向患儿及家属解释操作目的、方法、注意事项及配合要点，以取得合作。

（3）洗手、戴口罩。

（4）取合适体位：患儿取左侧卧位，双膝屈曲，褪裤至膝部，臀部移至床沿，盖好被子。

（5）检查灌肠包并打开，取一次性床垫垫于患儿臀下。

（6）检查药液并打开，打开 20 mL 注射器抽取药液，置于灌肠包中备用。

（7）戴手套，注射器回抽 1～2 mL 空气（回抽气体量以肛管管腔容积为准），连接肛管，润滑肛管前端，排尽肛管内气体，将弯盘置于臀边。

（8）再次核对。

（9）一手垫手纸轻轻分开臀部，暴露肛门口，安抚患儿，另一手将肛管轻轻插入直肠（新生儿 2～3 cm，婴儿 2.5～4 cm，儿童 5～7 cm），固定肛管，注射器与肛管成垂直状态，将药液缓慢注入。

（10）将药液缓慢注入（观察患儿一般状态及反应），确保气体最后注入，缓慢拔出肛管，擦净肛门。嘱家属用手轻轻夹紧患儿两侧臀部直至患儿入睡。

（11）整理用物：脱手套，将使用后的物品按照垃圾分类进行处理，协助患儿取舒适卧位，整理床单位。

（12）宣教：告知家属观察患儿是否入睡，将呼叫器置于患儿家属易取处，如患儿有不适症状，立即通知医护人员。

（13）操作后核对。

（14）洗手，记录灌肠的时间、床号、姓名、药名、剂量、灌肠过程中及灌肠后的患儿反应。

（四）评价

（1）熟练、简洁地实施护理操作，显示良好的临床知识、判断能力和技术，适当使用设备和资源。

（2）确保患儿安全，根据护理标准正确且有效率地执行查对、无菌原则、消毒隔离。

（3）尊重患儿，体现人文关怀。

（房玉辉）

第九章　淋巴瘤

第一节　淋巴瘤的概述

一、淋巴瘤概述

淋巴瘤是起源于淋巴结或结外淋巴组织的恶性肿瘤，在儿童及青少年时期的恶性肿瘤中占第三位，约占 15% 左右，发病率约 1.63/10 万。儿童淋巴瘤包括非霍奇金淋巴瘤（non-Hodgkin lymphoma，NHL）和霍奇金淋巴瘤（Hodgkin lymphoma，HL）。中国儿童 NHL 的比例远多于西方国家，占儿童淋巴瘤的 80%～85%，尤其是 T 细胞淋巴瘤（包括外周 T 细胞淋巴瘤及 EB 病毒（EBV）相关淋巴瘤），明显多于欧美国家。

二、霍奇金淋巴瘤

霍奇金淋巴瘤是一种慢性进行性、无痛的淋巴组织恶性肿瘤，原发瘤多呈离心性分布，起源于一个或一组淋巴结，逐渐蔓延至邻近的淋巴结及组织。霍奇金淋巴瘤约占儿童时期恶性肿瘤的 4.8%，占儿童淋巴瘤的 15%～20%。其发病情况与社会经济状态相关，社会经济地位不高者通常与 EBV 感染相关，发病年龄相对较早，男孩更多见。

（一）诊断依据及病理分型

1. 诊断

确诊应取较大的整个淋巴结或者肿物做病理检查。病理形态学特征为：典型的 HRS 肿瘤细胞、稀少的肿瘤细胞以及大量的炎性背景细胞。找到 HRS 细胞是诊断本病的依据。肿瘤细胞仅占整个病变的 0.1%～10%，容易误诊。

2. 病理分型

根据肿瘤细胞的免疫特征分为结节性淋巴细胞为主型霍奇金淋巴瘤（nodular lymphocyte predominant HL，NLPHL）以及经典型霍奇金淋巴瘤（classic HL，CHL）。后者根据不同的炎性背景细胞的情况分为结节硬化型（nodular sclerosis，NSCHL）、淋巴细胞丰富型（lymphocyte rich，LRCHL）、混合细胞型（mixed cellularity，MCCHL）以及淋巴细胞消减型（lymphocyte depletion，LDCHL）四种不同亚型。

（二）临床分期

Ann Arbor 分期是当前儿童 HL 应用最广泛的分期方法（表 9-1）。

表 9-1　霍奇金淋巴瘤的 Ann Arbor 分期（Cotswald 会议修订）

分期	受累部位
Ⅰ	侵及单一淋巴结区或淋巴样结构，如脾脏、甲状腺、韦氏环等或其他结外器官 / 部位（ⅠE）
Ⅱ	在横膈一侧，侵及两个或更多淋巴结区，或外加局限侵犯 1 个结外器官 / 部位（ⅡE）
Ⅲ	受侵犯的淋巴结区在横膈的两侧（Ⅲ），或外加局限侵犯 1 个结外器官 / 部位（ⅢE）或脾（ⅢS）或两者均有受累（ⅢSE）

续表

分期	受累部位
Ⅲ1	有或无脾门、腹腔或门脉区淋巴结受累
Ⅲ2	有主动脉旁、髂部、肠系膜淋巴结受累
Ⅳ	弥漫性或播散性侵犯 1 个或更多的结外器官，同时伴或不伴有淋巴结受累
	适用于各期
A	无症状
B	发热（体温超过 38℃）、夜间盗汗、6 个月内不明原因的体重下降 10% 以上
E	单一结外部位受累，病变累及淋巴结 / 淋巴组织直接相连或邻近的器官 / 组织
S	脾脏受累

（三）临床表现及辅助检查

1. 临床表现

持续的无痛性颈部或锁骨上淋巴结肿大为儿童 HL 最常见的临床表现。受累的淋巴结增长迅速，易于触及，典型为橡皮样、质硬而无触痛。肿大的淋巴结可以引起局部压迫症状。全身症状可有间断反复发热、食欲减退、恶心、盗汗和体重减轻。部分肿瘤特征与预后相关，治疗前需进行常规检查、详细询问。

2. 实验室检查

非特异的血象异常包括白细胞升高、淋巴细胞减少、嗜酸粒细胞增多以及单核细胞增多。通常活动性 HL 患者细胞免疫功能缺陷，需测定细胞及体液免疫功能。所有晚期（临床Ⅲ或Ⅳ期）或症状明显（B 症状）以及复发需重新分期的患者都应当进行骨髓活检。

3. 影像学检查

应用增强 CT 扫描颈、胸、腹、盆腔以了解肿瘤浸润范围，有无巨大瘤块、结外浸润以及播散瘤灶。治疗中还要不断复查瘤灶状态以评价治疗反应。18 氟 - 脱氧葡萄糖（^{18}F-FDG）正电子发射体层摄影术（PET）可应用于初诊临床分期以及治疗中、后期评价治疗反应。

4. 鉴别诊断

（1）病理鉴别：间变性大细胞淋巴瘤（ALCL）与 CHL 形态学特征有许多相似。许多 ALCL 含有 HRS 样细胞，有 CD30 的强烈表达。显著差异是：CHL 为一种 B 细胞疾病，ALCL 为 T 细胞来源。儿童 *ALK* 基因易位、T 细胞标记或 T 细胞基因重排是 ALCL 鉴别 CHL 的有力依据。

纵隔（胸腺）大 B 细胞淋巴瘤（MLBCL）临床及病理也与 CHL 相似。可以偶尔发现 HRS 样细胞等特点，但肿瘤细胞通常强烈表达 CD20 等 B 细胞标记。CD30 表达可为阳性但并不像 CHL 那样强烈。Ig 基因重排通常为阳性，而在 CHL 为阴性。

（2）临床鉴别：浅表淋巴结肿大，临床需与传染性单核细胞增多症、慢性化脓性淋巴结炎、淋巴结结核以及恶性肿瘤淋巴结转移相鉴别。

（四）治疗原则

治疗前确定不良因素对于中高危 HL 预后非常重要，应该认真评估，进行危险度分层治疗，还要重视早期治疗反应以决定进一步治疗方案。经过规范治疗，大部分 5 年无事件生存率（EFS）可以达到 80%～85% 以上。目前普遍根据不同危险度应用 2～6 个疗程化疗伴或不伴受累野的放疗。化疗及放疗期间应用复方磺胺甲噁唑预防卡氏肺囊虫孢子病。

1. 低危儿童 HL 的治疗

低危组多为Ⅰ、Ⅱ期，没有 B 组症状及巨大瘤块，小于 3 个淋巴结区受累的患儿。因为预后非常好，治疗主要关注如何取消放疗或者在最小限度放疗的基础上限制毒性药物的应用或累积量。推荐应用 2～4 个疗程的低剂量化疗加或不加低剂量放疗。

2. 中危及高危患儿的治疗

高危患儿多为ⅢB、ⅣA 或ⅣB 期。中危组介于低、高危间，目前对于中高危 HL 的治疗重点为在加强对肿瘤控制的基础上探讨如何细化分层治疗，使之既减少并发症又能减少复发。4～6 个疗程的强烈化疗后进行低剂量受累野的放疗。期间要规范评估化疗效果。

（五）治疗经验

首都医科大学附属北京儿童医院 2003 年起率先与国际接轨应用改良的 CCG5942 方案治疗，化疗方案相似，但在治疗早、中、后期进行评估，并根据评估结果调整治疗方案；化疗后根据危险因素、缓解以及残留病灶情况继续适当进行 20～25 Gy，全部患儿 5 年存活率及无事件生存率也达到了 90% 以上，追踪 5 年以上的患者目前未发现明显的远期毒副作用。

三、非霍奇金淋巴瘤

（一）淋巴母细胞淋巴瘤

淋巴母细胞淋巴瘤（lymphoblastic lymphoma，LBL）是儿童和青少年 NHL 最常见的病理类型之一，占 30%～40%。LBL 和急性淋巴细胞白血病（ALL）均起源于不成熟前体 T 或 B 淋巴细胞，具有相似的临床特征、形态学、免疫表型、分子遗传学特征，当前 WHO 分类将两者共同归于前体淋巴细胞肿瘤（T-ALL/LBL，B-ALL/LBL），并人为地以骨髓浸润的肿瘤细胞数作为区分标准，小于 25% 的定义为 LBL，超过 25% 则为 ALL。

本病发病机制目前已知与多种基因异常有关，包括抗原受体基因、染色体异常、抑癌基因失活以及癌基因的激活等。

1. 诊断依据

（1）临床表现。①前体 T 淋巴母细胞淋巴瘤（T-LBL）：好发于年长儿童，男性多见。典型的临床表现为前纵隔肿物，伴颈部、锁骨上淋巴结肿大，出现轻重不等的气道压迫症状，伴胸膜侵犯可合并胸腔积液，加重呼吸困难；纵隔肿物压迫食管可引起吞咽困难；压迫上腔静脉可致静脉回流受阻、颈面部和上肢水肿，即上腔静脉阻塞综合征；侵犯心包，导致恶性的心包积液和心脏压塞。易发生骨髓和中枢神经系统（central nervous system，CNS）转移。本病往往进展迅速，90% 以上病例就诊时已处于临床Ⅲ、Ⅳ期。②前体 B 淋巴母细胞淋巴瘤（B-LBL）：发病年龄较小，发病无明显性别特征。常见淋巴结肿大及皮肤、软组织（尤其是头颈部）、骨等结外侵犯，表现为皮肤多发性结节、骨内孤立性肿块，影像学检查显示溶骨性或硬化性病变；也易发生骨髓和 CNS 浸润。

（2）病理特点。①病理形态学：淋巴结结构破坏，瘤细胞呈弥漫性致密的相对单一性浸润生长，细胞中等大小，核质比高。细胞学特征与 FAB 分型中的 L1 或 L2 型幼稚淋巴细胞相对应。瘤细胞间很少有其他反应性细胞成分，部分病例可见“星空现象”。②免疫表型：LBL 表达末端脱氧核苷酸转移酶（TdT）、CD99 等前体淋巴细胞的免疫标志。

a. T-LBL 发生于胸腺组织，肿瘤细胞来源于前胸腺细胞、胸腺细胞，表达 CD3、CD2、CD5、CD7，其中 CD7 是其特异性抗原。b. B-LBL 肿瘤细胞来源于骨髓，属于前前 B、前 B、普通 B 阶段，表达 CD10、CD19、CD20、CD22、CD79a，其中 CD79a 为 B 细胞特异性抗原。

（3）诊断。WHO 有关淋巴造血组织肿瘤分类中规定了 LBL 的诊断标准。除依据患者临床特点外，均需经过受累组织活检，进行组织病理学、免疫表型、细胞遗传学和融合基因的检测确诊。并应根据影像学检查及脑脊液、骨髓等检查，按照 St.Jude 分期系统确定分期。

2. 鉴别诊断

（1）急性髓系白血病和粒细胞肉瘤。形态学上成髓细胞与 LBL 的淋巴母细胞难以区别，但成髓细胞形态较不一致，细胞质较多，胞质内可见红染棒状 Auer 小体。免疫表型 MPO、CD13、CD14、CD15 和 CD64 呈阳性反应，TdT 以及 T 或 B 淋巴细胞标志为阴性。

（2）伯基特（Burkitt）淋巴瘤。形态学上两者有相似之处，均为中等大小的单形性肿瘤细胞构成，都可出现“星空现象”。但 LBL 偶见灶性“星空现象”，而本病“星空现象”常常贯穿于整个肿瘤组织。瘤细胞表达 sIgM、CD10，EBER1/2 原位杂交阳性。细胞遗传学显示有特征性 t（8；14）（q23；q21）或 *c-myc* 基因重排。

（3）非淋巴造血系统小细胞性恶性肿瘤。主要包括尤因肉瘤、原始神经外胚叶肿瘤、神经母细胞瘤、小细胞未分化癌等。尤其是发生于淋巴结外的小圆细胞肿瘤，由于其母细胞化特征，且儿童亦为好发年龄组，因此，当 CD99 阳性而 LCA、CD3、CD20 均阴性时易误诊为此类疾病。可选用多种抗原，包括神经内分泌标志物（CgA、Syn）等可资鉴别。

（4）胸腺瘤。一般位于前上纵隔，极少发生于儿童及青少年。从病理上两者均表现为淋巴细胞弥漫性生长，TdT 均呈阳性。胸腺瘤瘤组织呈分叶状，可见明显的纤维包膜及粗大的纤维间隔；散在的低分子质量角蛋白（CK）阳性细胞贯穿于整个瘤组织。而 LBL 中，由于瘤细胞的浸润性生长，在残存的胸腺组织中可出现少量灶性分布的 CK 阳性细胞。

（5）畸胎瘤。纵隔内可能发生良性和恶性畸胎瘤，多发生于前纵隔，肿瘤内含有高密度的物质如钙化软骨、骨、齿等组织时，X 线检查常可确定诊断；血中甲胎蛋白（AFP）增高者多为恶性。

（6）其他纵隔肿瘤。如神经源性肿瘤、纤维瘤、脂肪瘤、淋巴管瘤等，均需通过临床表现、肿瘤在纵隔中的位置、影像学特点及病理检查进行鉴别。

4. 危险因素的评估

在治疗早期，需根据危险因素确定危险分组，尽早发现高危患者。综合文献，已报道的预后不良因素包括：泼尼松预治疗反应、诱导结束时未完全缓解、临床Ⅲ/Ⅳ期、T 细胞表型、骨髓侵犯、纵隔病变、巨大瘤块、中枢神经系统侵犯、血清乳酸脱氢酶（LDH）增高、骨髓或外周血微小残留病（minimal residual disease，MRD）增高等。

首都医科大学附属北京儿童医院转入高危组化疗的标准。

（1）泼尼松预防治疗第 8 天，外周血幼稚细胞＞ $1000/mm^3$。

（2）诱导治疗第 33 天肿瘤残存＞ 25%；骨髓幼稚细胞＞ 5%；骨髓 MRD ≥ 1/100；脑脊液中持续存在幼稚细胞（指三次鞘内注射后脑脊液中仍有肿瘤细胞）。

（3）诱导结束时评估仍有残留病灶者尽量行活检，仍为肿瘤组织者；骨髓MRD ≥ 1/1000。

（4）具有不良遗传学特征：t（9；22）或 BCR-ABL，t（4；11）或 MLL/AF4。

5. 化疗前检查

（1）血常规。外周血常规及白细胞分类。

（2）骨髓。至少行胸骨及髂后两个部位骨髓穿刺，行骨髓形态、免疫组化、流式细胞仪检测白血病免疫分型、融合基因（需涵盖 *BCR-ABL*、*MLL*、*IKZF1* 等预后不良基因）、染色体检查；同时行骨髓活检病理检查。

（3）血清学检查。包括电解质、肝肾功能、心肌酶检测，凝血功能及肿瘤生物因子检查：LDH、尿酸、CRP、铁蛋白。

（4）病毒学检查。EBV 四项、EBV-DNA、CMV-IgG 及 IgM、HSV 系列（HSV1-8-IgM）；乙肝、丙肝、梅毒、人类免疫缺陷病毒抗体。

（5）脑脊液检查。包括常规、生化、脑脊液甩片找肿瘤细胞、流式细胞仪检测肿瘤细胞免疫分型可提高 CNS 侵犯检出率。

（6）心脏功能检测。心电图、心脏彩超。

（7）影像学检查。X 线检查：骨片（有骨、关节肿痛者）；B 超：至少包括颈部淋巴结 B 超、腹部 B 超及病灶部位相关 B 超（做最大瘤灶测量）；CT：至少包括胸、腹、盆 CT 平扫（若作 PET-CT，可不做常规 CT 检查，仅做病灶部位 B 超检查）；病灶部位需行增强 CT 检查；怀疑中枢神经系统病变的行头颅和 / 或脊髓 MRI 检查；行全身 PET-CT 检查。

6. 治疗原则

（1）常规化疗。基于 LBL 生物学特性类似于 ALL，近年来经采用类似 ALL 的化疗方案后显著改善了预后，5 年无病存活率已达到 75%～90%。比较国际经典方案，以 BFM90 疗效最佳，5 年无事件生存率达 90%。其治疗方案包括 VDLP+CAM 诱导缓解治疗、4 疗程 HD-MTX（氨甲蝶呤）巩固治疗、VDLD+CAM 再诱导治疗、6-MP（巯嘌呤）+MTX 的维持治疗等环节。不同于 ALL，LBL 中Ⅰ、Ⅱ期患者无再诱导治疗，巩固治疗后直接进入维持治疗。与其他类型 NHL 不同，LBL 在达到完全缓解后，还需进行维持治疗，其目的是诱导细胞分化、凋亡，达到彻底清除残留病灶的目的。维持治疗时间为 18～24 个月。治疗过程中需定期进行评估，包括骨髓常规、骨髓或外周血 MRD 的检测及瘤灶的评估，了解缓解状态，有利于调整治疗方案。

（2）中枢神经系统预防。CNS 预防是 LBL 方案的重要组成部分。依据临床表现、影像学改变、脑脊液细胞计数及脑脊液细胞形态学进行脑脊液状态分级，给予相应的 CNS 定向治疗。包括以下几方面。①所有患者均给予包含 Dex（地塞米松）、HD-MTX 等具有良好 CNS 渗透性药物的全身系统化疗。②鞘内注射（intrathecal therapy，IT）治疗：CNS1 患者按方案定期预防性 IT，可为 MTX 单联或 MTX、Ara-C、Dex 三联鞘内注射。整个化疗过程中，B-LBL 至少 IT 20 次，T-LBL 22 次。CNS2 患者于诱导治疗期间增加 2 次 IT，全程共 22～24 次。CNS3 患儿于诱导和再诱导治疗期间各增加 2 次 IT，全程共 26～30 次。③颅脑放疗（cranial radiation therapy，CRT）：对 CNS 侵犯的预防和治疗虽疗效肯定，但因其近、远期并发症，如第二肿瘤、神经系统损害、多发性内分泌腺体病等，当前治疗趋势是尽可能减低放疗剂量或剔除 CRT。多数协作组已取消预防性 CRT，St.Jude 儿童研究医院目前对诊断时即使存在 CNS 浸润者也不做放疗，而以加强全身系统治疗及 IT 治疗替代，CRT 仅用于 CNS 复发 / 难治性患者。

（3）肿瘤急症的处理。大约 10% 的 T-LBL 会出现严重的气道梗阻（伴或不伴上腔静脉阻塞综合征），为真正肿瘤急症。对此类患者若尚未经病理确诊者，禁忌应用全身麻醉，可先给予小剂量化疗 [如泼尼松 60 mg/m^2 口服或 VP（长春新碱 + 泼尼松）方案] 缓解呼吸困难，于用药后 24～48 小时内症状控制后尽早行病理检查，并应选择侵袭性最小的操作确诊。

（4）复发 / 难治 LBL 的治疗。10%～20% 的进展期 T-LBL 属难治或复发病例。缓解后一旦复发，预后极差。难治性 LBL 患者通过增大化疗的强度和造血干细胞移植可改善预后。复发患者补救的目标是尽快达到稳定的 CR2，尽早行造血干细胞移植。

（二）成熟 B 细胞淋巴瘤

B 细胞淋巴瘤（B-cell lymphoma）是一组发生于较成熟阶段 B 淋巴细胞和组织的恶性肿瘤，占儿童 NHL 的 40%～45%。包括：伯基特淋巴瘤（Burkitt lymphoma，BL）和高级别 B 细胞淋巴瘤（high-grade B-cell lymphoma，HGBCL）占 NHL 的 30%～35%，弥漫大 B 细胞淋巴瘤（diffuse large B-cell lymphoma，DLBCL）及原发于纵膈的弥漫大 B 细胞淋巴瘤（primary mediastinal B-cell lymphoma，PMLBL）占 NHL 的 8%～10%，滤泡细胞淋巴瘤（follicular lymphoma，FL）等约 0.5%～1%。其发生率以及个体亚型发生率与年龄、环境以及生活因素存在相关性。首都医科大学附属北京儿童医院 2003～2013 年 10 年间收治的成熟 B 细胞淋巴瘤占 NHL 的 40%，其中 75% 为 BL，DLBCL 占 20% 左右。

1. 流行病学及发病机制

（1）BL 具有独特的临床和组织学特征。在赤道、非洲等 EB 病毒流行地区，98% 的病例与 EB 病毒感染有关，称流行型。40%～50% 的 BL 发生于流行区域以外，伴或不伴有活动的 EB 病毒感染，属散发型。我国以散发型为主。在 BL 流行区 98% 的肿瘤中可找到 EB 病毒基因表达，在散发的 BL 中亦有 30%～40% 含有 EB 病毒。

（2）90% 以上 BL 有 *c-myc* 基因表达，即有 t（8；14）（q24；q32）的易位，使位于第 8 对染色体长臂对细胞增殖有调控作用的 *c-myc* 癌基因易位到第 14 对染色体的免疫球蛋白重链基因部位，使细胞处于增殖状态，*c-myc* 基因的改变是发生淋巴瘤的重要步骤。B 细胞淋巴瘤还可见 t（2；8）（p12；q24）和 t（8；22）（q24；q11）的表达。

2. 病理组织学类型

（1）BL 在形态学上，属小无裂细胞型淋巴瘤，特点是中等大小的肿瘤细胞，核呈圆形或椭圆形，包含多个嗜碱性核仁。部分胞质嗜碱性伴脂肪形成的空泡。由于肿瘤细胞中散在着被激活的吞噬细胞，组织切片上表现为“星空现象”。在免疫分型上，所有成熟 B 细胞均表达 CD19、CD20、CD22、CD10 和膜免疫球蛋白，不表达 BCL-2，多有 *myc* 免疫球蛋白基因易位。BL 是增殖速度最快的人类肿瘤之一，12～24 小时细胞就增长一倍，表达增殖活性的抗原 Ki-67 常＞ 90%。

（2）DLBCL 在儿童成熟 B 细胞淋巴瘤所占比例较成人低，基因表达也与成人不同，除 BCL-2 高表达外，BCL-6 表达在儿童少见，少数患者有 myc 免疫球蛋白基因易位。PMBCL 为一种特殊类型，部分有 CD30 的表达，与 HL 存在交叉抗原，常发生于青春期女孩，疗效差。

（3）HGBCL 是从临床到病理形态学、免疫表型、分子生物学和遗传学标志等与 BL 及 DLBCL 很难区分而又不典型的一组成熟 B 细胞淋巴瘤，是介于 BL 与 DLBCL 之间的异质体，它表达或不表达 *c-myc* 及 *BCL-2* 和 / 或 *BCL-6*。

3. 临床表现

（1）流行区域 BL，如非洲 BL 约 60% 患者（3～4 岁最常见，随年龄增长渐减少）有典型的颌骨肿瘤，伴牙齿松动或过早的萌出，可伴眼眶受累，有时导致通过眼眶的脑神经（Ⅲ、Ⅳ、Ⅴ）受压，甚至出现眼肌麻痹。结外包块可导致神经受压或脊髓神经动脉受压出现麻痹。

（2）在我国及美国、欧洲区域多属于散发性 BL。BL 原发部位以腹腔淋巴结肿大或腹部肿物为最常见，故临床常表现为腹痛、腹水、腹膜炎、复发性肠套叠或肠穿孔、肠出血、阑尾炎等急腹症表现。本型临床凶险，进展快，极易扩散到肝、脾、肾、骨髓及中枢神经系统，颌面部及鼻咽腔、扁桃体也为本型常侵犯的部位，表现为鼻塞、呼吸困难和复发性扁桃体炎。男孩、女孩均易出现性腺侵犯。

（3）BL 伴骨髓受累以及肝脾大较多，瘤细胞的骨髓形态通常为多空泡 L3 型白血病的表现，部分儿童的肿瘤学家多作出急性 B 细胞白血病的诊断，按急性淋巴细胞白血病治疗而导致不良预后。虽然骨髓形态类似白血病，但其生物学特性仍然为 BL，治疗应按 BL 方案进行，近年有人提出用 Burkitt 白血病来表达更专业。儿童的 DLBCL 骨髓以及中枢神经系统受累很少见。

（4）原发纵隔大 B 细胞淋巴瘤（PMBL）在儿童少见，患者常有纵隔肿块，多有一到多个结外受累，最常见的是肺、肾、肝、卵巢、肾上腺、胰腺。

4. 治疗原则

（1）治疗策略。按不同危险因素分组的化疗加靶向治疗为本病的基本治疗策略。近年来应用大剂量、短疗程化疗使其 5 年 EFS 迅速提高至 80%～90%。而抗 CD20 抗体使得本病的治疗更加有效，同时使得减少化疗、减轻化疗的毒副作用成为可能。自体造血干细胞移植对于复发及难治性的成熟 B 细胞淋巴瘤仍有一定的地位。

（2）外科手术的作用。主要用于诊断取材及腹部肿物和其他部位巨大肿物的切除，对预后差的巨大瘤块患者进行手术切除可减少肿瘤负荷。

（3）放疗。放射治疗对于儿童成熟 B 细胞淋巴瘤的治疗作用很有限，一般不做放疗。放射治疗被证明不增加疗效反而增加近期的不良反应。

（4）CNS 的预防。鞘内注射对于所有危险组患者都很重要，鞘内注射的总次数根据不同方案及不同危险程度各异。颅脑放疗疗效并不优于鞘内注射，反而增加了更多远期毒副作用，故国际上多数治疗中心的颅脑放疗不再用于 CNS 预防。

（5）CNS 受累的治疗。治疗包括应用超大剂量的 MTX（8 g/m^2）、大剂量 Ara-C 和颅脑放疗等方法。首都医科大学附属北京儿童医院的治疗结果显示，不用颅脑放疗，仅应用包括超大剂量的 MTX（8 g/m^2）在内的强烈化疗就可以使 CNS 受累及原发于 CNS 的患者达到持续完全缓解。

（6）化疗。目前仍作为淋巴瘤的主要治疗手段。成熟 B 细胞淋巴瘤（包括 BL、HGBCL 及 DLBCL）均主张短疗程、强化疗，一般给予 5～8 个疗程、4～6 个月的化疗，不需要放疗或造血干细胞移植，就可使 80%～90% 的患者达到长期无事件生存。参照国外先进治疗中心的方案，推荐几套化疗方案：最常用的方案为 POG9219（CHOP）方案；疗效最好的为 LMB 协作组和 BFM 协作组的方案，其中 LMB89 方案 5 年 EFS 为 79%～96%。首都医科大学附属北京儿童医院应用改良的 LMB89 方案治疗成熟 B 细胞淋巴瘤 240 余例，5 年 EFS 达 83%。

（7）高危患者及复发患者的治疗。可应用二线化疗药物如大剂量阿糖胞苷、足叶乙苷、铂类及美罗华等组成的 R-ICE 方案，再次缓解率达 50%。可考虑生物靶向治疗及造血干细胞移植。靶向治疗是近年治疗中的热点，也是发展方向，它是直接针对肿瘤细胞抗原产生的特异性抗体（例如抗 CD20 抗体），已经成功地治疗以 DLBCL 为代表的 CD20 阳性的 B 细胞淋巴瘤多年并取得满意疗效。CAR-T（chimeric antigen receptor T cell immune therapy）目前已用于治疗成人难治 / 复发性 B 细胞淋巴瘤。但在高剂量治疗后复发的患者多预后较差。

在不久的将来，按不同危险度采用的特定的治疗方案将继续优化，更多靶点的精准治疗，也许是通过基因表达谱或特殊的多态性研究来实现。

（三）间变性大细胞淋巴瘤

ALK^+ 间变性大细胞淋巴瘤（ALCL）是一种成熟 T 细胞淋巴瘤，肿瘤细胞通常有丰富的胞质，多形性，常有马蹄形细胞核。有涉及 ALK 的融合基因易位，表达 ALK 蛋白，表达 CD30 抗原。ALK^+ALCL 多在 30 岁之前发病，占成人非霍奇金淋巴瘤的 3%、儿童淋巴瘤的 10%～20%，并以男性占多数（男 : 女 =1.5 : 1）。患者经常伴随高热。大部分患者（70%）在确诊时已达Ⅲ～Ⅳ期。淋巴结肿大在 88%～97% 的患者中出现。ALK^+ALCL 患者较其他亚型的 NHL 患者更多地出现包括皮肤、骨、软组织、肺在内的淋巴结外侵犯。

1. 诊断依据

（1）症状和体征。①一般症状：不规则发热、乏力等。②淋巴结侵犯：肿瘤侵犯的淋巴结肿大，部分患者伴有红、肿、热、痛、溢脓等表现。③结外侵犯：本病较其他亚型的 NHL 患者更易出现结外侵犯，常见的部位包括皮肤、软组织、骨、肺等。④其他：部分患者伴有噬血细胞综合征、高敏状态等表现。

（2）肿瘤的生物标志和骨髓检查。①位于 2 q23 染色体上的 *ALK* 基因，和位于 5 q35 的 *NPM* 基因融合，使 *ALK* 基因受到 NPM 启动子的调控，从而诱导 *NPM-ALK* 嵌合基因转录产生了称为 NPM-ALK 的嵌合蛋白（p80）。*ALK* 的催化区域被激活，使一些细胞信号通路异常活化，促使肿瘤发生。*ALK* 也可以和其他伙伴基因发生易位。②部分患者循环中有肿瘤细胞的微小播散，可通过 PCR 或 FISH 的方法对外周血和骨髓进行检测。③本病可以发生骨髓转移，骨髓活检比骨髓涂片的阳性率高。少数患者（特别是病理为小细胞亚型的患者）骨髓中的肿瘤细胞可达到 25% 以上，白细胞明显增高，通过骨髓常规、活检、流式细胞术可以诊断为 ALCL 白血病。

（3）影像学检查。超声、CT、MRI、PET-CT 有助于发现全身转移灶，是协助诊断和分期的主要依据。

2. 诊断标准

（1）病理诊断为 ALCL 确诊的“金标准”。

（2）影像学检查可以作为本病诊断的辅助检查和分期的依据。

（3）骨髓和外周血进行 PCR 或 FISH 检查，阳性患者需考虑本病，阴性患者不能排除本病。

3. 病理组织学类型

ALCL 有广泛的形态谱及多种病理亚型。所有患者均有不同比例的标志性细胞，表现为偏心的、马蹄型或肾型细胞核，核旁经常可见嗜酸性区域，有丰富的胞质。肿瘤细胞的细胞膜和高尔基复合体区域 CD30 阳性。大部分患者表达一个或多个 T 细胞抗原。一些患者由于丢失了 T 细胞抗原而成为“裸细胞”表型，但在基因水平可以找到其来源于 T 细胞系的依据。TIA1、granzymeB 和 / 或穿孔素等细胞毒相关抗原常为阳性。

常见的有 5 个亚型。

（1）“普通型（60%）”肿瘤细胞有丰富的胞质，可有多个核和多个核仁。肿瘤特征性地在窦内生长，因此很像转移瘤。

（2）“淋巴组织细胞型（10%）”肿瘤细胞中混有大量反应性的组织细胞，可以遮盖肿瘤细胞，有时可见吞噬红细胞现象，易误诊为反应性组织细胞病。

（3）“小细胞型（5%～10%）”小至中等大小的肿瘤细胞占绝大多数。这组患者易被误诊为外周 T 细胞淋巴瘤。此型易侵入外周血，发生白血病。

（4）“霍奇金样型（3%）”形态特点很像结节硬化型经典霍奇金淋巴瘤。

（5）“混合型（15%）”在单一淋巴结中可见到不止一种形态类型。

4. 鉴别诊断

（1）*ALK* 阴性的间变性大细胞淋巴瘤。这是另一种 CD30 阳性的外周 T 细胞淋巴瘤，形态学很难与 *ALK* 阳性的 ALCL 鉴别，多数表达 T 细胞相关的免疫标志，但 *ALK* 阴性。本病多见于成人（40～65 岁），预后较 *ALK* 阳性的 ALCL 差。

（2）*ALK* 阳性的弥漫大 B 细胞淋巴瘤。非常罕见。患者表达 ALK 融合蛋白，*PAX-5/BSAP* 阳性，但 CD30 和 CD20 阴性。本病侵袭性强，预后差。

（3）原发皮肤的 ALCL。在儿童中非常罕见，以局限性皮肤损害为主，*ALK* 多为阴性，这些患者预后较好，进展缓慢，有些甚至不需要治疗。

（4）噬血细胞综合征。病毒相关性或其他因素引起的噬血细胞综合征与伴有骨髓噬血现象的 ALCL 难以区别。需积极进行活检及 *ALK* 基因检测以协助诊断。

（5）其他感染性或非感染性疾病。本病患者多有发热症状，瘤灶局部可有红肿热痛等炎性表现，或有肺部侵犯、浆膜炎、骨破坏等，易误诊为淋巴结炎、结核、幼年类风湿性关节炎等。可通过组织活检明确诊断。

5. 治疗原则

有的机构应用急性淋巴细胞白血病方案，有些研究机构则应用短疗程、脉冲式 B 细胞淋巴瘤的化疗方案。这些方案的疗程也各不相同。治疗失败主要发生于确诊后的一年内。无论疗程长短，晚期复发（确诊 5 年后发生的）均有发生。已报道的 5 年 EFS 为

55%～76%。

BFM90 方案中，对有纵隔、肺、肝、脾或皮肤侵犯的高危患者给予包括地塞米松、氨甲蝶呤、依托泊苷、异环磷酰胺、阿糖胞苷、长春碱（vinblastine）的 6 个疗程化疗，之后随机分为两组：一组患者每周给予长春碱维持治疗至总疗程一年，一组不给予长春碱维持治疗。发现给予长春碱可以明显推迟复发的发生，但未减少总体失败率。2 年的 EFS 和总生存率（OS）分别为 71% 和 94%。

大部分 ALCL 复发的患者对抢救性治疗反应良好。早期复发和初次治疗化疗强度高的患者抢救性治疗失败的可能性较高。与众不同的是，即使在二次甚至三次复发后，许多患者仍能长时间存活，这在其他亚型的儿童 NHL 中是不常见的。

有报道，长春碱对骨髓移植治疗失败的患者仍有效，长春碱的节拍式应用可以诱导树突状细胞的成熟，强化抗肿瘤的免疫反应。

自体干细胞移植及异基因干细胞移植均有成功治疗复发 / 难治性 ALCL 患者的报道。

除了常规治疗以外，生物抗体治疗也在探索中。CD30 抗体（brentuximab vedotin，SGN^{-3}5）、间变性淋巴瘤激酶抑制剂（crizotinib）等已进入临床试验，其治疗效果值得期待。

6. 诊治要求

（1）关于病史和查体：详细询问病史，包括外地就医的诊治过程及转归。入院查体的基本测量中注意血压和心率，专科查体中注意面色、皮疹、皮肤包块、肿大淋巴结、骨痛等。

（2）关于病理：需有包括我院在内的三家以上三级甲等医院病理会诊意见。

（3）治疗前分期分组相关检查：原发部位增强 CT、B 超及容易转移部位的影像学检查。骨髓常规、骨髓活检，骨髓及外周血 NPM-ALK 基因等肿瘤标志物检查。

（4）脏器功能评估和肿瘤标志物检查：心电图、心脏彩超、肝肾功能、血常规、尿常规、便常规、免疫功能、血铁蛋白、LDH。

（5）病情告知：在患儿明确诊断、临床分期和分组，制订治疗方案后，由上级医师向家长详细告知病情及预后，签署知情同意书。

（6）疗效评估和随访。①强化疗期间：间隔 3 疗程进行中期评估：受累部位增强 CT 和 MRI、LDH，需复查骨髓常规、骨髓和血的 NPM-ALK。②维持治疗和随访：每周一次长春碱 6 mg/m^2，疗程长短见具体方案。

四、肿瘤急症

（一）上腔静脉阻塞综合征

上腔静脉综合征（superior vena cava syndrome，SVCS）在儿科多发生于胸腔、纵隔各种肿瘤，如恶性淋巴瘤、神经母细胞瘤等。本病由纵隔肿瘤压迫上腔静脉而造成静脉回流受阻。如同时压迫气管，又称上纵隔综合征。

1. 临床表现

（1）面部、颈部、躯干上部和两上肢水肿。

（2）颈静脉充盈，胸部和上腹部浅表侧支静脉曲张、皮肤发绀。

（3）喉部、气管与支气管水肿、咳嗽、呼吸困难、声嘶和喘鸣，平卧加剧。

（4）咽部水肿发生吞咽困难。

（5）眶周水肿，结膜充血，可伴有眼球突出。

（6）脑水肿与颅内高压头痛、眩晕、惊厥及视觉与意识障碍。

（7）周围静脉压升高，两上肢静脉压高于下肢，肘前静脉压常升至 30～50 cmH_2O（1 cmH_2O=0.098 kPa）。

2. 实验室检查

必须积极寻找原发病。X 线片、增强 CT 及 MRI 可明确病灶位置、大小。通过痰细胞学检查、淋巴活检、支气管镜检查（活检或刷检）、骨髓活检、胸腔积液脱落细胞检查可明确病理学及组织细胞学诊断。

3. 紧急处理

（1）卧床，抬高床头 30° ～45° ，有利于上腔静脉回流，减少心输出量和静脉压力。

（2）持续吸氧。

（3）适当限制患者液体及食盐的摄入，以减少因钠盐摄入导致的血容量增高。适当使用利尿剂可以减少液体潴留和消除水肿。

（4）通过皮质类固醇化疗可使肿瘤体积缩小，缓解阻塞、恢复正常静脉回流。

（5）输液血管的选择：通过下肢静脉输液，避免使用上肢静脉，尤其不能使用右侧上肢。上腔静脉受压后压力增高，血流速度明显减缓，药物在局部浓度明显增加，易造成血栓形成和静脉炎。静脉液速以 30～40 滴 / 分为宜。取下肢坐位输液。

（6）严密监测血压、脉搏、呼吸等生命体征，测血压以左上肢为准。

（二）急性肿瘤溶解综合征

急性肿瘤溶解综合征（acute tumor lysis syndrome，ATLS）是一种比较常见的肿瘤急症，常发生于血液系统恶性疾病、快速增殖的实体瘤（如小细胞肺癌、生殖细胞肿瘤等）。ATLS 的发生是肿瘤细胞短时间内大量破坏、细胞内容物释放所致，特征是“三高一低”，即高钾、高磷、高尿酸和低钙，可导致肾损伤、心律失常、抽搐，甚至危及生命。

1. 定义

ATLS 分为实验室诊断指标和临床诊断指标。实验室诊断指标：化疗前 3 天至化疗后 7 天≥ 2 个以下表现。

（1）尿酸（UA）≥ 476 μmol/L 或较基线增加 25%。

（2）钾（K）≥ 6.0 mmol/L 或较基线增加 25%。

（3）磷（P）≥ 2.1 mmol/L 或较基线增加 25%。

（4）钙（Ca）≤ 1.75 mmol/L 或较基线减少 25%。

临床诊断 ATLS 要满足实验室诊断指标，并且至少出现以下 1 条临床表现：肌酐大于等于 1.5 倍正常上限、心律失常、猝死、抽搐。

2. 危险因素

肿瘤溶解综合征的发生通常和以下因素有关。

（1）病理类型。最容易合并 ATLS 的淋巴瘤为伯基特淋巴瘤，其次是淋巴母细胞淋巴瘤。

（2）肿瘤负荷。肿瘤负荷越大发生 ATLS 的风险越大。

（3）化疗强度。初始化疗强度越大，发生 ATLS 的风险越大。

（4）肾脏受累。肾脏受累的淋巴瘤患儿更容易出现 ATLS。

（5）化疗同时使用增加尿酸的药物会增加 ALTS 等风险。如乙醇、阿司匹林、咖啡因、维生素 C、顺铂、二氮嗪、氢氯噻嗪类利尿药、肾上腺素、乙胺丁醇、吡嗪酰胺、左旋多巴、甲基多巴、烟酸、吩噻嗪类药物或茶碱类药物。

3. 发生机制

肿瘤细胞溶解后释放 DNA、磷酸、钾和细胞因子。DNA 代谢转化为腺苷和鸟苷，两者进一步转化为黄嘌呤，经黄嘌呤氧化酶转化为尿酸，经肾排出体外。磷、钾、黄嘌呤或尿酸累积的速度超过了排出速度，导致 ATLS 的发生。

4. 临床表现

高尿酸血症、尿酸性肾病：患儿可出现以下症状。

（1）肾功能不全症状：呕吐、昏迷、少尿、无尿、水肿、抽搐等。

（2）输尿管尿酸结石症状：腹痛、血尿、尿浑浊含白色结晶等。

高钾血症：因血钾升高，患儿可出现心动过缓、心律不齐、室颤、心搏骤停等心脏传导系统受抑制的表现，部分患儿还可以出现肌肉刺痛、弛缓性麻痹。

由于血磷升高、血钙降低，患儿还可以出现口周、指尖麻或针刺感，手足抽搐，肌肉痉挛，惊厥，腹绞痛。心电图可出现 Q–T 间期延长。

5. 预防

对于可能发生 ATLS 的患儿，应给予适量水化碱化，并给予别嘌醇 10 mg/（kg·d），分 2～3 次口服。必要时可给予尿酸氧化酶每次 0.1～0.15 mg/kg 降低化疗前尿酸水平，加盐水 50 mL 静脉滴注，30 分钟内输入，但葡萄糖 –6– 磷酸脱氢酶（G–6–PD）缺乏的患者禁用尿酸氧化酶。

6. 治疗

ATLS 属于肿瘤急症之一，预防为主，治疗并不复杂，关键在于提高对本病认识，及时、积极处理。

（1）高尿酸血症。尽可能促进尿酸溶解、排出或中和尿酸。包括液体疗法及药物治疗，特别注意监测尿量，注意出入量平衡，监测电解质。①水化碱化、利尿：给予充分的水化、碱化，全天液量 2500～3000 mL/m^2，其中 2/3 液量静脉输入、1/3 量口服。5% 碳酸氢钠 80～120 mL/m^2，用 5% 或 10% 葡萄糖稀释 3～5 倍至 1/2 张或 1/3 张。积极利尿，呋塞米每次 0.5～1 mg/kg，每 12 h 一次。②别嘌醇：10 mg/（kg·d），分 2～3 次口服至外周血白细胞降至正常水平。③尿酸氧化酶：每次 0.1～0.2 mg/kg + 生理盐水（NS）50 ml，静脉注射，30 分钟内注入。需注意：检查 G–6–PD，如果有酶缺陷，不能用尿酸氧化酶。仅给予水化（3000～3500 mL/m^2），不含钾；禁用碱性液（防止磷酸盐结晶）；禁用别嘌醇、钙剂、磷酸肌酸保心药物（防止磷酸盐结晶）。

（2）高钾血症。应首先停用含钾液。①静脉给予葡萄糖和胰岛素：可使 K^+ 由细胞外暂时回到细胞内，10% 葡萄糖溶液 5～10 mL/kg，每 4～5 g 糖可加入 1 U 胰岛素，静脉注射 30 分钟，几小时内可使血钾降低 1～2 mmol/L。②静脉注射葡萄糖酸钙：仅能对抗高钾引起的心脏毒性，静脉缓慢推注 10% 的葡萄糖酸钙溶液每次 1 mL/kg，加等量 5% 或 10% 葡萄糖溶液稀释，推注时间＞ 30 分钟。③静脉输注碳酸氢钠：通过 H^+–K^+ 交换使细

胞外液的 K^+ 暂时进入细胞内。剂量为5%的碳酸氢钠溶液 80～120 mL/m²，用5%或10%葡萄糖溶液稀释3倍，20～30分钟输入，可在1小时左右降低血钾浓度。对于酸中毒患儿效果最好，但不宜用于血容量过多的患儿。④透析：通过上述方法治疗血钾仍进行性升高应考虑透析治疗。

（3）高磷血症。应停用磷酸肌酸钠等含磷药物，口服氢氧化铝、醋酸镁，酌情行血液透析。

（4）低钙血症。对因此引起的手足抽搐、肌肉痉挛、惊厥等症状，可给予10%葡萄糖酸钙溶液每次1～2 mL/kg缓慢静脉推注。

（葛　健）

第二节　淋巴瘤的护理

一、淋巴瘤患儿的护理

（一）护理诊断

（1）恐惧：与恶性病的诊断及预后不良有关。

（2）营养失调（低于机体需要量）：与疾病过程消耗增加和摄入不足有关。

（3）有感染的危险：与免疫功能下降有关。

（4）体温过高：与肿瘤分解代谢或免疫力低下导致感染有关。

（5）有皮肤完整性受损的危险：与淋巴结活检及骨髓穿刺有关。

（6）潜在并发症：药物副作用如骨髓抑制、胃肠道反应等。

（二）护理措施

1. 协助家庭成员接受并认识疾病

所有检查都要详细告诉患儿父母，减轻焦虑。关心、体谅患儿及家长，鼓励其表达内心感受，提供心理支持。鼓励家长陪伴患儿，尽可能提供一些娱乐活动分散患儿注意力，如看电视、听音乐、游戏等。鼓励患儿多休息，保持愉快的心情。

2. 保证营养

提供高热量、高蛋白、高维生素食物，鼓励进食，保证营养均衡。

3. 防治感染

（1）保护性隔离：入院后给予保护性隔离，与其他病种患儿分室居住，防止交叉感染。病房内勤通风，保持室内空气新鲜，每天用紫外线对室内空气消毒2次，并维持病房内温湿度适宜。限制探视者人数和次数，感染者禁止探视。接触患儿前认真洗手，必要时用消毒液洗手。粒细胞数极低和免疫功能明显低下者应住单间，有条件者住空气层流病房或无菌单人层流床。

（2）注意患儿个人卫生：做好患儿的肛周、口腔、皮肤护理，预防感染。教会家长及年长儿童正确的洗手方法；保持口腔清洁，进食前后用温水或漱口液漱口；清洁牙齿宜用软毛牙刷或海绵，以免损伤口腔黏膜及牙龈，导致出血和继发感染；黏膜有真菌感染者，可用氟康唑或伊曲康唑涂擦患处。勤换衣裤，每日沐浴，促进汗液排泄，减少皮肤感染。保持大便通畅，便后用温开水或盐水清洁肛周，预防肛周脓肿。

（3）严格执行无菌操作技术，遵守操作规程。

（4）避免预防接种：免疫功能低下者，避免用麻疹、风疹、水痘、流行性腮腺炎等减毒活疫苗和脊髓灰质炎糖丸预防接种，以防发病。

（5）感染早期征象观察：监测生命体征，观察有无牙龈肿痛，咽红、咽痛，皮肤有无破损、红肿，肛周、外阴有无异常等。若发现感染先兆，应协助医生做血液、咽部、尿液、粪便或伤口分泌物的培养，并遵医嘱应用抗生素。监测血象结果，中性粒细胞过低者，遵医嘱皮下注射粒细胞集落刺激因子，促进中性粒细胞合成增加，增强机体抵抗力。

4. 用药护理

观察放疗、化疗的效果及副作用，并予以相应处理。

5. 健康教育

向家长及患儿讲解疾病相关知识以及如何观察放疗、化疗的副作用；鼓励患儿及其父母参与护理计划的制订并实施护理，包括用药护理、饮食护理、预防感染等；指导家长及患儿定期化疗或放疗、门诊随访等。

二、1 例恶性淋巴瘤患儿的营养护理管理分析

（一）病例介绍

患儿邓某，男，13 岁。未婚，文化程度：初中在读。无家族史，既往史：肺炎，有腹股沟疝手术史。过敏史：哌拉西林他唑巴坦（邦达）皮试阳性。社会支持：父母关系融洽，有 1 胞姐及 1 胞弟体健，家庭和睦。因确诊恶性淋巴瘤 1 月余，于 2021 年 3 月 7 日收入院。诊断：肿瘤化学治疗疗程（R–BB），恶性淋巴瘤、肺炎，化疗后骨髓抑制。

入院后 2021 年 3 月 8～13 日按 SCCCG–NHL–2017 方案 R–BB 联合化疗。3 月 15 日始患儿出现口腔溃疡，口腔黏膜炎评分为Ⅱ度，进食开始受到影响；3 月 20 日口腔黏膜炎评分进展为Ⅳ度，疼痛剧烈，嘴唇闭合困难，完全不能自行进食。

通过给予留置鼻胃管行肠内 + 肠外营养 7 天营养支持并积极进行口腔护理后，患儿口腔黏膜炎好转，评分为Ⅰ度，恢复自行经口进食，过渡到普通饮食。结束此疗程后出院继续对患者的居家饮食、口服营养补充剂及活动情况进行指导及随访。

（二）营养问题

1. 营养不良

低于机体需要量，与疾病消耗、口腔疼痛无法进食等有关。

2. 知识缺乏

缺乏口服营养补充剂服用相关知识，缺乏正确饮食知识。

3. 潜在并发症

肠内营养不耐受。

（三）循证依据

（1）肿瘤患者对营养需求增加，处在生长发育期的儿童营养需求更甚，此类患儿出现重度口腔黏膜炎，严重影响进食。

（2）肿瘤患儿适合使用中文改良版儿童营养风险评估量表（CVPYMS）进行营养风险筛查，并根据患儿体质指数和血红蛋白、血清白蛋白等，全面了解患儿营养状况及变化。

（3）患儿肠内营养期间应观察肠道耐受性，以及有无恶心、呕吐、腹泻等症状。

（4）肿瘤患儿出院后应常规使用口服营养补充剂，保证营养，直至化疗完全结束。每次返院复查时，均要对患儿的营养状态、生长发育情况进行追踪评估。

（四）营养干预

1. 营养风险筛查

采用改良版儿童营养风险筛查表，总分为 4 分：（BMI 小于参考值）2 分 +（近期有体重下降）1 分 +（最近一周内摄入减少）1 分。提示患儿有营养风险，需要进行营养干预。

2. 营养评估

（1）膳食调查：食欲评估 8 分（食欲尚可）；由于口腔疼痛剧烈，主食为流质白粥，另每日加餐营养粉 200～400 kcal，根据家属饮食日记计算出总热量为 500～800 kcal。

（2）人体测量：身高 158 cm，体重 38.1 kg，BMI=15.26 kg/m^2（根据儿童体质指数评定低于正常值）；入院前体重 42 kg，体重下降率为（42–38.1/42）×100%=9%；上臂围 26.5 cm（低于正常值）。

（3）实验室检查：白蛋白 32.7 g/L（低于正常值），血红蛋白 68 g/L（低于正常值），其余指标正常。

（4）营养评定：采用身高别体重 Z 评分（WHZ），–2 分＜ Z ＜ –1 分，提示该患者轻度营养不良，需要进行营养支持。

3. 营养干预

（1）营养问题。食欲尚可，但存在口腔疼痛，进食困难，热量及蛋白质严重摄入不足。

（2）营养计划。①目标摄入量：根据中国居民膳食能量推荐摄入量，13 岁男孩每日所需热量为 2400 kcal，每日所需蛋白质为 75 g。②肠外营养。a. 复方氨基酸注射液 250 mL + 丙氨酰谷氨酰胺注射液 10 g。b. 5% 葡萄糖 1500 mL（其含有非蛋白热量：375 kcal；氨基酸：31.25 g）。③肠内营养：营养粉 250 mL 每 4 小时鼻胃管注入。④口服：予流质饮食。指导进食水果汁、菜汁、米汤，并设计一日食谱，督促患儿家长完成（见表 9–2）。

表 9–2　患儿饮食情况

<table>
<tr><td rowspan="2">患者饮食情况</td><td>7：00（胃管）</td><td>9：00（经口）</td><td>11：00（胃管）</td><td>14：00（经口）</td><td>15：00（胃管）</td><td>17：00（胃管）</td><td>19：00（胃管）</td><td>23：00（胃管）</td><td>03：00（胃管）</td></tr>
<tr><td>营养粉 6 勺</td><td>青菜汁 50 mL</td><td>营养粉 6 勺</td><td>苹果汁 20 mL</td><td>营养粉 6 勺</td><td>瘦肉水 50 mL</td><td>营养粉 6 勺</td><td>营养粉 6 勺</td><td>营养粉 6 勺</td></tr>
<tr><td>经口</td><td colspan="9">热量：流质饮食 =66 kcal
蛋白质：3.6 g</td></tr>
<tr><td>胃管</td><td colspan="9">热量：营养粉 36 勺 =1498 kcal
蛋白质：营养粉 36 勺 =53.22 g</td></tr>
<tr><td>总热量</td><td colspan="9">66（经口摄入）+1498（胃管摄入）+375（肠外营养）=1939（kcal），达到目标需要量的 80.5%</td></tr>
<tr><td>总蛋白质</td><td colspan="9">3.6（经口摄入）+53.22（胃管摄入）+31.23（肠外营养）=88.05（g），占蛋白质目标量的 117.4%</td></tr>
</table>

（3）口腔护理。①口腔用药的选择：选用聚维酮碘、复方硼砂溶液交替含漱，每天 7 次。教会患儿漱口方法，嘱患儿含漱时，使药液与舌下、颊部、咽部接触充分，以便得到机械性冲洗，发挥药液作用。口腔护理清洗后用表皮刺激因子金因肽喷湿棉球后湿敷溃疡面，促进创面愈合。②饮食指导：由于患儿口腔剧烈疼痛，在进食及口腔护理前均使用利多

卡因稀释液含漱，并冰敷脸颊，减少局部疼痛。使用吸管进食稍凉流质饮食。

（4）活动指导。由于患儿处于骨髓抑制期，需入住层流床，指导床上活动踝泵运动 40 次 / 组，3 组 / 天。

4. 出院营养护理

（1）营养风险筛查。CVPYMS 评分 3 分，仍然存在营养风险。

（2）营养评估。①膳食调查：食欲评分为 8 分，可正常进食普通饮食：肉蛋奶、水果、青菜都有摄入，三餐间进行口服营养补充（6 勺 ×3 次），经口摄入热量约 2300 kcal，基本达到目标热量。②人体测量：身高 158 cm，体重 38.8 kg，BMI=15.54 kg/m^2（根据儿童体质指数评定低于正常值）；入院前体重 42 kg，上臂围 26.8 cm（低于正常值）。③实验室检查：白蛋白 36.6 g/L，血红蛋白 91 g/L（低于正常值），其余指标正常。④营养评定：采用身高别体重 Z 评分（WHZ），-2 分$< Z <-1$ 分，提示该患者仍有轻度营养不良，需要继续进行营养支持。

（3）出院营养宣教。①饮食卫生：注意餐具的清洁和消毒，不食用隔夜隔餐食物，以新鲜自制为主。尽量食用可以削皮的水果，如香蕉、苹果、葡萄等。饭前洗手，预防细菌感染。②合理搭配：食物多样化，多进食高热量、高维生素、优质蛋白食物，如鱼类、蛋类、奶制品等。继续食用营养粉加餐。③动静相结合：化疗后需要注意休息，但也可以适当活动，早晚可戴口罩，做好防护，外出至人少的空旷场所散步半小时。

（五）延续护理与随访

建立微信随访平台，护士发送儿童肿瘤营养相关知识的文章及图片等给家长，家长也可通过微信平台提出关于居家饮食的问题，并上传食物图片，护士及时互动及给予正确指导。同时指导家长在家时每天记录饮食日记、体重、二便情况等。

（六）效果评价

（1）患者在住院过程中能量及蛋白质摄入达标。

（2）患者出院时，口腔黏膜炎好转，体重稳定，实验室指标也有所改善。5 天后返院时患儿的体重增长了 1 kg。

（3）患儿及家属了解疾病饮食原则、居家饮食护理等相关知识。

（七）反思与收获

1. 反思

（1）化疗期间患儿存在严重营养风险时能否先给予一定营养支持后再进行化疗？

（2）出现营养风险且口服营养补充剂依从性较差的患儿，能否常规给予肠外 + 肠内营养？

2. 收获

对肿瘤化疗患儿实施全程营养管理，大大改善了患儿的营养状况，增强免疫功能、减少并发症和死亡率的发生。儿童营养管理过程中应该在肿瘤患儿初步诊断时就进行营养评估，并在合适的时机给予肠内营养支持。

（葛　健）

第十章　急性淋巴细胞白血病

第一节　急性淋巴细胞白血病的概述

急性淋巴细胞白血病（acute lymphoblastic leukemia，ALL）是儿童最常见的恶性肿瘤，占儿童白血病的 75%～80%，主要起源于 B 系或 T 系淋巴祖细胞。白血病细胞在骨髓异常增生和聚集并抑制正常造血，导致贫血、血小板减少和中性粒细胞减少；白血病细胞也可侵及髓外组织引起相应病变。近年来，采用多药联合强化疗及靶向治疗等方法，儿童 ALL 的治愈率可达 85% 以上。

一、诊断及危险度分型

（一）临床表现

发热、贫血、出血和白血病细胞脏器浸润是急性淋巴细胞白血病重要的临床特征。

1. 发热、贫血、出血

由于原始幼稚淋巴细胞异常增殖抑制正常造血，可出现由于血红蛋白、血小板、中性粒细胞减少引起的 1 项或 2 项以上的临床症状、体征。如血红蛋白减少出现贫血，呈进行性加重，常见乏力、苍白、活动后气促、嗜睡等，查体时发现面色、甲床、眼睑结膜不同程度的苍白；血小板减少引起皮肤黏膜出血点、瘀斑，鼻出血、牙龈出血等，出血为常见的早期症状；中性粒细胞减少可出现感染、发热，发热常为首见症状，热型不定，约占 50%～60%。

2. 白血病细胞浸润表现

70%～80% 的患儿有不同程度的肝、脾、淋巴结的肿大。

（1）纵隔淋巴结肿大常见于 T 淋巴细胞白血病，可造成呛咳、呼吸困难、上腔静脉综合征和上纵隔综合征等。

（2）中枢神经系统白血病：早期通常仅在脑脊液检查中发现白血病细胞，晚期可见脑神经麻痹、偏瘫、脑炎、脑膜炎、脊髓炎或末梢神经炎等。

（3）睾丸肿大可为单侧或双侧，局部肿硬或者阴囊积水会出现阴囊无痛性肿大。明显的睾丸症状在初诊时发生率较低，仅为 2%，多见于急性淋巴细胞白血病缓解期。T-ALL 合并纵隔肿块、高白细胞的婴儿及青少年易睾丸受累。

（4）白血病细胞浸润眼眶、视神经、视网膜、虹膜、角膜或者结膜，眼前房积脓会使眼部受累。眼部出血及白血病细胞在视网膜或者视神经沉积是 ALL 最初的表现，其他眼部症状常发生在复发时，约 10% 复发患儿出现眼部受累症状。

（5）骨髓及关节浸润所致疼痛，可表现为胸骨、长骨的压痛。原因为小儿骨髓多为红髓，易被白血病细胞侵犯，大量白血病细胞增生、压迫和破坏邻近骨质及骨膜浸润。

（6）其他少见的浸润：当白血病细胞浸润皮肤可有结节、肿块及斑丘疹等；浸润唾液腺、腮腺可有相应肿大等；脊髓硬膜外压迫少见，但后果严重，需及时发现并立即化疗，给予高剂量的糖皮质激素治疗以防止永久性的下肢瘫痪发生。

（二）MICM 诊断分型

实验室检查是诊断急性白血病的重要手段，包括外周血细胞计数和分类、骨髓形态学、细胞化学染色、免疫学、细胞遗传学、分子生物学检测（即 MICM 诊断分型）。

1. 形态学

（1）外周血细胞计数及分类：多数患儿表现为不同程度的贫血，红细胞数也会相应减少，贫血一般属于正细胞正色素性。大部分患儿会出现血小板减少，甚至低于 $10 \times 10^9/L$，极少数患儿血小板数可正常，甚至增加。白细胞数常增加，多在（30～50）$\times 10^9/L$，少数可达到 $100 \times 10^9/L$ 以上，部分患儿初诊时白细胞正常或减低。血涂片中可见数量不等的原始及幼稚淋巴细胞，白细胞计数减少者外周血不易见到幼稚细胞。

（2）典型的骨髓形态学表现：骨髓液无油滴及小粒，骨髓增生明显或极度活跃，少数可呈增生减低，增生减低者常伴有骨髓纤维化。骨髓中原始及幼稚细胞≥ 20%，高者达 90% 以上。粒细胞系、红细胞系及巨核细胞系三系明显减低甚至缺如。按照 FAB（French–American–British）分型，根据细胞大小、核浆比例、核仁大小及数目、胞质嗜碱程度将急性淋巴细胞白血病分为 L1～L3 三型，因上述分型与 ALL 疗效及预后无明显相关性，现临床上已忽略。

（3）ALL 组化检查：过氧化物酶染色（POX）和苏丹黑染色（SB）阴性，糖原染色（PAS）为 ±～+++，多为粗大颗粒或呈小珠、团块状。酸性磷酸酶（ACP）染色，T 淋巴细胞白血病常为阳性。

2. 免疫学

应用系列单克隆抗体对白血病细胞进行标记，常用多参数流式细胞仪进行分析，确定白血病类型。目前 ALL 主要分为 T 细胞系和 B 细胞系两大类，儿童 ALL 主要以 B 细胞型为主，占 80%。根据白血病细胞表达的不同异常表型，免疫分型大致分为 B 前体、成熟 B 以及 T 淋巴细胞表型。按分化阶段不同，B 前体细胞型 ALL 主要分为早期前 B、普通 B、前 B 三种类型，具体免疫表型特征见表 10–1。

表 10–1　急性 B 细胞型淋巴细胞白血病免疫表型特征

型别	HLA–DR	CD19	CD10	Cyμ	SmIg
Ⅰ（早期前 B）	+	+	–	–	–
Ⅱ（普通 B）	+	+	+	–	–
Ⅲ（前 B）	+	+	+	+	–
Ⅳ（成熟 B）	+	+	+	–	+

注：Cy，cytoplasmic（胞质）；Sm，surface membrane（膜表面）。

欧洲白血病免疫分型工作组推荐将 T–ALL 免疫表型分为：早前 –T（$cCD3^+$，$sCD3^-$，$CD1a^-$，$CD2^+$，$CD5^-$，$CD7^+$，$CD34^-$）；前 T/ 未成熟 –T（$cCD3^+$，$sCD3^-$，$CD1a^-$，$CD2^+$，$CD5^+$，$CD7^+$，$CD34^-$）；皮质 –T（$cCD3^+$，$sCD3^{+/-}$，$CD1a^+$，$CD2^+$，$CD5^+$，$CD7^+$，$CD34^-$）；成熟 –T（$cCD3^+$，$sCD3^+$，$CD1a^-$，$CD2^+$，$CD5^+$，$CD7^+$，$CD34^-$）。在 WHO 造血与淋巴组织肿瘤分类（2016）中，早期 T 前体（early T cell precursor，ETP）ALL 是暂命名的一种类型，

以独特的免疫表型为特征：$cCD3^+$、$sCD3^-$、$CD1a^-$、$CD2^+$、$CD5dim^+$（＜75%）、$CD7^+$，干细胞和/或粒系标志阳性（包括 HLA-DR、CD13、CD33、CD34 或 CD117）。该类型约占 T-ALL 的 15%。

3. 细胞遗传学

应用染色体显带技术进行核型分析，以发现白血病细胞染色体数目异常及易位、倒位、缺失等结构改变。90% 以上的 ALL 具有克隆性染色体异常。染色体异常主要包括数量异常和结构异常。

（1）染色体数量异常：

①超二倍体：约占 ALL 的 1/4，以 B 前体 ALL 多见，至少非随机增加 5 条染色体，多以 4、6、10、14、17、18、21、X 染色体异常多见，染色体数目 51～67 或 DNA 指数＞1.16，与预后良好相关。

②亚二倍体：较少见，染色体数目＜44 条或 DNA 指数＜0.81，预后不理想。亚二倍体根据染色体数目进一步分为多个亚型：近单倍体（NH）ALL（24～30 条染色体）、低亚二倍体（LH）ALL（31～39 条染色体）、高亚二倍体 ALL（40～43 条染色体）和近二倍体 ALL（44～45 条染色体）。亚二倍体的白血病细胞因有 PI3 K/mTOR 和 MEK-ERK 信号通路活化，而对 PI3 K 抑制剂敏感。

（2）染色体结构异常：常见的染色体结构异常包括 t（12；21）、t（1；19）、t（9；22）、11 q23 等。21 号染色体内部扩增（iAMP21）是 WHO 造血与淋巴组织肿瘤分类（2016）中暂命名的一种类型，此类白血病的特点是 21 号染色体的部分扩增，FISH 的 $RUNX_1$ 基因探针典型地检测到 5 个或更多的基因拷贝，或者在单个异常的 21 号染色体的中期检测到 3 个或更多的拷贝。在扩增区域基因组测序证实了导致序列扩增和异常基因的复杂的重组 iAMP21 在 B-ALL 中占 2%，多见于年长儿，中位年龄为 10 岁，初诊低白细胞（中位数 5×10^9/L），通常核型复杂伴有多种异常，如 X 染色体扩增、-7、ETV6 以及 RB1 基因缺失等，30 岁以上少见。ALL 柏林法兰克福蒙斯特（Berlin-Frankfirt-Mtinster，BFM）2000 方案经验：按标危治疗预后差，强化治疗可减少复发。

4. 白血病相关基因

常采用 PCR 或 FISH 检测白血病的相关基因，目前急性淋巴细胞白血病常见基因包括 *TEL-AML1*、*E2 A-PBX1*、*BCR-ABL1*、*MLL* 重排、*SIL-TAL1*、*TCRα*、T*CRβ* 等。预后良好的基因包括 *TEL-AML1*，预后差的基因包括 *BCR-ABL1*、*MLL* 重排等。除上述白血病相关基因外，近年来研究确定了几组患者，其中一组患者尽管缺乏 BCR-ABL1 融合基因，但其基因表达谱与费城染色体阳性（Ph+）B-ALL 类似，被归类为费城染色体样（Ph 样）B-ALL（或 BCR-ABL1 样 B-ALL），预后差。Ph 样疾病是常见的高风险 B-ALL，在美国国家癌症研究所（National Cancer Institute，NCI）高危患者中占到了 20% 以上。Ph 样疾病的发病率随着年龄的增加而增加，NCI 标危患者中 10%～20% 的青少年发病，在年轻人中有明显发病高峰，超过 30% 的人将发生 Ph 样 *ALL*。新一代测序技术破译 Ph 样 *ALL* 基因组特征，根据细胞因子受体及存在激酶融合类型将 Ph 样 *ALL* 分为 5 种亚类型：*CRLF2* 过表达、*ABL* 类基因重排、*JAK2* 重排、*EPOR* 重排、激活 JAK-STAT 或 MAPK 信号通路序列突变以及缺失及其他罕见激酶的突变。

肌细胞增强因子 2 D 重排（*MEF2 D* 重排）在儿童 B-ALL 中占 3%～4%，几乎全部出现在 B 前体细胞 ALL 病例中，发生在年龄较大的儿童中，中位年龄为 12.1 岁。其免疫表型可见 $CD10^-$、$CD38^+$，融合基因有 *MEF2 D-BCL9*、*MEF2 D-HNRNPUL1*、*MEF2 D-SS18*、*MEF2 D-FOXJ2*、*MEF2 D-DAZAP1*、*MEF2 D-CSF1 R* 等。患儿复发风险很高，且对化疗反应不敏感，是预后不良的一个标志，属中高危型。MEF2 D 重排导致 HDAC9 过表达，提示 HDAC 抑制是 MEF2 D 重排患儿潜在的治疗策略，即对组蛋白去乙酰化酶抑制剂（如 panobinostat）敏感。

锌指 384 重排（*ZNF*384 重排）见于 4%～5% 儿童 B-ALL 中，常见的有 *TCF3-ZNF384*、*EP*300-*ZNF384*、*CREBBP-ZNF384*、*TAF*15-*ZNF384*。*ZNF384* ALL 通常被诊断为带有髓系抗原表达的 B-ALL 或 B/ 髓系混合型急性白血病，提示其由具有 B/ 髓系造血潜能的祖细胞转化而来。*ZNF384* 易位患者通常表现为 CD10 不表达或低表达、CD13 和 / 或 CD33 异常表达的 B-ALL；高表达 *GATA3*、*CEBPA* 和 *CEBPB*，但不同的 *ZNF384* 伙伴基因表现出不同的临床特征，*TCF*3-*ZNF384* 融合基因患者半数以上白细胞计数较高且对化疗不敏感，是 *ZNF384* 融合者中复发率最高的亚型，预后较差。*ZNF384* 重排的特征是上调 JAK-STAT 通路，这提示使用该通路抑制剂治疗可能有好处，HDAC 抑制剂可能有效。

T-ALL 中涉及 *TAL1*、*KMT2 A*、*MLLT10*、*TLX1* 和 *TLX3* 的重排。*CDKN2 A/B* 缺失突变发生在近 50% 的 T-ALL 中，*PTEN* 的缺失突变出现在 20% 的 T-ALL 中。最常见的突变基因是参与正常 T 细胞发育的跨膜受体 NOTCHI，在 70% 的患者中存在。泛素连接酶基因、*FBXW7*、活化信号通路和表观遗传调控因子的突变也很常见。

（三）中枢神经系统白血病诊断

中枢神经系统白血病（central nerve system leukemia，CNSL）在 ALL 发病时或治疗过程中往往缺乏临床症状，仅在脑脊液（cerebrospinal fluid，CSF）行常规检测时发现异常，但需与细菌感染和药物所致化学性脑膜炎相鉴别。CNSL 在 ALL 停药时，早期有颅内压增高表现，如头痛或呕吐症状，后期出现脑神经麻痹、脑炎症状，如嗜睡甚至昏迷。

1. CNSL 诊断

（1）诊断时或治疗过程中以及停药后脑脊液中白细胞（white blood cells，WBC）计数 ≥ 5 个 /μL，同时在脑脊液离心涂片标本中以白血病细胞为主，或白血病细胞所占比例高于外周血幼稚细胞百分比。

（2）或有脑神经麻痹症状。

（3）或有影像学检查（CT/MRI）显示脑或脑膜病变。

（4）排除其他病因引起的中枢神经系统病变。

2.CNSL 脑脊液的分级

根据脑脊液细胞学（包括脑脊液细胞计数及细胞形态学）、临床表现和影像学检查结果，将 CNS 分为以下 3 级。

（1）CNS1：需要同时符合以下 3 项。①脑脊液中无白血病细胞。②无 CNS 异常的临床表现，即无明显的与白血病有关的脑神经麻痹。③无 CNS 异常的影像学（CT/MRI）依据。

（2）CNS2：符合以下任何 1 项。①腰椎穿刺无损伤即脑脊液不混血，红细胞（red blood cell，RBC）：白细胞 ≤ 100 : 1 时，脑脊液中 WBC 计数 ≤ 5 个 /μL，并见到明确的白血病细胞。②腰椎穿刺有损伤即脑脊液混血（RBC∶WBC > 100∶1），CSF 中见到明确的白血病细胞。③腰椎穿刺有损伤并为血性 CSF，如初诊白细胞数 > 50×10^9/L 则归为 CNS2。

（3）CNS3（即 CNSL）。① CSF 中 RBC∶WBC ≤ 100∶1，WBC > 5 个 /μL，并以白血病细胞为主，或白血病细胞所占比例高于外周血幼稚细胞百分比。②或有无其他明确病因的脑神经麻痹。③或 CT/MRI 显示脑或脑膜病变，并排除其他中枢神经系统疾病。

（四）睾丸白血病的诊断

ALL 男童在经历规范化疗特别是静脉注射大剂量氨甲蝶呤后，睾丸白血病（testicular leukemia，TL）的发生率明显降低，常发生在白血病停药后、不治疗或不规则治疗的白血病晚期。ALL 患儿表现为睾丸单侧或双侧肿大，质地变硬或呈结节状，缺乏弹性感，透光试验阴性，超声检查可发现睾丸呈非均质性浸润灶，活组织检查可见白血病细胞浸润。

（五）危险度分型

根据初诊时临床特征如年龄、白细胞计数、肿瘤细胞遗传学、分子生物学特征以及早期治疗反应进行临床危险度分型。国内外各治疗组主要采用德国 BFM 与美国国家卫生研究院（National Institutes of Health，NIH）分型方法。国内各协作组通常将其分 3 型，即低（标）危组、中危组、高危组。根据临床危险度不同组别采用不同强度的治疗方案。表 10-2 为中国儿童白血病协作组 ALL2018 方案（China Childhood Leukemia Group，CCLG-ALL 2018 方案）临床危险度分型。

表 10-2　CCLG-ALL2018 方案的临床危险度分型

标危	中危	高危
必须满足以下所有条件。 1. 年龄 ≥ 1 岁且 < 10 岁。 2. WBC < 50×10^9/L（无法监测微小残留病（minimal residual disease，MRD）。 3. 非 CNS2、CNSL（CNS3）和 / 或睾丸白血病。 4. 非中高危组细胞遗传学、分子生物学特征。 5. MRD 标准。 （1）诱导治疗 d15*：MRD < 1×10^{-3}。 （2）诱导治疗 d33：MRD < 1×10^{-4}。 （3）巩固治疗前 MRD < 1×10^{-4}。	符合以下 1 项或多项。 1. 年龄 ≥ 10 岁。 2. 初诊最高 WBC ≥ 50×10^9/L（无法监测 MRD）。 3. CNS2、CNSL（CNS3）和 / 或睾丸白血病。 4. E2 A-PBX1/t（1；19）。 5. iAMP21。 6. Ph+ALL。 7. Ph 样 ALL。 8. ZNF384 重排。 9. IKZF1 缺失（且诱导治疗 d33：MRD < 1×10^{-4}）。 10. T-ALL。 11. 诱导治疗 d15 骨髓 M2（5% ≤原淋 + 幼淋 < 20%），且 d33 骨髓 M1（原淋 + 幼淋 < 5%）（无法监测 MRD）。 12. 且符合 MRD 的 IR 标准。 （1）诱导治疗 d15：1×10^{-3} ≤ MRD < 1×10^{-1}。 （2）诱导治疗 d33：1×10^{-4} ≤ MRD < 1×10^{-2}。 （3）巩固治疗前 MRD < 1×10^{-4}。	符合以下任何 1 项或多项。 1. t（4；11）（MLL-AF4）或其他 MLL 基因重排阳性。 2. 低二倍体（≤ 44）或者 DI 指数 < 0.8。 3. IKZF1 缺失（且诱导治疗 d33：MRD ≥ 1×10^{-4}）。 4. MEF2 D 重排。 5. TCF3-HLF/t（17；19）（q22；pl3）。 6. 诱导治疗 d15 骨髓 M3（原淋 + 幼淋 ≥ 20%），d33 骨髓未完全缓解 M2 及 M3（原淋 + 幼淋 ≥ 5%）（无法监测 MRD）。 7. 诱导治疗 d33 评估时纵隔瘤灶没有缩小到最初肿瘤体积的 1/3。巩固治疗前仍存在瘤灶者列入高危。 8. 符合以上 1 项或符合 MRD HR 标准任 1 项。 （1）诱导治疗 d15：MRD ≥ 1×10^{-1}。 （2）诱导治疗 d33：MRD ≥ 1×10^{-2}。 （3）巩固治疗前 MRD ≥ 1×10^{-4}。

注：*d：天，举例：d15，即 15 天。

二、鉴别诊断

（一）类白血病反应

类白血病反应可有肝脾大，血小板减少，末梢血象中偶见中晚幼粒及有核红细胞，但本病往往存在感染灶，当原发病控制后，血象即恢复。

（二）传染性单核细胞增多症

传染性单核细胞增多症为EB病毒感染所致，可有肝脾、淋巴结肿大，发热，血清嗜异凝集反应阳性，EBV抗体阳性，白细胞增高并出现异型淋巴细胞，但血红蛋白及血小板计数正常，骨髓检查无白血病改变。

（三）再生障碍性贫血

出血、贫血、发热和全血细胞减少与白血病低增生表现有相似点，但本病不伴有肝脾、淋巴结肿大，骨髓细胞增生低下，无幼稚细胞增生。

（四）风湿与类风湿关节炎

风湿与类风湿关节炎常见发热、关节痛，为游走性及多发性，轻者仅有关节痛而无局部关节红、肿、热、痛，这与首发症状为关节痛而无明显血液学改变的急性淋巴细胞白血病易混淆，遇不典型病例应争取尽早行骨髓检查鉴别。

（五）与合并骨髓浸润的其他小圆形细胞肿瘤鉴别

如与骨髓细胞无典型的菊花团样改变的神经母细胞瘤鉴别，两者免疫表现不同，髓外瘤块占位不同，可通过检测神经元特异性烯醇化酶、尿香草苦杏仁酸等肿瘤细胞标志物进行区别。

三、治疗

（一）治疗原则

当前治疗儿童ALL的主要方法是化学治疗（chemotherapy），简称化疗。儿童ALL的疗效有很大提高，主要归功于新药的研发与化疗方案的不断优化组合，以及支持治疗、保护隔离、预防/治疗感染的发生及多学科多中心联合等综合水平的提高。现代ALL治疗模式基于风险度相适的治疗，即：

（1）按不同危险度分型选择方案。

（2）采用早期强化疗、后期弱化疗，加强髓外白血病的预防。

（3）在治疗早期进行治疗反应的评估，调整下一步的化疗强度，体现个性化治疗及分阶段、长期规范治疗的方针。

（4）治疗程序依次是：诱导缓解治疗、早期强化治疗、巩固治疗、延迟强化治疗和维持治疗，总疗程为2～2.5年。以下为CCLG-ALL2018方案中前体B（BCP）-ALL及T-ALL简表（见表10-3、表10-4）。

表10-3　CCLG-BCP-ALL 2018方案简表

治疗阶段	低危	中危	高危
诱导缓解治疗（5周）	VDLP（DNR2剂，PEG-ASP2剂）	VDLP（DNR2剂，PEG-ASP2剂）	VDLP（DNR4剂，PEG-ASP2剂）
早期强化治疗（2～4周）	CAM×1轮	CAML×2轮（PEG-ASP2剂）	CAML×2轮（PEG-ASP2剂）

续表

治疗阶段	低危	中危	高危
巩固治疗（8 周 /7 周）	HD-MTX2 g/m^2×4 轮 +6-MP/VD	HD-MTX5 g/m^2×4 轮 +6-MP/VD	（HR-1'，HR-2'，HR-3'）×2 轮（PEG-ASP6 剂）
延迟强化治疗（5～8 周）	VDLD（DNR3 剂，PEG-ASP2 剂）CAM×1 轮	VDLD（DNR4 剂，PEG-ASP2 剂） CAML×2 轮（PEG-ASP2 剂）	VDLD（DNR3 剂，PEG-ASP2 剂） CAML×1 轮（PEG-ASP1 剂）
维持治疗	6-MP+MTX/VD（84 周）	6-MP+MTX/VD（79 周 /105 周）	6-MP+MTX/VD（109 周）
总疗程	男女均 2 年（104 周）	女 2 年（104 周），男 2.5 年（130 周）	男女均 2.5 年（130 周）

表 10-4　CCLG-T-ALL2018 方案简表

治疗方案	中危	高危
诱导缓解治疗（5 周）	VDLD（DNR4 剂，PEG-ASP2 剂）	VDLD（DNR4 剂，PEG-ASP2 剂）
早期强化治疗（4 周）	CAML×2 轮（PEG-ASP2 剂）	CAML×2 轮（PEG-ASP2 剂）
巩固治疗（8 周 /7 周）	HD-MTX5 g/m^2×4 轮 +6-MP/VD	（HR-1'，HR-2'，HR-3'）×2 轮（PEG-ASP6 剂）
延迟强化Ⅰ治疗（3 周 +2 周）	VDLD（DNR3 剂，PEG-ASP2 剂）	VDLD（DNR3 剂，PEG-ASP2 剂）
	CAML（小）×2 轮（PEG-ASP2 剂）	CAML×1 轮（PEG-ASP1 剂）
中间维持（8 周）	6-MP+MTX	无
延迟强化Ⅱ治疗（3 周 +2 周）	VDLD（DNR3 剂，PEG-ASP2 剂）	无
	CAML（小）×2 轮（PEG-ASP2 剂）	无
维持治疗	6-MP/MTX+VD（69 周 /95 周）	6-MP/MTX+VD（109 周）
总疗程	女 2 年（104 周），男 2.5 年（130 周）	女、男均 2.5 年（130 周）

（二）CNSL 的治疗

（1）初诊时合并 CNSL 的患儿在诱导治疗中每周 1 次 TIT 治疗，直至脑脊液转阴，至少 5 次。在完成延迟强化治疗后接受颅脑放疗，但＜ 4 岁不放疗，年龄≥ 4 岁的患儿剂量为 18 Gy。

（2）在治疗中或停药后复发的 CNSL 在进行重新诱导缓解治疗的同时，采用三联鞘注（氨甲蝶呤、阿糖胞苷、地塞米松），第 1 周 3 次（一般在鞘注 2～3 次后 CSF 即转阴），第 2 周 2 次，第 3、4 周各 1 次，以后每 8 周 1 次。在全身强烈化疗，特别是应用大剂量氨甲蝶呤及阿糖胞苷 3～4 疗程后，采取颅脑放疗。放疗后不再应用大剂量氨甲蝶呤及阿糖胞苷，但仍然需鞘注直至停止全身化疗。对于反复发作的 CNSL 可采用脑室注射法，安置 Ommaya 囊，使药物在蛛网膜下腔充分循环吸收，避免反复腰椎穿刺给患儿带来的巨大痛苦，不影响患儿淋浴甚至游泳，同时便于医务人员操作。

（三）睾丸白血病的治疗

初诊时如合并睾丸白血病，应在全身化疗的巩固治疗结束后进行活检，确定是否需睾丸放疗。TL 复发后，一般做双侧睾丸放疗，剂量为 20～26 Gy，对年龄较小的幼儿采用 12～15 Gy，可保护正常的性腺功能。在做 TL 治疗的同时根据治疗的阶段，重新调整全身化疗方案。

（四）造血干细胞移植

造血干细胞移植不是治疗 ALL 的主要手段。目前大多数机构认为，早期血液复发的 ALL 患儿、对早期治疗反应差的 T-ALL 患儿及诱导缓解治疗后具有 MRD 高水平或 MRD 持续阳性的患儿（除外 1～5 岁并同时具有超二倍体＞ 50 或 ETV6-RUNXI 的患儿）是明确的移植候选患儿。移植并不能提高其他类型极高危白血病的疗效，包括婴儿白血病及具有 MLL 基因重排的白血病。自体造血干细胞移植在儿童 ALL 中与高复发率相关，在多数研究中并不能显示出比化疗有更高的生存率，因此多数研究者不推荐使用自体移植。

（葛　健）

第二节　急性淋巴细胞白血病患儿的护理

一、护理评估

（一）健康史

白血病的发病原因尚不十分清楚，可能与下列因素有关。

1. 病毒感染

属于 RNA 病毒的逆转录病毒与人类 T 淋巴细胞白血病有关。

2. 物理和化学因素

电离辐射、放射、核辐射等可能激活隐藏在体内的白血病病毒；苯及其衍生物、重金属、氯霉素、保泰松和细胞毒药物均可诱发急性白血病。

3. 遗传或体质因素

本病不属于遗传性疾病，但与遗传有关。如家族中可有多发性恶性肿瘤情况；患有其他遗传性疾病（如唐氏综合征、先天性睾丸发育不全、先天性再生障碍性贫血伴有多发畸形等）或严重联合免疫缺陷病的患儿，其白血病的发生率较普通小儿明显增高；单卵孪生儿中一个患白血病，另一个患病率为 20%，比双卵孪生儿的发病率高 12 倍。以上现象均提示白血病的发生与遗传素质有关。

（二）身体状况

各型急性白血病的临床表现基本相同，主要表现如下。

1. 发病情况

急性白血病大多起病较急，少数缓慢。早期表现有面色苍白、精神不振、乏力、食欲缺乏、鼻出血或齿龈出血等；少数患儿以发热和类似风湿热的骨关节病为首发症状。

2. 发热

多数患儿起病时有发热，热型不定，一般不伴寒战。发热原因之一是白血病性发热，多为低热且抗生素治疗无效；另一原因是感染，常见者为呼吸道炎症、齿龈炎、肾盂肾炎、败血症等。

3. 贫血

贫血出现较早，并随病情发展而加重，表现为面色苍白、虚弱无力、活动后气促等。贫血主要是由于骨髓造血干细胞受到抑制所致。

4. 出血

出血以皮肤和黏膜出血多见，表现为紫癜、瘀斑、鼻出血、齿龈出血、消化道出血和血尿，偶有颅内出血，为引起死亡的重要原因之一。出血的主要原因是骨髓被白血病细胞浸润，巨核细胞受抑制使血小板的生成减少。

5. 白血病细胞浸润引起的症状和体征

（1）肝脾大、淋巴结肿大，可有压痛，急性淋巴细胞白血病尤其显著，纵隔淋巴结肿大时可致压迫症状，如呛咳、呼吸困难和静脉回流受阻。

（2）骨、关节疼痛多见于急性淋巴细胞白血病，约 25% 患儿为首发症状，其中部分呈游走性关节痛，局部红肿现象多不明显，并常伴有胸骨压痛。骨痛的原因主要与骨髓腔内白血病细胞大量增生、压迫和破坏邻近骨质及浸润骨膜有关。

（3）白血病细胞侵犯脑实质和 / 或脑膜时即导致中枢神经系统白血病（CNSL），出现头痛、呕吐、嗜睡、视神经盘水肿、脑神经麻痹、截瘫、惊厥甚至昏迷、脑膜刺激征等颅内压增高的表现，脑脊液中可发现白血病细胞。由于多数化疗药物不易透过血脑屏障，故中枢神经系统便成为白血病细胞的“庇护所”，它是导致急性白血病复发的主要原因。

（4）白血病细胞浸润眶骨、颅骨、胸骨、肋骨或肝、肾、肌肉等组织，在局部呈块状隆起而形成绿色瘤，此瘤切面呈绿色，暴露于空气中绿色迅速消退，这种绿色素的性质尚未明确。

（5）白血病细胞侵犯睾丸即引起睾丸白血病，表现为局部肿大、触痛，阴囊皮肤可呈红黑色。由于化疗药物也不易进入睾丸，此处白血病细胞可长期存在，因而常成为导致白血病复发的另一重要原因。

（6）少数患儿有皮肤、心脏、肾脏、消化系统等浸润而出现相应的症状、体征。

（三）心理、社会资料

本病的病情较重，会给患儿的生命、生长发育带来威胁，且住院时间长，加之疾病的痛苦和限制，患儿不能正常地游戏和生活，因而会产生烦躁、焦虑、恐惧、悲观等不良心理；家长由于对本病知识的缺乏，非常害怕失去孩子，因而会产生极度震惊、恐惧、歉疚甚至否认的态度，表现为惊慌失措、痛苦不堪，不愿离开患儿，他们对医护人员的言行和态度非常敏感。另外，高昂的医疗费用也给家庭带来沉重的负担。注意评估家长及患儿对白血病的了解程度，能否正确处理疾病所带来的精神打击，还应评估家庭的经济承受能力和护理能力。

二、护理问题

（一）体温过高

体温过高与大量白血病细胞浸润、坏死和 / 或感染有关。

（二）活动无耐力

活动无耐力与贫血致组织器官缺氧、恶性疾病本身消耗有关。

（三）潜在并发症

感染、出血等。

（四）营养失调，低于机体需要量

营养失调与疾病过程中消耗增加、食欲减退、摄入不足有关。

（五）疼痛

疼痛与白血病细胞浸润有关。

（六）预感性悲哀

预感性悲哀与白血病危险程度、久治不愈有关。

（七）知识缺乏

患儿及家长缺乏白血病的相关知识和护理知识。

三、护理目标

（1）患儿体温恢复正常。

（2）患儿适度活动，气促乏力减轻，活动耐力逐渐增强。

（3）患儿食欲增加，进食量增多，尽量满足机体生长的需要。

（4）患儿疼痛减轻至消失。

（5）患儿焦虑、悲哀减轻或基本消失，增强战胜疾病的信心。

（6）患儿及家长了解本病的病因，正确应对，配合治疗及护理。

四、护理措施

（一）维持正常体温

监测体温，观察热型及热度，遵医嘱给解热药，但忌用安乃近和乙醇（酒精）擦浴，以免降低白细胞和增加出血倾向。观察降温效果，防治感染。

（二）休息

合理安排生活作息，既不要过多卧床，又要防止患儿活动过度。严重虚弱患儿需卧床休息，护理人员协助其日常生活，并经常更换体位，预防压疮。

（三）密切观察病情，防止发生并发症

1. 防治感染

感染是白血病患儿最常见和最危险的并发症，也是导致白血病患儿死亡的主要原因之一。因此，防治感染尤为重要。

（1）保护性隔离：白血病患儿与其他病种患儿分室居住，应安置在相对洁净无菌的病室内，以免交叉感染。病室阳光充足，空气新鲜，每日用紫外线灯照射 1 次，墙壁、地板每日用 1∶200 洗必泰溶液擦洗。粒细胞数极低和免疫功能明显低下者应住单间，有条件者住空气层流室或无菌单人层流床。医护人员进入前须更换拖鞋及隔离衣、戴口罩，接触患儿前认真洗手，必要时以消毒液洗手。训练家长尽量做到清洁，也按上述程序更换衣物及洗手后陪伴患儿。限制探视者人数和次数，感染者禁止探视。

（2）注意个人卫生：化疗期间最容易发生感染的部位是呼吸道、皮肤黏膜，尤其是口腔、鼻、外耳道及肛周等部位。教会家长及年长儿正确的洗手方法，防止感染传播；保持口腔清洁，进食前后应用温开水或漱口液漱口，宜用软毛牙刷或海绵，以免损伤口腔黏膜及牙龈，导致出血和继发感染；每日清洁鼻前庭并予洗必泰油膏或石蜡油涂鼻；

有黏膜真菌感染者，可用氟康唑或伊曲康唑涂搽患处；勤换衣裤，每日沐浴，利于汗液排泄，减少皮肤感染；保持大便通畅，便后用温开水或盐水清洁肛周，以防肛周脓肿；肛周溃烂者，每日用高锰酸钾溶液坐浴。

（3）严格执行无菌操作，遵守操作规程：护理人员应具有严格的无菌观念和遵守操作规程，对粒细胞减少的患儿进行操作时（静脉穿刺、肌内注射等）除需按常规消毒外，宜用浸没过乙醇的无菌纱布覆盖局部皮肤 5 分钟再行穿刺。

（4）避免有关接种：免疫功能低下者，避免用麻疹、风疹、水痘、流行性腮腺炎等减毒活疫苗预防接种和服用脊髓灰质炎糖丸，以防发病。

（5）观察感染早期征象：监测生命体征，检查皮肤有无破损、红肿，外阴、肛周有无黏膜糜烂、渗出、脓肿等，有无牙龈肿胀、咽红、咽痛等。发现感染先兆及时处理，遵医嘱用抗生素。监测血象结果，中性粒细胞很低者，遵医嘱皮下注射集落刺激因子，使中性粒细胞合成增加，增强机体抵抗力。

2. 防治出血

出血是白血病患儿死亡的又一主要原因。

（1）注意安全，避免出血：提供安全的生活环境，加强护理，避免碰伤、刺伤或摔伤出血。禁食坚硬、多刺的食物，防止损伤口腔黏膜及齿龈出血。保持大便通畅，防止腹腔压力增高而诱发颅内出血。尽量减少肌内注射或深静脉穿刺抽血，各种穿刺后需按压穿刺部位 10 分钟，以防出血。

（2）注意有无出血表现：观察皮肤有无瘀点（斑）及变化，监测血小板的数量变化。监测生命体征，观察神志、面色，如面色苍白加重，呼吸、脉搏增快，出汗、血压下降，提示失血性休克；若患儿烦躁、嗜睡、头痛、呕吐，甚至惊厥、昏迷、颈抵抗等，提示颅内出血；若呼吸变慢或不规则，双瞳孔不等大，对光反射迟钝或消失，提示可能合并脑疝。如有消化道出血常伴腹痛、便血；肾出血伴血尿、腰痛。

（3）出血处理：口鼻黏膜出血可用浸有 1% 麻黄素或 0.1% 肾上腺素的棉球、纱条或明胶海绵局部压迫止血。无效者，可请耳鼻喉科医生会诊，以油纱条填塞，2～3 天后更换。严重出血者遵医嘱给止血药，输同型血小板。

3. 用药护理

（1）化疗的目的是杀灭白血病细胞，解除白血病细胞浸润引起的症状，使病情缓解，以至治愈。采用联合（3～5 种）、足量、间歇、交替及长期的治疗方针，通常按次序、分阶段进行。

（2）熟悉各种化疗药物的药理作用和特性，了解化疗方案及给药途径，正确给药。

4. 加强营养，注意饮食卫生

对患儿给予高蛋白、高维生素、高热量的饮食。鼓励进食，不能进食者可静脉补充营养。食物应新鲜、清洁、卫生，食具应消毒。多喝水以利尿，防止高尿酸血症。

5. 缓解疼痛

提高诊疗技术，尽量减少因治疗、护理带来的痛苦。选用适当的非药物性止痛技术或遵医嘱用止痛药，以减轻疼痛。监测患儿生命体征，注意有无烦躁、易激惹等症状，及时发现镇痛需要，及时评价止痛效果。

6. 提供情感支持和心理疏导，消除心理障碍

（1）由于患儿被诊断为白血病，家长受到较大精神创伤，医护人员应具有人道主义精神及同情心，热情帮助、关心患儿。向家长及年长儿介绍本病的有关知识，让他们了解国内外的治疗进展，如目前白血病不再是不治之症，及早诊断、合理治疗，预后大为改善。帮助家长及年长患儿树立战胜疾病的信心并对治疗的长期性有充分的思想准备。

（2）为新老患儿家长提供相互交流的机会，如定期召开家长座谈会或病友联谊会，让患儿、家长相互交流成功护理经验和教训、如何采取积极的应对措施以渡过难关等，从而提高自护和应对能力，增强治愈的信心。

（3）进行各项诊疗、护理操作前，告知家长及年长儿其意义、操作过程、如何配合及可能出现的不适，以减轻或消除其恐惧心理。阐述化疗是白血病治疗的重要手段，让家长了解所用的化疗方案、药物剂量及可能出现的不良反应，同时了解应对方法；了解定期化验（血、骨髓、肝功能、肾功能、脑脊液等）的必要性，做好解释，使其配合各项检查；了解患儿所处的治疗阶段，详细记录每次治疗情况，使治疗方案具有连续性。

（4）对年长患儿注意可能出现的心理问题，如形象紊乱、悲观失望、恐惧等，应给予及时帮助，做心理疏导，使患儿以积极的态度面对疾病，主动配合治疗。

7. 健康教育

讲解白血病的有关知识，化疗药物的作用及其毒副反应。教会家长如何预防感染和观察感染及出血征象，出现异常，如发热、心率及呼吸加快、鼻出血或其他出血征象时及时就诊。向家长及年长儿阐明白血病完全缓解后，患儿体内仍有残存的白血病细胞（约 10^7 个），这是复发的根源，让其明确坚持定期化疗的重要性。化疗间歇期可家庭维持治疗，应详细介绍用药方法，强调按时用药，不应随便停药或减量。要求患儿定期到专科门诊复查，使治疗方案有效进行。化疗间歇期可酌情参加学校学习，以利其生长发育。鼓励患儿参与体格锻炼，增强抗病能力，预防感染。重视患儿的心理状况，正确引导，使患儿在治疗疾病的同时，心理及智力也得以正常发展。

（葛　健）

第十一章　其他血液系统肿瘤

第一节　视网膜母细胞瘤

视网膜母细胞瘤（retinoblastoma，RB）是一种发生在儿童眼部的恶性肿瘤，确切病因不明，6% 为常染色体显性遗传，94% 为散发病例，其中 25% 为遗传突变，其余为体细胞突变。亦有人认为与病毒感染因素有关，其发生与 RB 等位基因的缺失和失活具有直接联系。

一、诊断依据

（一）症状及体征

白瞳症、斜视、视力显著下降等是 RB 最常见的临床表现。其中白瞳症是肿瘤局限在眼内期时最先表现出来的症状，因白色的肿瘤反光导致瞳孔呈现白色而得名。怀疑颅内转移患儿注意神经系统症状及体征。

（二）影像学检查

眼眶 MRI 及 CT、头颅 MRI 评估视网膜、视神经及颅内情况；镇静或麻醉下检查（examination under anesthesia，EUA），包括裂隙灯下检查前端，用 Perkin 眼压计测眼压，眼底检测并作图，进行国际眼内视网膜母细胞瘤分期（international intraocular retinoblastoma classification，IIRC）分期，用 RetCam 或眼底照相。

（三）实验室检查

怀疑颅内转移需行脑脊液检查，怀疑骨髓转移需行骨髓穿刺检查，全身播散转移患儿酌情行相关检查评估。

二、临床分期及危险度分组

依据 RB 是否局限在眼内可分为眼内期、青光眼期、眼外期以及全身转移期四个时期。依据 IIRC 分期（见表 11-1），眼内期 RB 由轻到重共分为 A、B、C、D 和 E 五期，其中前 3 期治愈率很高，风险略低；而 D、E 期属晚期。用于预测化学治疗联合局部治疗的效果和评估疾病预后。2016 年美国癌症联合委员会（American Joint Committee on Cancer，AJCC）发布了第 8 版 TNM 分期，引入 H 分期，即遗传特性分期，用以记录 RB1 基因的体细胞突变情况和 RB 家族史等因素。

表 11-1　视网膜母细胞瘤的国际分类系统（IIRC）

IIRC 分期	定义
GroupA	远离黄斑中心凹和视乳头的小视网膜内肿瘤
	所有肿瘤的最长径≤ 3 mm，限制于视网膜内
	所有肿瘤距黄斑中心凹的距离≥ 3 mm，距视乳头的距离≥ 1.5 mm

续表

IIRC 分期	定义
GroupC	伴有局限的视网膜下积液或玻璃体肿胀
	孤立的肿瘤
	有或既往曾有视网膜下积液，种植＜ 1/4 视网膜
	局部微小的晶状体种植可接近孤立肿瘤
	来自肿瘤的局部视网膜下种植＜ 3 mm（2 DD）
GroupD	肿瘤位于眼内，伴有广泛的玻璃体及视网膜下种植
	巨大或弥漫的肿瘤
	有或既往曾有视网膜下积液不伴有种植，可致全视网膜脱离
	弥漫或巨大玻璃体内种植，可包括细小“脂样”玻璃体内种植或无血管的巨大瘤块
	弥漫的视网膜下种植可包括结节样瘤体种植
GroupE	存在至少 1 个预后不良因素
	肿瘤触及角膜
	肿瘤前端至晶状体前表面可累及睫状体或前段
	弥漫浸润的视网膜母细胞瘤
	新生血管性青光眼
	出血机化
	伴有无菌性眼眶蜂窝织炎的肿瘤坏死
	眼球痨

三、治疗

治疗视网膜母细胞瘤的目的是挽救生命和保存视力，依据病人的具体情况、医院的设备、医生的技术经验等，采取个体化的治疗。原则上，有转移风险的患者，应选择摘除眼球，因此需要个体化对症治疗。需考虑的因素包括单侧或双侧疾病、保留视力的可能性及眼内和眼外的分期情况。

眼内期 RB 的一般治疗原则：A、B 期患者，行局部治疗（激光或冷冻治疗）；C 期、D 期患者行化学治疗联合局部治疗，再用局部治疗控制残留病灶；对 E 期无临床高危因素患者是保眼还是摘除眼球，临床仍然存在争议，在密切观察治疗反应的前提下，可以先采用化学治疗联合局部治疗保眼，一旦发现治疗效果不佳，尽快摘除眼球；E 期伴有临床高危因素患者，行眼球摘除术。

（1）眼内期 RB 采用化学减容治疗的目的是缩小肿瘤以便于应用局部治疗。摘除眼球后患者伴有病理高危因素时需给予辅助化疗。标准的化疗方案包括长春新碱、足叶乙苷和卡铂（VEC 方案）

（2）动脉内灌注化疗治疗：经股动脉，超选择性介入动脉内灌注化疗治疗。临床证实疗效显著的药物主要有：左旋苯丙氨酸氮芥、卡铂、拓扑替康。可根据具体情况选择 1～3 种药物，使用 1 次化疗后 1 个月复查化疗效果，重复进行动脉化疗 2～6 次，间隔 3～4 周。

（3）玻璃体内化疗：为了更好地控制玻璃体腔内种植的视网膜母细胞瘤患者病情，应在玻璃体腔内注射美法仑。

（一）放射治疗

外放射技术适用于整个眼球受累的患者及保留眼球或治疗眼眶外、中枢神经系统及其他部位转移性病变。目前常用三维适形和调强放疗技术，剂量为 35～45 Gy。

（二）眼球摘除术

眼球摘除术的指征：肿瘤较大，充满整个玻璃体；或肿瘤侵及前房或者出现新生血管性青光眼，视力保存的可能性极小，影像上肿瘤可疑向视神经蔓延，但范围尚在球后视神经近端的患眼。摘除眼球时应同时剪除一段视神经（10～15 mm）。术后根据病理选择是否进行预防性化疗。

四、护理评估

（一）一般情况评估

一般情况评估，如体温、脉搏、呼吸、血压、身高、体重。患儿发育是否正常，营养是否良好；神志是否清楚；步态是否平稳，是否自动体位；语言是否流畅，记忆力有无减退，听力有无减退；眼科检查见专科情况；嗅觉、味觉、浅感觉是否敏感；表情是否自然；情绪是否平稳；行为有无异常；卫生状况是否良好。全身皮肤有无黄染，弹性是否好，有无破损、皮疹、水肿。脊柱、四肢有无畸形，活动度是否正常，生理反射是否正常，病理反射是否能引出。运动功能是否正常。

（二）专科情况评估

参见专科检查。

五、护理要点及措施

（一）术前护理措施

（1）向患者及其家属介绍责任医生、护士及病区环境，了解患者的需求，及时给予帮助。

（2）鼓励患者及其家属提出有关眼病与治疗方面的问题，及时给予解释说明，介绍有关基础知识、治疗方法和治疗效果，帮助其了解病情转归。

（3）术前 3 d 遵医嘱常规点消炎眼药水或眼药膏。

（4）术前 1 d，告知患者及其家属手术医生、手术时间及台次，与其核对术眼（左眼或右眼），需要皮肤准备的患者（如剪睫毛）给予皮肤准备，病情允许的情况下可告诉患者洗头、洗澡等卫生整理。

（5）术晨，遵医嘱给予散瞳药散瞳孔；全身麻醉手术患者按全身麻醉术前护理常规给予护理。

（二）术后护理措施

（1）全身麻醉手术患者回病房后按全身麻醉术后护理常规护理。

（2）密切观察眼部情况，如敷料有无松脱及渗出、术眼有无分泌物及疼痛，观察充血及切口愈合情况等；并监测体温变化，注意有无其他全身症状，如疲乏无力、食欲减退。如有异常，应及时通知医生。必要时遵医嘱应用镇静药或镇痛药镇痛。

（3）换药、点眼药时，要严格无菌操作，动作轻柔，避免按压术眼。

（4）加强下列预防保护性措施：避免头部用力活动，避免突然快速翻身和坐起，避免剧烈咳嗽及用力闭眼。

（5）饮食护理：术后 2 d 内，应进食清淡易消化的半流食，以后可进食高蛋白质、高维生素的软食。

（6）术眼敷料包扎：术后需加压包扎 3～5 d，往往使患者感到面部不适和疼痛，要向患者做好解释并取得合作，嘱患者不要自行拆解敷料。如敷料松动、移位、渗血或污染，应更换敷料、重新包扎。

（7）心理护理：行眼球摘除术患者，常因为一侧眼功能丧失而感到自卑、无助，心理负担很重。因此，护理人员应该多与患者接触和交谈，全面了解患者的情况，还可以向术前患者介绍以往的成功病例，帮助其恢复自信。

六、健康教育

（1）告知患者根据病情要求卧床或适当下床活动，减少头部活动。

（2）遵医嘱按时点抗生素眼药水，以免感染。避免碰撞术眼，以免伤口愈合不良而裂开。注意用眼卫生，勿用力揉擦双眼。

（3）少吃辛辣食物，忌酒，饮食要清淡，多吃含粗纤维素的食物，常吃新鲜的蔬菜，保持大便通畅，预防便秘。

（4）出院后，发现眼部有任何不适感，立即到就近的医院检查。

（5）建议患儿的直系亲属至少做一次眼科检查，家中的其他幼儿应接受母细胞瘤的检查，成年人接受视网膜母细胞瘤检查。没有证据显示患了癌症的直系亲属，可分析其脱氧核糖核酸（DNA），以了解其是否带有此基因。

（葛　健）

第二节　肝母细胞瘤

肝母细胞瘤通常发生于 3 岁前，男孩较女孩多见，男 : 女为 2 : 1。

一、诊断依据

（一）一般症状

肝母细胞瘤多以腹部肿块为最初症状，肿块位于右腹或右上腹部。肿瘤生长迅速，有的可达脐下或超越中线，表面光滑，边缘清楚，硬度中等，略能左右移动，无压痛。早期除有轻度贫血外，一般情况多良好；晚期则出现黄疸、腹水、发热、贫血、体重下降，腹壁可见静脉怒张，并可因腹内巨大肿块造成呼吸困难。

（二）实验室指标

很多患者就诊时有贫血和血小板增多。患儿的肝功能多正常，90% 以上肝母细胞瘤病例的甲胎蛋白增高。

（三）其他表现

约 10% 的病例诊断时有肺转移瘤。部分肝母细胞瘤病例有骨质疏松，偶见性早熟表现。

二、鉴别诊断

（一）其他腹部肿瘤

腹部肿块需与神经母细胞瘤、肾母细胞瘤、畸胎瘤等鉴别。

（二）其他肝大的原因

代谢性疾病、良性肝肿瘤如肝海绵状血管瘤以及肝的转移瘤等，也可出现肝大的情况。

需要与之鉴别。

三、病理分型

肝母细胞瘤病理类型：①完全上皮型：胎儿型、胚胎型、粗梁型、多形型、小细胞未分化型（间变型）、胆管母细胞型；②混合性上皮间叶型：伴有畸胎瘤性特征和不伴有畸胎瘤样特征。

四、临床分期

（一）PRETEXT 分期

PRETEXT 分期（pretreatment extent system）将肝脏分为四个肝区，根据诊断时肿瘤侵犯肝脏的范围将肿瘤分为四期。Ⅰ期：肿瘤仅侵犯一个肝区，其余相连的三个肝区无肿瘤。Ⅱ期：肿瘤侵犯一个或者两个肝区，有相连的两个肝区无肿瘤。Ⅲ期：肿瘤侵犯三个肝区，有一个肝区无肿瘤；或者肿瘤侵犯两个肝区，另外两个不相连的肝区无肿瘤。Ⅳ期：四个肝区均受累。

（二）COG 临床－病理分期

美国儿童肿瘤协作组（Children' s Oncology Group，COG）则主要基于肿瘤的侵犯和切除程度进行分期：1 期为手术全切；2 期为术后镜下可见残留病灶；3 期为大体可见残留病灶；4 期为可见肝外转移灶。

五、治疗原则

（一）手术治疗

本病最有效的治疗是手术切除肿瘤，大部分病例可做完整切除。手术后 4～6 周肝组织可迅速修复。术后可以复查 CT 或 B 超及检测 AFP 以观察肿瘤切除效果。

（二）放疗及化疗

相对化疗，肿瘤对放疗不敏感。如果肿瘤无法手术切除，可以联合应用顺铂与阿霉素化疗。为避免阿霉素的心脏毒性，可以联合应用长春新碱、顺铂和氟尿嘧啶，均对肝母细胞瘤有效，可使不能切除的肿瘤转变为能手术切除的病变，并可清除肺转移灶。对于化疗后仍无法手术切除的病例以及术后复发的病例，可以考虑进行肝移植。国外有两次或多次肝移植的报告，但远期生存率并无明显提高。其他可选的治疗方式还包括肝动脉插管栓塞化疗、射频消融、HIFU（高能聚焦超声）等。

六、护理评估

（一）健康史

健康状况，生长发育，精神食欲状况。

（二）临床表现

肝母细胞瘤属一种胚胎性肿瘤，常见于 6 个月以下婴儿，一般 3 岁前多见，性别差异不大。因早期症状不明显，对患儿生长发育影响不大，患儿多食欲正常，但大便呈白陶土样改变，常因大便异常改变被家长发现而就诊。

1. 腹部肿块

无痛性上腹部肿块是最常见的就诊体征。

2. 营养不良

初期，患儿一般状况良好。肿瘤可在短期内迅速增长，晚期病例，患儿除包块外，出现生长发育迟缓、食欲下降、体重减轻、低热等症状。

（三）辅助检查

1. 血液检查

AFP、人绒毛膜促性腺激素（HCG）、黄体生成素（LH）均升高。血清 AFP 值显著增高，可高达 1000 μg/L。

2. B 超检查

B 超是本病首选的无损伤性、准确率高的检查方法，对肝脏肿块有明显的诊断价值。

3. CT 和 MRI 检查

CT 和 MRI 检查能显示肿瘤的位置、大小及其与周围器官和重要血管的关系，对肝脏肿块有明显的诊断价值。

4. 胸部 X 线平片

胸部 X 线平片可排除肺的转移癌，本病可经血运早期转移。

（四）心理社会因素

本病对患儿及家长造成很大的心理伤害。

七、护理问题

（1）营养失调：与肿瘤恶性生长有关。

（2）有感染的危险：与化疗有关。

（3）活动无耐力：与化疗有关。

（4）有并发症的危险：与疾病及手术有关。

（5）知识缺乏：缺乏化疗和康复相关的知识。

八、护理目标

（1）使患儿恢复最佳体重。

（2）发现并及时处理引起感染的因素。

（3）基本生理需要得到满足。

（4）预防、及时发现并处理并发症。

（5）出院前了解化疗的方法和感染的体征。

九、护理措施

（一）一般护理

患儿入院后应向其及家长介绍病室环境，做好生活护理，评估患儿的体力和耐受力，指导他们在病室内进行适当的活动，但要注意保护其安全，避免摔倒及磕碰。如肿瘤较大则应卧床休息。避免对肿瘤过度挤压，备皮动作要轻柔，切忌用力擦洗。

（二）心理护理

鼓励患儿说出自己的感受，消除他们的恐惧心理。了解患儿及其家长的情绪变化及知识需求：包括对环境的改变、疾病、治疗方法、手术过程、手术可能导致的并发症及预后所产生的恐惧、焦虑程度和心理承受能力，给予适当的安慰。

（三）治疗配合

化疗前及化疗中，鼓励患儿多饮水。根据患儿的喜好，提供可口的饮食，少量多餐。化疗患儿抵抗力低下易于感染，因此应采取保护性隔离，每日观察记录患儿口腔黏膜的变化，预防口腔感染。对化疗期间患儿出现的发热、恶心、呕吐、皮疹等情况，应采取相应措施，如吸氧、降温等。

（四）术后护理

密切监测生命体征，妥善固定各种引流管并保持通畅，勿扭曲打折，严格记录24小时出入量。注意观察伤口情况，有渗血、渗液应及时更换并告知医生，术后需禁食减压，注意观察腹部情况。禁食期间做好口腔护理，如病情稳定无腹胀，已排便、排气，则可进流食，视情况逐步改为半流食、普食。

（五）健康教育

肝肿瘤虽然是严重疾病，但也不是无法治疗的疾病，应根据医嘱坚持化疗或其他治疗。

（1）了解饮食对于治疗的作用。

（2）告知患者感染的体征和预防感染的方法。

（3）告知患者出院后所用化疗药物的目的、剂量、给药方法、副作用等。

（4）定期随访，每2～3个月复查AFP、胸片和B超。若发现临床复发或转移迹象、患儿情况良好，可再次手术治疗。

（葛　健）

第三节　肾母细胞瘤

肾母细胞瘤（nephroblastoma）又称维尔姆斯瘤（Wilms tumor，WT），是婴幼儿最常见的肾脏实体瘤，占儿童所有肾脏肿瘤的95%，约2/3的患儿5岁前发病，95%的患儿10岁前发病。女童中位发病年龄为43月龄，男童中位发病年龄为37月龄。WT是应用现代综合治疗，包括化疗、手术和放疗最早且疗效最好的恶性实体瘤之一，5年总体生存率已有显著提高，目前已接近90%。

在许多患儿中，WT是全身多发畸形综合征的部分表现，常见的合并WT的多发畸形综合征有：WAGR综合征、Denys-Drash综合征以及Beckwith-Wiedemann综合征等。此外，WT的发生被证明与多种抑癌基因功能丧失有关，包括WT1、p53、FWT1以及FWT2基因等。

一、病理学

绝大多数的WT为单发病变，然而，仍有5%～7%的患儿为双肾受累。另有约10%的患儿为单肾的多发病变。

典型的WT大体标本为灰色或褐色，表面多覆盖有囊肿、出血或坏死。典型的WT肿瘤周围多有假性包膜包被，包膜是与其他高度恶性侵袭性肿瘤鉴别的关键要素。

肾母细胞瘤包括原始肾胚芽、上皮和间叶成分，被称为“三相结构”，是肾母细胞瘤最有特征性的组织学特点。三种成分在各肿瘤间比例不相同，细胞分化程度也不相同，仅包含一种或两种成分的单相、双相病变临床也可看到。

二、诊断依据

（一）症状和体征

1. 一般症状

腹部肿块为最常见的症状，约75%的患儿以腹部肿块或腹胀就诊，查体多无阳性体征。

偶见腹痛及低热。肉眼血尿少见，但镜下血尿可高达 25%。部分患儿可有高血压，一般在肿瘤切除后血压恢复正常。

2. 肿瘤压迫的症状

患儿受巨大肿瘤压迫，可出现气促、食欲缺乏、消瘦、烦躁不安等现象。体重下降、恶心、呕吐是疾病晚期的表现。

3. 其他表现

肿瘤可产生促红细胞生成素，导致红细胞增多症。部分肾母细胞瘤可破溃，临床可有急腹症表现。

（二）化验检查

血常规、尿常规、血生化、凝血功能检查；肿瘤标志物检查，包括 NSE、VMA、AFP、HCG，以鉴别神经母细胞瘤、肝母细胞瘤及生殖细胞瘤；骨髓常规检查。肾母细胞瘤无特异肿瘤标志物，需经皮穿刺活检或术后病理确诊。

（三）影像学检查

腹部 B 超、CT、静脉尿路造影检查以确定肿瘤的位置、周围组织受累程度；肺部 CT 检查以了解有无肺部转移；头颅 MRI 检查注意有无颅内转移。静脉尿路造影检查患侧肾可不显示，或患侧肾盂肾盏被挤压、移位、拉长变形或破坏。疑有下腔静脉瘤栓者，应做下腔静脉造影。

三、诊断

根据病史、查体、影像学及化验检查，可做临床疑诊，确诊需完善病理检查。

四、鉴别诊断

（一）其他腹部肿瘤

腹部肿块需与神经母细胞瘤、肝母细胞瘤、畸胎瘤等鉴别。

（二）其他肾脏病变

本病需与其他肾脏病变如肾盂积水、多囊肾等相鉴别。

五、临床分期

国际肾母细胞瘤协会临床分期见表 11–2。

表 11–2　国际肾母细胞瘤协会临床分期

分期	定义
Ⅰ期	肿瘤局限于肾内，可完整切除，肾被膜完整，术前瘤体无破裂或活检，肾窦血管未侵犯，切缘阴性，淋巴结阴性
Ⅱ期	可完整切除，切缘阴性，肿瘤局部浸润（肾被膜、肾窦），肾窦血管侵犯，切缘阴性。如果血管有瘤栓，能随瘤肾一并切除则考虑为Ⅱ期
Ⅲ期	腹盆腔淋巴结受累，肿瘤穿透腹膜表面或腹膜种植，肉眼或镜下残留，肿瘤侵犯重要脏器，肉眼无法完整切除，术前或术中肿瘤破裂，术前活检，肿瘤分块切除
Ⅳ期	血行转移（肺、肝、骨、脑），腹盆腔外淋巴结转移
Ⅴ期	双侧肾母细胞瘤

六、治疗

（一）手术治疗

经腹腔手术，应检查对侧肾脏和肝脏，若有可疑肿瘤，须取活体组织检查。术中仔细检查及选取淋巴结活检对肿瘤分期有用。如肾静脉有瘤栓，须切开取出，再结扎肾蒂。在肿瘤残留部位可放置银夹标记。估计肿瘤过大不能切除者，可先化疗、放疗后再给予手术切除。

（二）化疗

所有患儿均需接受化疗。化疗方案的选取需依据临床分期及病理类型。对于单侧肾母细胞瘤患儿（Ⅰ～Ⅳ期），建议采用多学科综合治疗，包括手术切除、化疗（用于所有患儿）及放疗（用于Ⅲ期及Ⅳ期患儿）。对于Ⅰ期以及Ⅱ期间变性肿瘤患儿应用放疗是否会取得更好的疗效尚无定论。对于双侧肾母细胞瘤患儿（Ⅴ期），建议术前行化疗，之后再行肾实质切除术，而不是做早期切除（单侧肾全切以及对侧肾的部分切除）。尽管两种方案总体生存率大致相仿，但肾实质切除可能会减少患儿终末期肾衰竭的发生率。

（三）放疗

治疗方案的选择不同，放疗的剂量也相应会有差别，但是COG和SIOP均推荐放疗在术后2周内进行。放疗一般采用低剂量分次照射，10～20 Gy。

七、护理目标

（1）患儿营养状况得到改善或维持。

（2）家长及大龄患儿掌握活动量标准，术前无高血压脑病、无充血性心力衰竭等并发症。

（3）正确评估患儿疼痛程度，采取相应处理措施，使患儿舒适。

（4）年长儿童及家长能正确面对疾病，配合疾病治疗与护理。

（5）围手术期无外伤发生。

（6）维持患儿体温在合理范围，及时处理高热。

（7）术后无并发症或并发症发生后能得到及时治疗与处理。

八、术前护理

（一）病情观察与护理

（1）观察患儿有无腰、腹部包块及腹部体征，有无腹痛、压痛。

（2）观察患儿排尿情况，有无血尿及血尿程度，遵医嘱记录尿量。

（3）每日测量血压1次，高血压患儿应遵医嘱增加测量频率，指导防便秘、勿突然更换体位。

（4）消瘦患儿应加强皮肤护理，观察患儿有无皮肤破损，定时协助翻身，按摩受压部位皮肤。

（5）观察患儿视力，视力下降、视物模糊的患儿应24 h家长陪护，以防外伤。

（6）合理保护血管，肿瘤患儿围手术期输液时间长，可行经外周静脉穿刺的中心静脉导管（PICC），减少穿刺次数，减轻患儿痛苦。

（二）饮食与营养

（1）患儿进食应营养丰富，高蛋白、高维生素、高热量、易消化饮食，少食多餐，多进食新鲜水果、蔬菜。化疗患儿配膳时应注意合理烹调，做到色香味俱全，以增加患儿食欲。

（2）血红蛋白含量低者，输入全血、人血白蛋白等支持治疗。

（3）严重消瘦、重度营养不良、化疗无法进食的患儿，予静脉营养支持。

（三）体位与活动

（1）患儿切勿剧烈活动，防止腰腹部被撞击，以免肿瘤破裂。

（2）恶病质患儿应卧床休息，减少能量消耗。

（3）高血压患儿根据严重程度决定活动量。

（四）化疗的护理

（1）讲解化疗的重要性及可能出现的不良反应。

（2）化疗前后要检查血象，了解患儿骨髓抑制情况。

（3）预防感染：实施保护性隔离，接触患儿前后应洗手、戴口罩，定时开窗通风，保持空气新鲜，每日紫外线照射病房 1 h，减少患儿陪伴。

（4）观察胃肠道反应，观察止吐药的效果，记录患儿呕吐的次数，记录呕吐物的颜色、数量、性质，防止患儿误吸。

（5）及时清理脱落头发，给患儿戴帽子，保护患儿隐私。

（6）观察患儿有无口腔溃疡，化疗期间加强患儿口腔护理。

（7）经外周静脉输入化疗药物的患儿应注意合理保护、使用血管，避免药物刺激引起静脉炎。加强巡视，防止化疗药物外渗，防止皮下组织坏死。

九、术后护理

（一）病情观察及护理

（1）持续心电监护，监测血氧饱和度、心率、呼吸变化，注意观察患儿意识情况，皮肤黏膜颜色及温度、四肢末梢循环等情况。

（2）停用心电监护后每日测量血压 2～4 次，患儿如有不适，随时测量。

（3）保持患儿呼吸道通畅，定时翻身、拍背，痰液黏稠者应遵医嘱雾化吸入。

（4）关注患儿肠蠕动恢复情况，观察腹部体征，观察患儿有无呕吐、腹胀、腹肌紧张等表现，遵医嘱复查生化、血气分析，合理补液，预防纠正水电解质紊乱。若患儿术后 3 d 内仍未排气、排便并出现腹胀，可予以开塞露肛门注入，以刺激肠蠕动，促进胃肠功能恢复，减轻腹胀给患儿带来的不适。

（5）关注患儿排尿情况，观察患儿有无排尿困难，遵医嘱记录 24 h 尿量。

（6）观察并记录伤口渗出液的颜色、性质、量，有内置引流条者通常于术后 2 d 左右拔出。可予红外线灯照射伤口 2 次 / 天，每次 20 min，促进伤口愈合。

（7）肿瘤属消耗性疾病，患儿多处于高代谢状态，术后多低热，且长时间卧床休息，皮肤易受损。应保持床单元整洁、干燥、无渣屑；患儿出汗多时温水擦浴，保持皮肤清洁。勤换衣服，最好穿用柔软、吸水性强的棉质衣物。

（二）饮食与营养

（1）术后禁食禁饮，待肛门排气后方可进食，具体见表 11–3。

表 11-3 肾母细胞瘤患儿进食时间及内容

时间	内容
肠蠕动恢复当天	首次进食白开水后无呕吐，进食流质饮食，逐渐增加喂养量至日常饮食总量 1/4 左右
肠蠕动恢复后 1～2 d	半量流质饮食
肠蠕动恢复后 2～3 d	全量流质饮食
肠蠕动恢复后 3～5 d	软食
肠蠕动恢复 1 周	普通饮食

（2）以易消化、营养丰富的食物为主，可适当增加粗纤维食物，利于患儿排便、防止患儿发生便秘。

（3）少量多餐，循序渐进，刚开始进食时，食物宜清淡、易消化，高血压的患儿应低盐饮食。

（4）术后化疗者应重视食物的色香味，鼓励患儿经口进食。

（5）无肾功能异常的患儿鼓励多饮水。

（三）体位与活动

（1）因伤口位于腰部，半卧位可加重伤口疼痛。全麻清醒 6 h 后平卧位、低斜坡卧位、健侧卧位交替休息，防误吸。

（2）婴幼儿拔出管道后可抱离床活动，年长儿 1 周左右视病情逐步下床活动。

（3）高血压患儿根据严重程度决定卧床时间及活动量。

（四）引流管的护理

（1）尿管：通常术后 3～5 d 拔出保留尿管。

（2）腹膜后血浆引流管：拔管时间视引流液的量和性质而定。引流液早期为暗红色，如短时间内引出大量血性液体或引流液颜色由浅变深应及时通知医生，遵医嘱使用止血药物。

（五）健康宣教

（1）术后患儿应坚持化疗，注意保护性隔离。

（2）加强患儿营养，合理饮食。

（3）术后 1 个月内患儿勿剧烈活动。

（4）定期门诊复查，在医生的指导下服药。治疗方案结束后每 3 个月复查一次，持续复查 2 年；然后再每 6 个月复查 1 次，持续复查 5 年。

十、并发症护理

（一）出血

出血可能与结扎线脱落有关，如患儿出现频繁呕吐、剧烈咳嗽、过度活动等，都可以发生术后出血。应嘱咐患儿及家长勿过早下床活动，如伤口有大量新鲜血液流出，应及时通知医生，加压包扎、使用止血药物。保守治疗无效者及时手术止血。

（二）感染

全麻插管、长期卧床、肿瘤消耗均可造成患儿抵抗力下降，应遵医嘱合理使用抗生素，执行各项护理操作时严格遵守无菌原则，病室定期通风，指导家长应洗手后方可接触患儿。

（三）肿瘤转移

肾母细胞瘤主要并发症是肿瘤生长迅速，并可直接蔓延或经血行转移至肺、肝、腹膜后、纵隔、胸膜、肾上腺、骨等，引起多器官肿瘤。因此，应指导家长坚持带领患儿定期复诊。

（葛　健）

第十二章　儿童血液肿瘤的营养支持和造血干细胞移植护理

第一节　儿童血液肿瘤的营养支持

患儿被确诊为血液肿瘤时的营养状况与其治疗结果有关。进行合理的营养支持，首先需正确评定血液肿瘤患儿的个体营养状况，以便早期发现、及时治疗。营养支持的方式包括肠内营养支持和肠外支持营养，或两者联合使用。若患儿胃肠道功能存在且治疗许可，应首选肠内营养支持；若因局部病变或治疗限制而不能利用胃肠道营养，可考虑肠外营养支持。营养支持的有效性往往与实施对象的选择、支持是否及时等诸多因素有关。

一、血液肿瘤患儿的营养评估

营养评估应在疾病确诊时即开始，一直持续进行至整个治疗过程，同时需及时调整治疗方案。尽早地营养评估和营养支持能改善血液肿瘤患儿的营养状况。

血液肿瘤患儿的营养评估包括病史、体格检查、实验室检查、机体测量等多项指标综合判断（见表 12–1）。

表 12–1　血液肿瘤患儿营养评估的内容

评估项目	评估的具体内容
医疗史	诊断时所处阶段和诊断日期
	既往病史
	用药史
	预期治疗方案
人体测量	体重随时间的变化曲线
	年龄别体重
	年龄别身高
	近来的生长趋势及生长曲线
	中臂围
	（肱）三头肌皮褶厚度
	体成分（生物电阻抗测量）
饮食摄入评估	目前摄入（量，等级，进食次数）
	通常摄入量
	摄食行为
	限制经口进食
	管饲
	肠外营养
	维生素 / 矿物质的补充

续表

评估项目	评估的具体内容
胃肠道症状 / 不良反应	恶心，呕吐，便秘，腹泻
	口干，口味变化，口腔溃疡
	吞咽困难
	过早饱腹感
实验室评估	电解质
	血糖
	血清蛋白
	中性粒细胞绝对计数
	全血细胞计数
	肝功能试验
生活质量	活动度
	家庭支撑体系
	抑郁 / 焦虑疼痛
	治疗方案
	资产

在病史指标中应做膳食调查，患儿或家属应将患儿每天的食物摄入情况做好记录。必须包括的内容有全部肠内外营养液、其他静脉补液和经口摄入食物。膳食调查能为合理的营养支持提供可靠依据。2 岁以下儿童的体格检查还应测量头围。评价肿瘤患儿营养状况的标准与成人不同。糖皮质激素引起的水肿可能掩盖患儿的营养消退状况，化疗带来的脱水也可能改变体重，因此不能用体重作为营养状态的精确评价指标。同时，体重不能作为衡量长期体细胞质量的标准，因为在瘦体重降低时体重不一定减轻。另外，肌肉质量减低不代表脂肪质量的降低。肌肉质量的减轻与免疫系统和肺功能下降有关，从而增加了其致残率和致死率。因此，利用生物电阻抗（bioelectrical impedance，BIA）技术测定人体成分变化，将更能精确反映血液肿瘤患儿的营养状态。因身高别体重的百分位与皮褶厚度和中臂围值有直接联系，对不能测得体重或者体重不能代表精确营养状态的情况，可以测量（尤其是系列测量）中上臂围和三头肌皮褶厚度，也能较简便可靠地反映肿瘤儿童营养状况。

血清蛋白标志物，如血清白蛋白、前白蛋白、运铁蛋白及视黄醇结合蛋白等的变化虽能反映出机体的营养状况，但因为其受肝脏合成、清除速率和循环系统漏出速率的影响，感染、肝功能受损及某些化疗药物也可改变其浓度。因此，仍需结合患儿本身情况进行营养评估。炎症急性期，肝脏加速合成铜蓝蛋白、CRP 和铁蛋白，而其他急性期蛋白（例如白蛋白、前白蛋白、视黄醇结合蛋白和转铁蛋白）由于受到应激反应的影响，合成速率有所下降。另外，化疗药物、反复感染以及脓毒症会进一步加重体内营养物质的消耗（尤其是锌的消耗），这对于患儿生长发育是非常不利的。微量营养素的减少可能是由于进食减少、胃肠道丢失过多或机体对营养物质需求增加，这也使肿瘤患者营养不良的评估变得更为复杂。全面监测及评价血液肿瘤患儿电解质及维生素、微量元素的变化，并进行相应营养补充，也是至关重要的。

二、饮食、口服营养补充及肠内营养支持

中国抗癌协会肿瘤营养与支持治疗专业委员会提出了针对营养不良患者的“五阶梯治疗”方案。由下而上首先选择口服饮食及营养教育，然后选择饮食＋口服营养补充、完全肠内营养支持、部分肠内营养支持加肠外营养支持，最后选择全肠外营养支持。当下一阶梯不能满足60%目标能量需求3～5天时，应选择上一阶梯营养支持治疗。

血液肿瘤患儿饮食的总体原则是高蛋白、高热量、优质脂肪，并辅以适当的维生素和矿物质。个体病例应根据实际情况灵活调整。对患儿而言，营养补充的最大限制是患儿的接受及耐受能力。虽然医护人员为患儿提供了各种营养物质，但往往因为各种原因，患儿无法完成营养物质的摄取。血液肿瘤患儿常见症状的饮食干预策略如表12–2所示。当肿瘤患儿存在营养不良、经口摄食少于需求量的80%时，应考虑进行肠内营养支持。

表12–2　血液肿瘤患儿常见症状的饮食干预策略

症状	饮食干预策略
恶心/呕吐	少食多餐，低纤维高糖类膳食，不食用碳酸饮料、冷的食物和饮料，避免温度极端和煮得过老的食物，避免高脂肪含量的食物
食欲减退	少食多餐，食用含营养素丰富的食物和补充品、糖类和蛋白质，营造一个愉快的氛围，和小孩一起进餐，改变食物的颜色、味道、质地
腹泻	食用低脂、冷的或室温下的食物，避免咖啡因，鼓励摄入足量的液体
味觉障碍	食用草药、香料和腌渍的、冷的食物和果味饮料，维持良好的口腔卫生，用薄荷漱口剂或柠檬味的饮料，酸口味
黏膜炎	软食，食用光滑、温和、湿润的食物，食用冰冻的雪泥/冰/冰激凌，喝热量高的液体饮料
口干燥（症）	食用湿润的食物，鼓励流质饮食，添加调味料/肉汁/黄油/肉汤，添加醋和柠檬来促进唾液分泌，维持良好的口腔卫生

造血干细胞移植后的患儿由于伴有中性粒细胞减少，大多数移植医疗中心都推荐移植后食用低细菌性饮食（无菌饮食）。中性粒细胞减少性饮食是对被认为含有大量潜在致病菌的食物进行限制，这些潜在致病菌可能会使缺乏免疫力的患者发生感染。这些食物包括未经巴氏消毒的乳制品，成熟干酪，新鲜水果和蔬菜，即食肉类和奶酪，熟食店的即食沙拉，未煮熟的肉类、家禽、鸡蛋、鱼和海鲜，用模具做的食物，鸡蛋和发霉的奶酪做的沙拉调味汁，烘焙食品等。食源性疾病最常见的致病菌有单核细胞增多性李斯特菌、大肠杆菌、沙门氏菌、隐孢子虫和弯曲杆菌。食源性疾病的症状和体征包括腹痛、腹泻、恶心、呕吐、头痛、发热和寒战。目前，ASPEN关于造血干细胞移植成人患者的指导方针表示，在进一步的研究成果出现之前，对中性粒细胞减少患者都应该谨慎限制如上所述的高风险食物。此外，还要鼓励患者和看护人进行安全的食品加工和处理。

肠内营养支持是通过经口或管饲的方法将特殊医学用途配方食品（food for special medical purpose，FSMP）注入胃、十二指肠或空肠。口服FSMP能显著改善肿瘤患者体重丢失，并减少并发症发生，增加其营养摄入，改善生活质量。口服营养补充（oral nutritional supplement，ONS）对继续推进儿童适当喂养的标准化和发展非常重要，因其在医学上是非常合理的，所以应尽可能多地鼓励患者进行ONS。一般而言，肠内营养支持主要用于经口进食不能满足能量和营养需求而又保留一定胃肠道功能的患儿。与肠外营

养支持相比，肠内营养支持有众多优点，如保持胃肠道功能、花费低、易于管理和安全性高等。对于行骨髓移植的患儿，肠内营养支持能改善其早期预后。不同肠内营养配方的原料、营养成分、能量密度、渗透压和价格各不相同。

常用的肠内营养配方的原料有糖类、麦芽糊精、水解淀粉或玉米糖浆、蛋白成分[大部分来源于牛奶(酪蛋白或乳清蛋白)或大豆]、脂类(主要是LCT，含或不含MCT)。与LCT相比，MCT的优势为水解速度更快，且可被直接吸收进入外周血循环，即便在胰酶和胆汁酸浓度较低时；但其不足为能量密度较低、渗透压较高、不含人体必需脂肪酸。所以中长链甘油三酯混合的配方临床实用性更广。儿童肠内营养配方根据蛋白质水解程度不同分为三种：多聚体配方提供完整蛋白质，半要素配方或低聚体配方以短肽类为主，单聚体或要素配方的蛋白质成分为氨基酸。

对于血液肿瘤患儿而言，选择肠内营养配方时应考虑以下因素。

(1)营养素和能量的需要量，并根据患儿年龄和身体状况进行调整。

(2)有无食物不耐受或过敏史。

(3)胃肠道功能，尤其是在放化疗和骨髓移植之后的胃肠道功能情况。

(4)配方给予途径和方式：短期可通过鼻饲进行，长期则推荐采用经胃或肠造口管饲，特殊情况(如胰腺炎)下采用空肠管饲；可采用间断喂养、持续喂养或两者相结合的方式进行。

(5)配方本身特点，如渗透压、黏滞度、营养密度。

(6)口味偏好。

(7)价格。对于大多数患儿而言，标准多聚体配方已足够，且有较好的耐受性和性价比。

接受肠内营养支持的患儿应定期监测生长发育、液体量、营养素摄入情况和治疗效果。肠内营养支持可能会出现技术层面、代谢、胃肠道、感染及心理上的并发症。因此，需跨学科的营养支持团队(NST)严密监测和管理。

三、肠外营养支持

对于经口进食和肠内营养不足及因放化疗致严重胃肠道并发症的肿瘤患儿，应进行肠外营养支持。此举非常必要且证明有效，不仅能提高肿瘤患儿对治疗的耐受性，还能加速骨髓功能的恢复。

葡萄糖是肠外营养液中的主要功能物质之一，是最易获得且经济有效的营养物质。因肿瘤患儿常使用一些影响糖代谢的药物(如激素、FK506等)，尤其是进行骨髓移植的患儿，因此常发生糖耐量受损和胰岛素抵抗，对其葡萄糖摄入量需做相应调整，避免过量。

脂肪乳剂作为肠外营养的另一功能物质，也起到非常重要的作用。肿瘤患儿在疾病治疗前后可存在脂代谢紊乱，加上疾病本身和放化疗致血液系统三系降低、肝功能和凝血功能受损，导致此类患儿脂肪乳剂应用受限。应在密切监测血脂、肝功能和凝血功能的情况下，慎用脂肪乳剂。静脉用脂肪乳剂(IVFE)输入之前应检测患者的空腹血甘油三酯浓度，以后在IVFE治疗持续期间每周测1次。环孢霉素、糖皮质激素、他克莫司和西罗莫司都可能使甘油三酯浓度升高。所以，如果患者有服用上述任何一种药物，则应该每周监测血清甘油三酯浓度。移植后最初4周，患者有发生肝静脉阻塞综合征的风险，所以必须每周至少做 3 次肝功能试验（LFTs）。如果肝功能指标有升高，那么患者就必须更频繁地做 LFTs。

值得庆幸的是，从最早的以大豆油为主的脂肪乳剂、中长链脂肪乳剂，到现在的结构脂肪乳剂、橄榄油脂肪乳剂、鱼油脂肪乳剂，脂肪乳剂的发展已经过了几代的革新。新型的 SMOF 具有氧化更快、不易发生高脂血症、改善氮潴留、减少炎症反应和血小板活化的特点，可防止肿瘤生长、提高免疫功能，在血液肿瘤患儿使用脂肪乳剂时增加了更多选择。

氨基酸方面，因疾病专用氨基酸配方在创伤、肝病、肾病等领域的肠外营养应用中取得了满意的临床疗效，将其应用于抑制肿瘤生长方面也逐渐被人们重视；但至今仍未见肿瘤专用氨基酸商品问世，仅个别氨基酸如谷氨酰胺受到重视和强调，尤其是应用在骨髓移植患者中。尽管目前已知谷氨酰胺的众多有利作用，但因缺乏高质量的临床研究，在传统肿瘤治疗和骨髓移植中的应用仍需进一步细致地研究。

表 12–3 列出了血液肿瘤患儿营养支持期间常规实验室营养指标监测建议。

表 12–3　血液肿瘤患儿营养支持期间营养指标监测建议

实验室检查	频率
钠、钾、氯、碳酸盐、血尿素氮、肌酐、钙、镁	每天测量直至全胃肠外营养（TPN）稳定，以后长期 TPN 期间每周 3 次
磷	每周 3 次直至 TPN 稳定，以后每周 1 次
离子钙	低血钙时长期监测
肝功能、白蛋白、总胆红素	TPN 期间每周测 3 次直至超过 30 天，以后每周 1 次
凝血酶原时间	使用多种抗生素时每周测 1 次
维生素 D（25 羟 D2+D3）	移植前需检测，以后每 3 个月测 1 次直至满 1 年
锌	怀疑丢失量增加时检测
锰、铜、硒	长期 TPN（4～6 周）时每个月测 1 次
甘油三酯	经静脉输入脂肪乳剂时每周测 1 次
体重	住院患者每天测量，门诊患者每次就诊时测量
出入量	住院患者每天监测

四、造血干细胞移植常见并发症及其营养管理

造血干细胞移植（hematopoietic stem cell transplantation，HSCT）患儿发生各种并发症的风险极高，而这些并发症可对营养状况产生直接或间接的影响。应了解如下几种对营养支持影响最重的并发症及主要营养治疗原则。需要移植专业医护人员与营养专业多学科团队的共同管理。

（一）黏膜炎

黏膜炎即为覆盖在口腔和消化道的黏膜的炎症和破坏，它在接受高剂量化疗的 HSCT 患者的发生率可达 100%。其严重程度取决于多种因素，包括化疗剂量、强度和有无使用放疗。重度黏膜炎常需要静脉输入麻醉剂才能减轻。轻中度黏膜炎患者可通过加强口腔护理，改变食物质地、性状、温度等方法增加食物摄入。必要时可采用 ONS 或者鼻饲进行肠内营养支持。存在中重度黏膜炎时，患者几乎不能经口进食，此时肠外营养支持是唯一的选择。

（二）移植物抗宿主病

移植物抗宿主病（graft versus host disease，GVHD）是造血干细胞移植最严重的与营养相关的并发症，是由免疫反应引起的。在这一免疫反应过程中，供体衍生的 T 细胞识别出宿主细胞，并将它们作为异物予以攻击。通常，急性 GVHD 发生于移植后 100 天之内，而慢性 GVHD 常在移植 100 天之后逐渐出现，但是这种界定 / 分类目前已经被美国国立卫生研究院颁发的新的分类方法取代，它包括迟发型急性 GVHD（100 天之后）和兼有急性和慢性 GVHD 特征的重叠综合征。联合使用免疫抑制药物可预防 GVHD，如钙调磷蛋白磷酸酶抑制剂、环孢霉素和他克莫司通常与氨甲蝶呤、麦考酚酯、类固醇或西罗莫司联合使用。治疗急性 GVHD 常使用大剂量类固醇。同时，类固醇也可以用于治疗慢性 GVHD，伴或不伴随使用钙调磷蛋白磷酸酶抑制剂。

急性 GVHD 最常影响的器官是皮肤（81%）、消化道（54%）和肝脏（50%），皮肤是最先受影响的器官。急性胃肠道 GVHD 的症状有恶心、呕吐、食欲不振、腹痛和腹泻，腹泻的本质是分泌增加且过多（重症患者＞ 2 L/d）。胃肠道 GVHD 最常影响的是下消化道，并导致与出血和痉挛样腹痛相关的严重大量腹泻；而上消化道的 GVHD 主要引起食欲下降、恶心和呕吐。活动性 GVHD 可引起黏膜变性、吸收不良和蛋白质丢失。虽然肝脏 GVHD 以胆汁淤积性高胆红素血症为特征，但是它很难与其他引起肝功能损害的原因相鉴别。鉴别诊断包括感染、脓毒症、药物效应、铁超负荷或肠外营养诱导的胆汁淤积。急性 GVHD 可根据皮肤、肝脏和消化道的受累程度分级（见表 12–4 和表 12–5）。Ⅲ级患者的长期生存率（5 年）为 25%，而Ⅳ级患者仅为 5%。接受完全匹配的同胞供体移植的患者其急性 GVHD 的患病率为 35%～45%，而接受有 1 种 HLA 抗原不匹配移植的患者其急性 GVHD 的患病率为 60%～80%。HLA 不匹配程度相同时，接受脐血干细胞移植的患者发生急性 GVHD 的频率较低，为 35%～65%；而接受无关供者移植物的患者为 60%～80%。

表 12–4　急性 GVHD 的分期

分期	皮肤 *	胆红素	消化道 #
+	斑丘疹＜ 25% 体表面积	2～3 mg/dL	腹泻，500～1000 mL/d 或持续的恶心
++	斑丘疹累及 25%～50% 体表面积	3～6 mg/dL	腹泻，1000～1500 mL/d
+++	泛发性红皮病	6～15 mg/dL	腹泻，＞ 1500 mL/d
++++	脱屑和大水泡	＞ 15 mg/dL	腹痛，有或无肠梗阻

注：* 使用“九分法”或烧伤图表来确定皮疹范围；腹泻量使用成人标准；# 持续恶心需要胃或十二指肠内窥镜活检，有 GVHD 史证据。

表 12–5　急性 GVHD 的分级

所有分级	皮肤	肝脏	消化道	功能障碍
0（无）	0	0	0	0
Ⅰ（轻）	+～++	0	0	0
Ⅱ（中）	+～+++	+	+	+
Ⅲ（重）	+～+++	++～+++	++～+++	++
Ⅳ（威胁生命）	+～++++	++～++++	++～++++	+++

慢性 GVHD 可累及皮肤、消化道、肝脏、肺、眼、口腔和骨髓，诱发慢性 GVHD 的危险因素包括患者的年龄和急性 GVHD 病史。22%～29% 的 GVHD 患儿可发生慢性

GVHD，而接受 HLA 匹配的同胞移植的成人患者，慢性 GVHD 的发生率为 30%～50%。

急性 GVHD 期间患者需进食低纤维、低乳糖、低脂的清淡饮食，但是使用这种调整的饮食并非准则。当患者腹泻恶化时，需联合使用肠外营养支持、肠内营养支持以及经口摄食。在 GVHD 的恢复期，需根据患儿胃肠道功能恢复情况逐渐调整饮食（见表 12-6）。

表 12-6　依据 GVHD 病程进行营养管理的主要策略

阶段	临床症状	营养管理策略	食物不耐受的临床症状
1. 肠道休息	肠胃痛性痉挛 大量水样腹泻 血清白蛋白降低 肠道传输时间大大减少 小肠梗阻或肠鸣音消失 恶心和呕吐	经口：禁食 全肠外营养支持：满足能量和蛋白质应激需求	
2. 引入经口喂养	肠胃痛性痉挛极少 腹泻少于 500 mL/d 改善传输时间（最短 1.5 h） 恶心和呕吐的次数减少	经口：低残渣的等渗低乳糖配方，开始每 2～3 h 60 mL，持续几天 部分肠外营养支持：补充能量和营养素需求	大便体积增加 腹泻、呕吐增加 腹部痛性痉挛增加
3. 引入固体食物	肠胃痛性痉挛极少或没有 大便成形	经口：允许引入固体食物，每 3～4 h 一次；乳糖极少、低纤维、低脂（20～40 g/d）、低酸性、对胃无刺激 部分肠外营养支持：补充能量和营养素需求	和阶段 2 相同
4. 扩展食谱	肠胃痛性痉挛极少或没有 大便成形	经口：乳糖极少、低纤维、低酸度、对胃无刺激 如果大便显示脂肪吸收不良：低脂饮食 * 部分肠外营养支持：补充能量和营养素需求	和阶段 2 相同
5. 正常饮食	无肠胃痛性痉挛 大便正常 肠道传输时间正常 血清蛋白正常	经口：通过每天引入 1 种限制食物逐步过渡到正常饮食（有肉的食物，含纤维食物，含乳糖食物）。添加食物的顺序可以根据个人的耐受和喜好变化 不再出现脂肪泻的患者要慢慢解除脂肪限制 部分肠外营养支持：补充能量和营养素需求	和阶段 2 相同

注：* 低脂饮食中脂肪能量供给不足部分由中链甘油三酯提供。

五、门冬酰胺酶相关性胰腺炎的营养支持

左旋门冬酰胺酶（L-asparaginase，L-Asp）是一种用来治疗 ALL 以及其他血液系统肿瘤性疾病的重要化疗药物。L-Asp 对人体的不良作用有超敏反应、肝脏毒性、胰腺炎和糖尿病等，其中门冬酰胺酶相关性胰腺炎（asparaginase-associated pancreatitis，AAP）是最常见的导致治疗中断的原因。然而，AAP 的发生机制和遗传易感性目前尚不明确。

目前有研究表明，高年龄组儿童（≥ 10 岁）在 L-Asp 化疗后患 AAP 的风险高于小年龄组儿童，提示年龄可能是 AAP 发病的危险因素。目前可供临床使用的 L-Asp 有三种，分别是大肠杆菌产 L-Asp（E.colil-Asp）、欧文氏菌产 L-Asp 以及聚乙二醇门冬酰胺酶（poly-ethylene-glycol asparaginase，PEG-Asp）。目前研究表明，上述三种药物在引起儿童 AAP 概率方面无明显差异。AAP 的诊断要求满足下面 3 条标准中的至少 2 条：出现与胰腺炎类似的临床表现，淀粉酶或脂肪酶达到正常水平上限 3 倍以上以及影像学符合胰腺炎改变。目前的治疗原则主要是抑制胰酶的分泌，禁食、胃肠减压，纠正水、电解质紊乱，对症支持及营养支持。如进展为严重出血坏死性胰腺炎，需要考虑急诊手术的必要性。其中营养支持是所有治疗的基础。营养支持目标是减少胰酶的异常分泌，补充必要的营养素，控制患儿体重进行性下降，促进疾病恢复。

对于已经在 L-Asp 化疗后患 AAP 的儿童，研究表明当上述儿童再次暴露于 L-Asp，依然存在患 AAP 的风险，且严重程度不一。目前有学者认为，对于首次 AAP 在 48 h 内能得到诊断，症状能够快速缓解，血清淀粉酶和脂肪酶能够降至正常高值的 3 倍以下，且无胰腺假囊肿形成及胰腺坏死出现者，可以尝试再次使用 L-Asp 治疗。但对于 AAP 复发者，不应再尝试使用 L-Asp 进行治疗。

导致小儿急性胰腺炎的病因多样，其中有 25% 的小儿急性胰腺炎是用药所导致的。根据 NASPGHAN 在 2018 年发表的《小儿急性胰腺炎诊治管理专家共识》，影响小儿急性胰腺炎发病的因素包括个体的解剖学结构、胆道、外伤、感染、毒素入侵、代谢紊乱、全身性疾病、遗传性代谢疾病以及遗传易感性等。传统的急性胰腺炎营养支持方式为禁食结合 TPN 支持。基于理论：现有用于肠内营养支持的食物都会促进胆囊收缩素分泌，进而刺激胰酶分泌，导致蛋白水解酶活化，加速胰腺自身消化作用，使病情恶化。因此认为禁食具有使肠道以及胰腺休息的作用，能加速疾病痊愈。但目前已有的临床研究则表明禁食会增加肠道菌群过度增殖、菌群移位，最终导致感染的风险。另外，重症急性胰腺炎患者的基础代谢增加，本身就有营养不良和疾病恶化的风险。因此，营养支持不但需要，而且越早越好。目前越来越多的研究表明，肠内营养支持在急性胰腺炎早期的治疗效果优于肠外营养支持。有学者提出，以肠内按需营养支持的方式治疗小儿重症胰腺炎，效果优于肠外营养支持。也有学者建议在急性胰腺炎的早期治疗中肠内营养支持应该优先考虑，即使是患者存在瘘、腹水以及胰腺假性囊肿形成。

目前推荐肠内营养支持的使用时机是越早越好，以达到防止肠道菌群移位以及全身炎症反应综合征出现的目的。早期营养支持能够减少细胞因子应答、胃轻瘫以及肠梗阻的风险。已有研究表明，在急性胰腺炎发病 48 h 内开始肠内营养支持较肠外营养支持能有效减少患者的死亡、感染和多脏器功能衰竭风险，而 72 h 后开始肠内营养支持的患者预后与肠外营养支持者无明显差异；提示早期（不晚于 72 h）的营养支持（肠内营养）能够减少并发症并改善预后。因此，对早期肠内营养支持应定义为急性胰腺炎的一种治疗干预手段，具有改善急性胰腺炎患者预后的作用。

然而，由于急性胰腺炎患者在接受肠内营养支持的过程中可能存在腹痛加剧以及喂养不耐受等情况，因此肠内营养支持不一定能够适用于所有急性胰腺炎患者的早期治疗。一项研究随机将 100 名急性胰腺炎患者分别接受肠外营养支持、肠内营养支持以及肠内

营养支持 + 肠外营养支持，结果发现使用肠内营养支持的两组败血症、腹腔内感染的发生率以及住院时间均低于肠外营养支持组；提示当患者早期不能完全耐受肠内营养支持时，肠内营养支持 + 肠外营养支持也是一种良好的选择。

常规的肠内营养的给予途径分为经胃和经空肠两种方式。之前的理论认为鼻空肠管较鼻胃管存在以下优点。

（1）可避免胃轻瘫。

（2）减少由炎症反应或胰腺假性囊肿引起的十二指肠梗阻风险。

（3）增加小肠能量的供给，保证胰腺休息。

然而，虽然存在理论优势，但目前有两项研究均表明两种喂养方式在患者预后方面并无统计学差异。因此，目前认为经口、胃管及鼻空肠管对急性胰腺炎患者早期实施肠内营养干预都是可选择的途径。配方上，目前认为要素配方耐受性好且能够直接被肠道吸收，比多聚体配方更为适合用于胰腺炎患者。但上述理论的实际应用中，在防治急性胰腺炎并发症方面与全营养素配方并无显著差异，提示全营养素配方与要素配方在急性胰腺炎患儿的肠内营养支持中均可使用。

如出现在急性胰腺炎早期（5～7 d 内）无法使用肠内营养支持的情况，如肠梗阻、复杂瘘、腹腔间隔室综合征等，目前仍然推荐使用肠外营养支持来减少儿童的自身消耗，同时肠内营养支持应尽快给予。肠外营养支持能够为患者提供必要的能量以及营养素。配方上，氨基酸不会刺激胰液分泌，在目前急性胰腺炎的支持治疗中被认为是安全的。有研究发现在肠外营养中加入谷氨酰胺能显著缩短急性胰腺炎患者的住院时间，提示谷氨酰胺不仅安全，而且具有治疗效果。葡萄糖能为重症急性胰腺炎个体快速供能，除减少蛋白质降解发生的糖异生外，且不会刺激胰液分泌。但是由于胰腺的炎症反应会导致胰岛素的应答功能发生障碍，且 L-Asp 对个体的远期不良反应也包括血糖异常，因此对 AAP 患儿输注葡萄糖时需更加注意定期检测血糖，以防止高血糖出现。目前认为高甘油三酯血症是急性胰腺炎发展为重症急性胰腺炎的危险因素之一，但目前尚无充足的理论推荐或不推荐脂肪乳剂在急性胰腺炎患者中使用。

根据 AAP 的严重程度，建议以下营养支持方案。

（1）轻至中度 AAP 患者如果预计禁食 5～7 天，则建议给予营养支持。建议使用低脂、高 MCT 饮食。急性重症 AAP 患者，先考虑经肠内营养支持。出现并发症如瘘、腹水、假性囊肿等，均建议行肠内营养支持（空肠置管）。

（2）推荐经空肠置管给予预消化的富含 MCT 的配方。空肠置管推荐在发病后 24～72 h 内及时放置。鼻空肠管有胃镜直视下放置和盲插法放置螺旋型空肠管（先至胃内，利用胃蠕动最终下至空肠）两种方法。空肠喂养建议通过肠内营养泵持续输注，如气温较低，建议在鼻空肠管前段予加热器加热（37℃）营养液。

（3）进行肠内营养支持时，应注意患者的腹痛、肠麻痹、腹部压痛等胰腺炎症状体征是否加重，并定期复查电解质、血脂、血糖、总胆红素、血清白蛋白水平、血常规及肾功能等，以评价机体代谢状况，调整肠内营养的剂量。患者无法耐受肠内营养或肠内营养摄入不足时，给予肠外营养补充。行肠外营养支持时应监测血脂、血糖、电解质、肝肾功能、出入量等，待患儿症状、血清酶学、影像学等胰腺炎相关指标改善后逐步过渡至经口饮食。

血液肿瘤患儿是营养高风险人群，其营养状况不仅影响化疗效果和患儿生活质量，更直接影响患儿临床预后。对患儿进行营养评估，选择合适的营养支持方式，改善其营养状况，可改善其预后，并提高生存质量。但规范的临床营养支持治疗的实施还需进一步研究完善。

（葛　健）

第二节　儿童造血干细胞移植护理

在整个 HSCT 过程中，护理占据极其重要的地位，护理质量的好坏直接影响 HCST 的成功与失败。儿童患者具有与成年患者不同的生理、病理特点，沟通及护理比成年人的难度要高，因此在护理上要特别注意各移植阶段的护理特点，采取针对儿童的各项护理措施。本节主要介绍儿童 HSCT 各环节中的护理与饮食问题。

一、患儿移植前的准备

（一）无菌病房的准备

无菌层流室作为全环境保护治疗措施之一，为预防 HSCT 感染起到关键作用。入室前的准备是预防手术后感染的重要环节，需要严格认真做好各方面的清点、消毒及灭菌工作，备齐各种必需的生活用品，并根据治疗方案制订详细的护理计划，使患儿入室后熟悉并适应无菌室内的生活。入室前一周认真将室内物品、所有墙壁、天花板、地面及初 / 中效过滤网进行彻底去污、吸尘和清洗；一、二、三室用含氯消毒液或 1 : 2000 醋酸氯己定擦洗，四室用 1 : 200 醋酸氯己定擦洗物品及地面，玻璃墙用 75% 酒精擦洗；入室前 3 天用 0.8% 过氧乙酸对墙及空间进行喷洒消毒，并密闭 24 小时后开层流机、空调及抽风机进行通风（此后不能再切断层流机电源，直至患者转出层流室。如有患者必须切断电源时，时间不能超过 30 分钟）；入室当天再用消毒液进行全面擦拭、紫外线消毒 1 小时后再接收患者。物品应在灯管有效照射的范围内，紫外线灯管照射有效期为 1000 小时，因此必须做好使用记录。

（二）患儿的准备

根据移植计划的进程配合医生做好重要脏器功能检查及检查口腔、肛门、皮肤是否存在细小病灶，如有龋齿应提前两周处理；做好患者和家属的心理护理。先住在普通病房让其熟悉医院环境，护理小组应有计划地与患儿接触、互相熟悉。护士们通过接触和询问家属等形式，了解其爱好、生活习性及心理状态，建立互相信赖的关系。由于在移植过程中化疗、水化、静脉营养支持治疗和快速输注脐血的需要，因此中心静脉导管（锁骨下静脉置管或颈外静脉置管、CVC）的建立是保证移植顺利的关键。预处理前一周左右进行无菌饮食及口服肠道不吸收抗生素进行肠道准备。患者入无菌层流室前一天修剪指 / 趾甲、剃头、备皮及清洁洗澡后，更换干净衣裤，进行药浴：用 1 : 2000 氯己定药浴全身，水温 38～45℃，药浴时间 20～30 分钟，患者全身浸泡于消毒水中，头部敷以氯己定毛巾，护理人员协助充分清洗腋下、脐部、腹股沟及会阴部等皮肤、皮肤皱褶处。药浴时注意室内温度，使室内温度保持在 24～26℃，避免受凉，而且还要注意患儿的一般情况，勿令患儿吃水以防增加患儿的恐惧感，必要时让其母亲参与。

（三）医护人员的准备

为防止室外病菌带入或人员本身排菌污染，无菌层流室规定医护人员必须经常修剪指甲，入室更换无菌衣、裤，戴口罩、帽子，穿无菌脚套，再用消毒液抹手，风淋 3～5 分钟，可进入一室活动。进入其他各室，还需用消毒水抹手，更换各室拖鞋。如需进入 100 级层流室，除用洁芙柔消毒水抹手外，还需穿无菌隔离衣，戴无菌手套、脚套。

二、入住层流室期间的护理

（一）环境的要求

层流室每天进行清洁消毒。

（二）物品的要求

凡进入层流室的物品需消毒灭菌。凡耐高压消毒的物品，一律经高压灭菌后再送入空气层流病房，其他物品可用浸泡及环氧乙烷等消毒方法处理。

（1）患者所用的被服、衣物、便器、书籍及餐具等，用双层包布包好，注明物品名称和消毒日期，高压灭菌后转入病房，去掉第一层包布递入三室，去掉第二层包布可递入患者居住的四室。

（2）所有的药品不打开小包装，在一室窗口用 75% 酒精擦净放入治疗室备用。

（3）物品入空气层流病房时要注意递入病房的物品不可过多，随用随送，高压灭菌物品的期限一般为 7 天，过期必须重新消毒。陈旧的及不容易清洁彻底的物品不能送入病房。

（三）患儿护理

1. 口腔的护理

在整个移植期间对口腔的保护极其重要，因口腔所致的病痛较多，所以对口腔的护理要特别细致。每天用 1 : 2000 醋酸氯已定口腔护理 2 次；进食、睡前用漱口液含漱；出现口腔溃疡及牙龈红肿者予 3% 过氧化氢溶液清洁患处后局部喷贯新克。

2. 肠道的无菌护理

按时进服肠道不吸收的抗生素，将做熟的饭菜放入高压锅内，高压消毒 30～40 分钟；水果类清洗抹干后放入 1 : 200 醋酸氯已定浸泡 30 分钟，进食前去皮。易烂、不易去皮的水果不能吃。所剩饭菜汤一律退出，不得留用。不允许进食未经消毒的任何食物，以免肠道感染。室内禁止私自放置点心等食品。

3. 心理护理

安排经验丰富的护士与患儿在入舱前即建立良好关系。因患儿年龄较小，移植整个过程有专人 24 小时看护，陪患儿做游戏、讲故事及唱儿歌来填补患儿生活内容的空白，拉近护患距离，在患儿极度不适和烦躁时给予爱抚，通过轻拍、抚摸及搂抱等方式与患儿培养感情，从而使其得到安全感，顺利度过移植的整个过程。

（四）中心静脉导管的护理

中心静脉导管在干细胞移植治疗过程中应用广泛，如用于大剂量化疗、静脉高营养、输液治疗、输注脐血、留取血标本及输血等。对造血干细胞移植的患儿来说，中心静脉导管是一条非常重要的生命线。

（1）每天观察插管部位的皮肤有无红肿、渗液或渗血，及时更换敷料。

（2）常规肝素锁封管，每天 1 次。应将导管固定于胸壁，防止导管脱出。

（3）导管阻塞的预防和处理。每次使用导管后用肝素盐水 2～3 mL 封管，导管未使用时每天早晚应用生理盐水冲洗一次，再用肝素盐水封管一次，起抗凝作用。推肝素盐水最后 0.5 mL 时，应先关闭管夹，然后将余液继续推入肝素帽，使肝素末端保持正压，可防止血液逆流入导管内致血栓形成。如液体不多，只是日间输液的患者，输液完毕后要用生理盐水冲管后再用肝素盐水封管。如导管持续使用，每天早晚应用生理盐水通管一次。通管时如果遇到阻力很大，回抽无回血，不能强行推注，以免压力过大导致导管破裂。可用肝素或尿激酶通管，用轻柔的手法反复推注、回抽，将尿激酶在导管内充分混合后夹管 15～30 分钟后抽出，尿激酶能有效溶解血栓，恢复导管通畅。

（4）健康教育。要让患儿知道导管的重要性，让患儿知道这是一条生命线，教育患儿不能牵拉导管，教会患儿保护导管。

（五）预处理的护理

1. 放疗预处理的护理

放疗预处理中，以恶心、呕吐为最常见，因此照射前不宜进食，照射后进食清淡饮食。在照射前 30 分钟用止呕吐药物（如枢丹等）预防呕吐。若出现口腔黏膜水肿、充血、唾液减少及口干等不良反应，给予清淡少量流质或半流质饮食，加强口腔护理；腮腺的肿痛多发生在照射的次日，疼痛严重者可给予局部冷敷以减轻疼痛。

2. 化疗预处理的护理

大剂量化学药物治疗（化疗）是预处理的主要手段，主要途径为口服和静脉给药。护士应清楚地了解患儿整个预处理方案，按时准确无误执行，重视预处理在整个移植过程中的重要性和必要性。因此护士应对药物尤其是预处理药物做好观察和护理。

（六）造血干细胞输注的护理

预处理结束后 48～72 小时输注造血干细胞（包括自体和异体的冷冻保存及冷藏或室温保存的造血干细胞）是患者重建造血功能的关键一步。

1. 冷冻保存的造血干细胞的输注

由于冻存造血干细胞在储存时加入防冻剂 10% 二甲基亚砜（DM-SO），在常温下对造血干细胞有一定的危害性。据报道，在 4℃情况下，体外放置 5 分钟，可使造血干细胞损失 15%，放置 30 分钟则可损失 75%。因此必须做好输注的护理以减少造血干细胞的损失。

（1）干细胞复温：整个操作在无菌条件下进行。在无菌盆内，调节水温至 40～42℃，水量约 2000 mL，护士配合工作人员从液氮罐中取出 -196℃冷冻保存的造血干细胞袋，迅速放入水盆中。操作者在水中快速摆动，使之在 1 分钟内融化，然后将融化的造血干细胞袋用 75% 酒精擦拭，快速传递至患者居住的四室输注。

（2）输注：输注前 30 分钟碱化尿液，15～20 分钟应用抗过敏药防止发生过敏反应。在输注过程中密切观察患者的生命体征和不适感。复温后的造血干细胞应立即用无过滤膜的输液管从中心静脉导管快速输入，一般输注速度为 5～10 mL/min，2 袋输注完毕均用生理盐水冲洗空袋 2 次，以便将残留在袋内的造血干细胞全部输至患者体内。观察生命体征正常及无明显不适时，再准备下一袋造血干细胞。

（3）注意事项：输注前给患者介绍过程及注意事项，以消除其紧张情绪，取得合作。输注过程中嘱其张口呼吸，以便尽快排出干细胞保养液中的二甲基亚砜，可闻到一种大蒜样的气味。输注第一次后，尿显粉红色，此为造血干细胞保养液从肾脏排出之故，可自行消失。造血干细胞的输注是严格无菌技术操作，从冻融到输至患者体内，均要保持无菌。融化要在 1 分钟内完成，融化后 10 分钟内输至患者体内，以免常温下保养液中的二甲基亚砜损伤造血干细胞。在造血干细胞输注过程中，医护人员不能离开患者，管道连接要牢固，严防其渗漏，一旦发生渗漏立即制止。输注后应密切观察患者的生命体征、血压及神志的变化，可出现体温降低，甚至体温不升，此时予饮温开水、加盖棉被或暖水袋保暖；血压多数升高与快速输注造血干细胞使血浆胶体渗透压急剧提升导致血容量增加有关，因此输注造血干细胞后给予20%甘露醇及呋塞米强迫利尿，必要时使用降压药。急性溶血反应的观察：尿色的改变呈洗肉水样。这是由于造血干细胞内仍含有部分红细胞，这些红细胞于快速复温后破坏（溶血）所致。因此需观察尿量、尿色，利尿以防发生急性肾衰竭。过敏反应的观察：皮疹、瘙痒及水肿等过敏反应。

2. 新鲜造血干细胞输注

新鲜造血干细胞取回核对后也用无过滤膜的输液管快速从中心静脉导管输入，其余注意事项同上。

三、移植后常见并发症的护理

在移植入的造血干细胞没有恢复造血功能之前，患者外周血细胞甚低，特别是粒细胞更低甚至为零。此时患者的免疫力及抵抗力极低，极易发生严重的感染和出血。而放疗、化疗所致的毒副作用，在此阶段为加重时期，将导致各种估计到或意想不到的并发症，其治疗和护理也就显得十分重要。此期须严密观察患者的病情及全身变化，包括皮肤（重点是手心和脚心）、黏膜（尤其是口腔和肛周）、巩膜、尿、便、痰液、呕吐液性质、颜色、量，以及体温、脉搏、呼吸、精神状况和体重变化。记录输入排出量及饮食量。观察血、尿、大便常规数值和血生化各项数值变化。观察各种治疗和治疗后有无不良反应。患者所发生的任何细微变化，均需及时分析，及时处置，报告结果。

（一）消化道毒性反应的护理

仔细观察病情，准确记录出入量。给予清淡、易消化、高热量的无菌半流质或流质饮食，少食多餐。呕吐、腹泻严重时禁食。定时抽血检查血生化。每天检查血常规，了解患者血小板、血红蛋白及白细胞计数，以采取有针对性的护理措施。告知患儿由于消化道黏膜对放 / 化疗敏感，绝大多数患者会出现不同程度的消化道毒性反应，与用药的种类、药物的剂量和个体差异有关。随着放 / 化疗结束，症状会逐渐减轻或消失。但必须保持消化道清洁防止继发感染。如口腔溃疡时，每次漱口要在半分钟以上，尽量含漱至近咽部。血象开始恢复后，口腔溃疡明显好转。口腔护理操作要轻柔，避免损伤口腔黏膜，所用器具经初步消毒、高压蒸汽灭菌后备用。呕吐、腹泻不严重时，鼓励患者进食易消化的半流质食物，但所进食物必须经严格消毒、灭菌。起床或下蹲位站立时，动作不能过猛，要手扶床边慢慢起来，以防脑缺血致昏厥。如果站起时感觉头晕眼花，应立即下蹲，闭上眼睛休息一会儿，再缓慢起来卧床休息。

（二）移植物抗宿主病（GVHD）的护理

对于 GVHD 及时控制症状的发作极为重要，除及时合理地加用免疫抑制剂，如常规给予环孢素 A、氨甲蝶呤及甲基泼尼松龙等药物控制外，重要的是对局部感染或有症状的部位进行及时处理及细致的护理，因为感染破溃常是激发 GVHD 的重要原因。其护理要点为：严密观察生命体征，注意皮肤、口腔、肝脏和肾肠道受损及变化情况。患者以卧床休息为主，可根据体力情况适当活动。根据患者发生 GVHD 的程度不同，给予相应清淡、易消化、营养丰富的饮食：Ⅰ度给予低菌饮食，Ⅱ度给予半流质饮食，Ⅲ度以上给予无菌流质饮食，肠梗阻时期禁食。

1. 皮肤 GVHD 的观察护理

皮疹的出现往往是 GVHD 最早表现的症状。需注意观察皮疹出现的时间、面积以及用药后的变化。皮疹出现的时间越早、面积越大，则预示 GVHD 越重，预后差。用药后皮疹面积变暗，则说明已得到控制。减药时注意观察皮肤有无反常。手掌及足底由于神经丰富，常常疼痛明显，要避免负重，用冷敷可减轻疼痛。如将患者双手戴上宽松、柔软、透明的塑料手套，放于 0～10℃的冷水中，既保持了皮肤干燥，又便于观察，而且止痛效果好。全身皮肤用温水擦洗一次，及时洗掉坏死的皮屑，保持清洁，减少或避免感染的机会。皮肤干裂可涂无菌液状石蜡，瘙痒涂皮炎平软膏。剥落时不要撕拉皮肤，用清洁剪刀剪去脱起的皮肤，保护新生的皮肤（可涂液状石蜡防止干裂），经常叮嘱患儿避免抓破皮肤，以免激发或加重 GVHD 的反应。大水疱予以抽出泡液。对于出现大面积皮肤松解、破损者，注意保持床单平整，坏死皮肤形成的病皮不能用手抠。

2. 胃肠道 GVHD 的护理

GVHD 患者主要表现为腹痛、腹泻，严重时每天腹泻数十次。腹泻严重时适当给予止泻药物，但保证每天有大便排出。准确记录每次腹泻的时间和腹泻物的性质、数量，了解肠道 GVHD 的程度。腹泻后以温开水清洁肛周，再以 1∶2000 醋酸氯己定坐盆。腹痛时可给予解痛药止痛。发生肠梗阻时，遵医嘱行胃肠减压、禁食等对应处理。根据病情轻重，给予半流质饮食或禁食，加强饮食管理，对所进的食物需要严格消毒灭菌。

3. 肝脏 GVHD 的护理

肝脏发生 GVHD 时，可出现皮肤、眼球结膜黄染，恶心、呕吐等消化道症状，需经常及时抽血行肝功能化验检查。

（三）出血性膀胱炎的护理

出血性膀胱炎可采用大量输液、利尿及美司那药物预防。严密观察体温（T）、脉搏（P）、呼吸（R）、血压（BP）、尿量及尿色的变化，准确记录每天出入量。CY 使用期间充分水化，超量补液，鼓励患者多饮水，每次小便测定尿 pH 值，并根据尿 pH 值调整碱化、利尿速度。

（四）肝静脉闭塞病（HVOD）的护理

每天晨起准确记录体重、腰围及输入排出量。严密观察体温、脉搏、呼吸、血压、神志及黄疸的变化。鼓励进食、调节口味，以防水、电解质紊乱及营养缺乏。如腹水明显应限制钠盐的摄入，控制输液量和输液速度。定期检查肝功能、肾功能及电解质的变化。

（五）间质性肺炎（IP）的护理

采用鼻导管、鼻塞或面罩给氧，注意吸入气体的温度和湿度，根据临床表现和血象分析的结果调节氧浓度和流量，必要时给予呼吸机加压给氧。

四、HSCT 的饮食护理

（一）移植前的饮食要点

进食高蛋白及高维生素的饮食，如瘦肉、牛肉及剔除骨刺的鱼肉等，还要多吃新鲜的蔬菜和水果。水果和蔬菜要新鲜洗净，饭菜新鲜。勿食变质、变味和过期的食物，严防胃肠道感染的发生。

（二）预处理期间及移植早期的饮食指导

HSCT 中由于预处理所应用的大剂量化疗造成严重的胃肠道反应，包括口腔黏膜炎、溃疡性食管炎、恶心、呕吐、吞咽困难和腹泻等均能影响进食及营养物质的吸收。另外，HSCT 后的感染、HVOD 及 GVHD 等，也会影响进食及营养物质的吸收和利用。但是早期的营养干预对于骨髓移植患者各种敏感器官的保护、机体抵抗力乃至免疫功能的恢复起到不可忽视的作用。对于患儿来说，给予营养的首选途径应该是胃肠内营养，它不仅是为了维持患者日常生理所需要的营养，更重要的是维持内脏器官的各种生理功能，肠内营养对维持肠黏膜屏障、维持胃肠道正常功能、减少细菌易位以及预防肝内胆汁淤积具有重要的意义。因此，预处理期间及移植早期的饮食护理非常重要。

（1）饮食应给予清淡、少渣、易消化和无刺激性食物，应避免进食油腻、粗糙和带刺的食物，以免损伤口腔和消化道黏膜。

（2）化疗期间有恶心、呕吐者，可少量进食、少量多餐。进餐前后做好口腔护理。

（3）发生口腔溃疡时，应给予流质和半流质饮食，如蛋白粉、米汤、稀粥、烂面条、鸡蛋羹和鸡蛋汤等。

（4）化疗期间应多饮水及无刺激性液体，增加出汗、排尿等以促进体内有毒物质的排泄，减少药物不良反应。

（5）指导家属提高烹调技术，根据患儿的口味合理烹调，并经常更换品种，以刺激患者食欲。

（三）移植后期的饮食指导

移植后 1 个月至半年，逐渐增加进食量，摄入高蛋白质、高维生素等富含营养以及易消化的食物，如鸡肉、牛肉、动物肝脏、木耳、香菇、新鲜的水果和蔬菜等，禁食不易消化食物，如油炸食物和糯米食物等，并注意饮食卫生，防止胃肠道等感染而诱发慢性移植物抗宿主病（cGVHD）。

（葛　健）

参考文献

[1] 范玲，于新颖 . 辽宁省儿科护理规范 [M]. 沈阳：辽宁科学技术出版社，2020.
[2] 高玉 . 临床儿科疾病诊治 [M]. 北京：科学技术文献出版社，2019.
[3] 郭传娟 . 儿科护理 [M]. 北京：科学出版社，2019.
[4] 郝群英，魏晓英 . 实用儿科护理手册 [M]. 北京：化学工业出版社，2018.
[5] 胡静 . 儿科急重症关键护理技术 [M]. 上海：上海世界图书出版公司，2018.
[6] 李梅 . 儿科静脉输液治疗护理实践指导手册 [M]. 南京：江苏凤凰科学技术出版社，2019.
[7] 李小毳，鞠贺 . 儿科护理学 [M]. 北京：人民卫生出版社，2018.
[8] 梁菁靖 . 儿科护理与操作技术 [M]. 北京：科学出版社，2018.
[9] 林梅 . 儿科护理 [M]. 北京：中国中医药出版社，2015.
[10] 林晓燕 . 儿科临床护理实践 [M]. 天津：天津科学技术出版社，2019.
[11] 单既利，王广军，肖芳，等 . 实用儿科诊疗护理 [M]. 青岛：中国海洋大学出版社，2019.
[12] 宋春丽 . 小儿临床护理学与标准化护理管理 [M]. 西安：陕西科学技术出版社，2020.
[13] 万峰静，王小燕 . 儿科护理 [M]. 长沙：中南大学出版社，2018.
[14] 王凤 . 现代儿科护理问题与对策 [M]. 天津：天津科学技术出版社，2018.
[15] 王文学 . 实用临床儿科护理 [M]. 长春：吉林科学技术出版社，2019.
[16] 王亚平，孙洋 . 儿科疾病观察与护理技能 [M]. 北京：中国医药科技出版社，2019.
[17] 吴云梅，高晓娜，冯洁 . 现代临床儿科护理学 [M]. 长春：吉林科学技术出版社，2019.
[18] 赵静 . 现代儿科疾病治疗与预防 [M]. 开封：河南大学出版社，2020.
[19] 朱丽辉，陈朔晖 . 儿科专科护理 [M]. 北京：人民卫生出版社，2021.
[20] 朱丽辉，谢鑑辉 . 儿科静脉治疗护理标准化操作程序 [M]. 长沙：湖南科学技术出版社，2018.